АНГЛО-РУССКИЙ МЕДИЦИНСКИЙ СЛОВАРЬ-СПРАВОЧНИК “НА ПРИЁМЕ У АНГЛИЙСКОГО ВРАЧА”

ENGLISH-RUSSIAN MEDICAL DICTIONARY “ENGLISH IN MEDICAL PRACTICE”

J. P. MURRAY
V. L. RIVKIN

ENGLISH-RUSSIAN MEDICAL DICTIONARY "ENGLISH IN MEDICAL PRACTICE"

«RUSSO»
MOSCOW
2002

Дж. П. МЮРРЕЙ
В. Л. РИВКИН

АНГЛО-РУССКИЙ МЕДИЦИНСКИЙ СЛОВАРЬ-СПРАВОЧНИК «НА ПРИЁМЕ У АНГЛИЙСКОГО ВРАЧА»

RUSSO

«РУССО»
МОСКВА
2002

УДК 61(038)-00-20-82-20
ББК 5+81.2 Англ.

Дж. П. Мюррей, В. Л. Ривкин
Англо-русский медицинский словарь-справочник «На приёме у английского врача». «English in Medical Practice» — М.: РУССО, 2002. — 512 с.

ISBN 5-88721-223-3 («РУССО»)
ISBN 5-8033-0044-6 («Живой язык»)

Данная книга представляет собой оригинальное издание, сочетающее в себе свойства словаря, разговорника и справочника на медицинскую тему. Автор английской части – носитель языка – доктор из Великобритании Дж. П. Мюррей, автор перевода – профессор В. Л. Ривкин.

Часть первая книги представляет собой англо-русский словарь медицинских терминов, необходимых для общения врача и пациента. Во второй части приводится 21 пример клинических случаев и различные варианты неотложных состояний, наиболее часто встречающихся во врачебной практике. Части третья и четвертая содержат некоторые медицинские понятия и их характеристики, т.е. представляют собой своего рода идеографический словарь. Часть пятая книги содержит важнейшие термины, употребляемые при описании различных патологий. Часть шестая включает в себя список наиболее употребительных современных английских медицинских аббревиатур и нескольких примеров оформления английской медицинской документации. Последняя часть книги представляет профессиональную разговорную лексику, которой пользуются английские врачи.

В книге принята английская орфография.

Издание предназначено для преподавателей английского языка медицинских вузов, врачей, студентов-медиков и переводчиков, а также всех тех, кто пользуется услугами английских врачей.

ISBN 5-88721-223-3 («РУССО») УДК 61(038)-00-20-82-20
ISBN 5-8033-0044-6 («Живой язык») ББК 5+81.2 Англ.

PREFACE

The process of European integration has started to involve the medical profession. True integration can only be achieved by the free circulation of medical students and doctors within Europe. Various organisations, such as the International Federation of Medical Students' Associations (IFMSA) and European Medical Students' Association (EMSA), are keen to improve communication and cooperation between European medical faculties. One way of achieving this is to promote the development of international exchange programmes, electives and hospital clerkships for medical students. However, a student on his or her first visit to another European country may not have had the opportunity to acquire an adequate medical vocabulary in the host language. Linguistic competence is essential for a foreign elective to be successful because a medical student's ability is judged, at least partly, on how well he or she can communicate with patients and fellow medical personnel. The problem is compounded by the fact that the medical curriculum is very full and students have little spare time to improve their language skills. Working in a foreign language can be very tiring and there are a large number of distractions in a foreign land which make further demands on a student's spare time. The aim of this book is to help medical students and doctors to quickly increase their medical vocabulary in English and Russian.

The first part of the book provides the basic vocabulary required to obtain a full history and perform a thorough examinations. The second part contains twenty one case histories which cover a wide variety of emergencies commonly encountered by junior doctors and medical students. The questions asked by the doctor in each case are not exhaustive but are all pertinent to the management of the patient. The examination findings are displayed in a similar form to those written by British junior doctors in case notes and on casualty cards. Following each case history there are lists of differential diagnoses, vocabulary lists and lists of descriptive words in the form of "word collocates". The third and fourth parts of the book contain several types of word lists, all aimed at quickly enriching the readers' vocabulary, and the fifth part contains lists of important medical conditions. The sixth part of the book contains medical abbreviations, also abbreviations for the U.K. medical qualifications, and examples of doctor's discharge and referral letters. The Appendix to the book includes illustrations with names of parts of the body and main organs.

It is clear that in some ways the book resembles a thesaurus and indeed one can use it to track down a medical term in one's own language that has been temporarily forgotten. The book provides practical help to a student or

doctor who wants to find a more appropriate word, a word that is more formal, vivid, simple or precise than he or she can recall unaided.

In writing this book an attempt has been made to equate medical terms in two different languages. Each language has its own social, cultural and historical determinants and while undertaking a translation it is often not possible to make a simple substitution of one word for another. Doctors in various countries may use the same medical term quite differently and with widely divergent frequencies. If the reader identifies any discrepancies in the text, the section "Suggestion for Improvement" at the back of the book provides a means of recording them. The author welcomes any constructive criticism.

This book assumes that the reader has a fair degree of medical knowledge and a basic understanding of English and Russian.

The book cannot be used as a factual medical textbook but should be used to overcome the "poverty of words" which may handicap medical students studying in foreign countries.

Jonathan P. Murray,
MB ChB D.L.O. D.P.M.

ПРЕДИСЛОВИЕ

В процесс европейской интеграции начали включаться медики. В настоящее время Международная Федерация Ассоциаций студентов-медиков, Европейская Ассоциация студентов-медиков и другие организации помогают расширять связи между европейскими медицинскими институтами и факультетами путем, в частности, развития международных программ по обмену студентов и прохождению ими практики в медицинских учреждениях других стран. При этом впервые попавший в европейскую страну студент-медик или врач из России часто не может сразу усвоить достаточный объем медицинской терминологии на языке страны пребывания. Определенная лингвистическая подготовка необходима иностранному студенту или молодому врачу-практиканту для успешной работы, так как способности молодого медика оцениваются в том числе и по тому, как он может общаться с пациентами и с коллегами-медиками. Проблема осложняется еще и тем, что курс медицинского обучения в Великобритании весьма насыщен, и у студентов зачастую просто не хватает времени для углубления своих языковых знаний, так как могут быть и другие не менее важные занятия в период прохождения ими медицинской практики. Поэтому мы поставили перед собой цель помочь российскому студенту-медику или врачу быстрее освоить необходимую медицинскую терминологию на английском языке. Уверенное владение английским медицинским языком необходимо, на наш взгляд, еще и потому, что в наше время (так уж сложилось) основная научная и практическая медицинская литература написана и пишется на английском языке, так что данное пособие будет полезно не только для студентов и врачей, обучающихся или работающих в Великобритании, но и для всех медиков, интересующихся современными достижениями медицины.

Первая часть книги представляет собой словарь основных терминов, необходимых для полноценного медицинского общения с пациентом. Часть вторая содержит 21 пример клинических случаев, охватывающих широкий круг различных вариантов неотложных состояний, наиболее часто встречающихся в практике молодого врача. Вопросы, которые задает врач больным, не утомительны, но все они позволяют представить четкую картину заболевания или несчастного случая. Результаты опросов расположены в форме, принятой британскими врачами при заполнении историй болезни и карточек при несчастных случаях. После каждого примера приводится дифференциальная диагностика, список употребительных терминов и описательные понятия в виде слов или словосочетаний. Третья и четвертая части книги содержат несколько видов перечней

медицинской лексики, что дает возможность быстро обогатить словарь читателя, а пятая часть книги содержит списки важнейших терминов, употребляемых при описании различных патологий. Часть шестая содержит список наиболее употребительных современных английских аббревиатур и несколько примеров медицинской документации, а также разговорную лексику, которой пользуются английские врачи. В приложении даны иллюстрации с названиями частей тела человека и его внутренних органов.

В определенном смысле эта книга похожа на тезаурус, и с ее помощью читатель может восстановить в памяти подзабытый медицинский термин на своем языке. Книга окажет практическую помощь студенту или врачу в поисках адекватного, точного термина или живого, разговорного слова, обозначающего определенное понятие.

Конечно, каждый язык имеет собственные социальные, культурные и исторические детерминанты, и иногда невозможно точно перевести слово простой подстановкой или заменой одного слова другим. Врачи в разных странах часто применяют одни и те же медицинские термины с широкими вариациями. Если читатель найдет какие-либо неточности в тексте, то авторы будут благодарны за любые конструктивные критические замечания. Предполагается, что читатель этой книги достаточно хорошо владеет медицинскими знаниями и основами английского и русского языков. Это не медицинский учебник, но с помощью предлагаемой книги медик может во многом избежать трудностей, возникающих при нехватке слов при общении с коллегами за границей.

Джонатан П. Мюррей,
Бакалавр медицины, Бакалавр хирургии,
Диплом по отоларингологии,
Диплом по психологии

В. Л. Ривкин,
Доктор медицинских наук, профессор,
Почетный член Международной академии проктологии (США)

PART 1 / ЧАСТЬ 1

ANATOMICAL TERMS / АНАТОМИЧЕСКИЕ ТЕРМИНЫ

HEAD	**ГОЛОВА**
Hair	Волосы
Scalp	Скальп *(волосистая часть головы)*
Forehead	Лоб
Eye	Глаз
Eyebrow	Бровь
Eyelid	Веко
Eyelash	Ресница
Nose	Нос
Nostrils	Ноздри
Cheek	Щека
Mouth	Рот
Tooth	Зуб
Canine tooth	Зуб-клык
Incisor tooth	Зуб-резец
Premolar tooth	Премоляр, малый коренной зуб
Molar tooth	Моляр, большой коренной зуб
Gum	Десна
Tongue	Язык
Palate	Нёбо
Lip	Губа
Jaw	Челюсть
Chin	Подбородок
Salivary gland	Слюнная железа
Thyroid gland	Щитовидная железа
Face	Лицо
Tonsils	Миндалины
Nape of neck	Задняя часть шеи, выя
Fontanelle	Родничок

THORAX AND ABDOMEN	**ГРУДЬ И ЖИВОТ**
Chest Mediastinum	Средостение
Manubrium	Рукоятка
Sternum	Грудина
Main bronchus	Главный бронх
Bronchiole	Бронхиола
Alveolus	Альвеола
Breast (mammary gland)	Молочная железа, грудь
Nipple	Сосок
Areola	Ареола
Back	Спина
Abdominal wall	Брюшная стенка
Umbilicus	Пупок
Loin	Поясница
Iliac fossa	Подвздошная ямка
Waist	Талия
Groin	Пах, паховая область
Gut	Кишка
Peritoneal Cavity	Брюшная полость
Small intestine (bowel)	Тонкая кишка
Large intestine (bowel)	Толстая кишка
Lesser omentum	Малый сальник
Greater omentum	Большой сальник
Aorta	Аорта
Inferior vena cava	Нижняя полая вена
UPPER LIMBS	**ВЕРХНИЕ КОНЕЧНОСТИ**
Shoulder	Плечо *(верхний участок грудной клетки сбоку от шеи)*
Axilla	Подмышечная [подкрыльцовая] ямка
Upper arm	Плечо *(часть конечности от туловища до локтя)*
Forearm	Предплечье
Wrist	Запястье
Hand	Кисть руки
Thumb	Большой палец кисти
Finger	Палец кисти
Palm of the hand	Ладонь

Knuckle	Сустав пальца
Finger nail	Ноготь пальца кисти
LOWER LIMBS	**НИЖНИЕ КОНЕЧНОСТИ**
Leg	Нога
Buttock	Ягодица
Thigh	Бедро
Shin	Голень
Calf	Икра, задняя часть голени
Ankle	Голеностопный сустав, лодыжка
Heel	Пятка
Foot	Стопа
Sole of foot	Подошва стопы
Toe	Палец стопы
Big toe	Большой палец стопы
Toe nail	Ноготь пальца стопы
A PATIENT'S PERSONAL DETAILS	**ИНДИВИДУАЛЬНЫЕ ХАРАКТЕРИСТИКИ БОЛЬНОГО**
Name	Фамилия
Age	Возраст
Sex	Пол
Date of Birth	Дата рождения
Occupation	Профессия
Home Address	Домашний адрес
Identification Number (Unit Number)	Номер (амбулаторной карты, истории болезни)
Next of Kin	Ближайшие родственники
Religion: Beliefs and Practices	Религия: вера и религиозные отправления
Ethnic origin/race	Этническая группа/раса:
(a) Mongoloid	а) Монголоид
(b) Negroid	б) Негроид
(c) Caucasian	в) Европеоид
Marital Status	Семейное положение
(a) Single	а) Холост
(b) Married	б) Женат (замужем)
(c) Divorced	в) Разведён

(d) Separated	г) Проживает отдельно от супруга (супруги)
(e) Widow	д) Вдова
(f) Widower	е) Вдовец
General Practitioner	Лечащий *или* семейный врач
Telephone Number	Телефон
Belongings	Вещи *(больного)*
Valuables	Ценности *(больного)*
Home Circumstances	Семейные обстоятельства
Special Needs	Особые отметки

USEFUL QUESTIONS FOR OBTAINING CASE HISTORIES / СТАНДАРТНЫЕ ВОПРОСЫ ПРИ ЗАПОЛНЕНИИ ИСТОРИИ БОЛЕЗНИ

COUGH / КАШЕЛЬ

Do you have a cough?	У Вас есть кашель?
How long have you had a cough?	Как долго он Вас беспокоит?
Does anything tend to start the cough?	Как Вы думаете, чем вызван кашель?
What kind of cough is it?	Каковы особенности кашля?
Do you cough anything up?	Откашливаетесь ли Вы?
Is your cough getting worse or better?	Становится ли кашель сильнее или слабее?
Does the coughing come in bouts?	Есть ли приступы кашля?

SPUTUM / МОКРОТА

Do you cough up any phlegm?	Отхаркиваете ли Вы слизь?
What colour is it?	Каков цвет слизи?
What does it taste like?	Каков её вкус?
What does it smell like?	Каков её запах?

HAEMOPTYSIS / КРОВОХАРКАНЬЕ

Have you coughed up any blood?	Отхаркиваете ли Вы кровь?
Have you noticed any red streaks in your sputum?	Замечали ли Вы красные прожилки в мокроте?

DYSPNOEA	**ОДЫШКА**
Do you become short of breath easily?	Быстро ли возникает одышка?
Do you get short of breath when you climb stairs? If so, how many stairs can you climb before you get short of breath?	Возникает ли одышка при подъёме на лестницу? Если да, то сколько ступенек Вы можете пройти без одышки?
Do you get short of breath when you walk to the shops? If so, how far can you walk before you become short of breath?	Возникает ли одышка, когда Вы идёте в магазин? Если да, то как далеко Вы можете идти пешком до её наступления?
Do you get short of breath when you lie flat?	Наступает ли одышка в положении лёжа?
How many pillows do you sleep on at night?	Сколько подушек Вы подкладываете на ночь под голову?
Do you become short of breath if you slip off the pillows?	Наступает ли одышка, если Вы спите без подушки?
Do you ever wake up at night short of breath?	Просыпаетесь ли Вы ночью от одышки?
WHEEZE	**ХРИПЛОЕ ДЫХАНИЕ**
Do you ever wheeze?	Возникает ли у Вас хриплое дыхание?
Does anything in particular make you wheeze such as cold weather, exercise or an allergy to pollen or house dust mite?	Когда возникает хриплое дыхание: при холодной погоде, при физической нагрузке или при аллергии на цветочную пыльцу или на домашнюю пыль?
CHEST PAIN/ ABDOMINAL PAIN	**БОЛИ В ГРУДИ, БОЛИ В ЖИВОТЕ**
Do you have a pain in your chest?	Бывают ли боли в груди?
Where exactly is the pain?	Где точно они возникают?
When did the pain start?	Когда они начинаются?
Has the site of the pain moved with time?	Изменяется ли со временем место болей?

How long have you had the pain?	Как долго длятся боли?
Does the pain go anywhere else?	Возникают ли боли ещё где-нибудь?
Do you feel the pain near to the skin or deep inside?	Чувствуете ли Вы боль близко под кожей или глубоко внутри?
How would you describe the pain?	Как бы Вы описали эти боли?
Is it dull or sharp?	Боль тупая или острая?
Is it "burning" or "stabbing" or "griping"?	Боли «жгучие», «кинжальные» или «сжимающие»?
How severe is the pain?	Сильные ли боли?
Does the pain force you to lie still or to roll around?	Вынуждают ли Вас боли лежать спокойно или ворочаться?
Does the pain prevent you from going to sleep?	Мешают ли боли засыпать?
Did the pain start suddenly or gradually?	Боли начинаются внезапно или постепенно?
Is the pain getting worse or better or not changing in severity?	Становятся ли боли сильнее, слабее или не меняются?
Does anything in particular start the pain?	Есть ли какая-либо причина, вызывающая боли?
Does anything make the pain worse, such as breathing in or coughing?	Усиливаются ли боли при дыхании или при кашле?
Does anything relieve the pain, such as drugs, exercise, rest, eating food or changing position?	Снимаются ли боли лекарствами, физическими упражнениями, отдыхом, приёмом пищи или изменением положения тела?
Have you ever had a similar pain before?	Были ли подобные боли раньше?
What do you think has caused the pain?	Что Вы думаете о причине болей?

PALPITATIONS	**СЕРДЦЕБИЕНИЕ**
Do you ever feel a sudden "fluttering" or "thumping" of your heart in your chest? If so, how often do you get these palpitations?	Чувствуете ли Вы иногда внезапное «трепетание» или «биение» сердца в груди? Если да, то как часто?
ANKLE ODEMA	**ОТЁК В ОБЛАСТИ ГОЛЕНОСТОПНЫХ СУСТАВОВ**
Are your ankles swollen?	Бывают ли отёки в области лодыжек?
If so, how long have they been swollen?	Если да, то как долго они держатся?
Does the swelling go down when you elevate your legs?	Исчезает ли отёк, если поднять ноги вверх?
PERIPHERAL VASCULAR SYMPTOMS	**ИЗМЕНЕНИЯ ПЕРИФЕ-РИЧЕСКИХ СОСУДОВ**
Do you get pain in your calf muscles on walking?	Бывают ли боли в икронож-ных мышцах при ходьбе?
How far can you walk before the pain starts?	Какое расстояние Вы можете пройти до наступ-ления болей?
Is the pain so bad that you have to stop walking?	Настолько ли сильны эти боли, что Вы вынуждены прекратить ходьбу?
How long does it take for the pain to wear off?	Как долго продолжаются боли?
Is there any pain in your limbs at rest?	Есть ли боли в ногах в покое?
Do the toes of your feet easily become cold or discoloured?	Бывает ли, что пальцы стоп внезапно холодеют и бледнеют?
Do you experience any tingling or numbness of your legs?	Возникает ли чувство покалывания или онемения в ногах?
APPETITE	**АППЕТИТ**
How is your appetite?	Какой у Вас аппетит?

Is your appetite poor because you don't want to eat, or because eating causes pain?	Если аппетит плохой, то связано ли это с тем, что Вы не хотите есть или приём пищи вызывает боль?
DIET	**ДИЕТА**
What is your favourite food?	Какая пища Вам больше нравится?
Do you eat many fruits and vegetables?	Много ли Вы едите фруктов и овощей?
Is there much fibre in your diet?	Много ли Вы употребляете в пищу клетчатки?
Do fatty foods agree with you?	Хорошо ли Вы переносите жирную пищу?
WEIGHT	**ВЕС ТЕЛА**
Has your weight changed recently?	Изменился ли Ваш вес за последнее время?
Do your clothes seem tighter or looser?	Не стала ли свободна или тесна Ваша одежда?
SWALLOWING	**ГЛОТАНИЕ**
Do you have any difficulty swallowing?	Бывают ли затруднения при глотании?
If so, are you able to swallow solid food?	Если да, то можете ли Вы глотать твёрдую пищу?
Does the food appear to stick at any particular level in your gullet?	Не кажется ли Вам, что пища застревает на каком-то определённом уровне в глотке?
Are you able to swallow liquids?	Можете ли Вы глотать жидкости?
Is swallowing painful?	Не болезненно ли глотание?
REGURGITATION	**СРЫГИВАНИЕ (РЕГУРГИТАЦИЯ)**
Does your mouth ever suddenly fill with an acid-tasting fluid?	Не заполняется ли внезапно Ваш рот кислой жидкостью?
Do you ever regurgitate food?	Отрыгиваете ли Вы пищу?

Does bending over or straining precipitate the regurgitation?	Не ускоряют ли срыгивание резкие наклоны или напряжение?
Do you belch frequently?	Часто ли бывает отрыжка?
HEARTBURN	**ИЗЖОГА**
Do you suffer from a burning sensation in the centre of your chest?	Страдаете ли Вы от чувства жжения в центре груди?
Does stooping or lying flat initiate the burning sensation?	Не вызывают ли чувство жжения наклоны тела или положение лёжа?
VOMITING	**РВОТА**
Have you vomited?	Бывала ли у Вас рвота?
Is the vomitus recognisable food from previous meals, digested food, bile-stained fluid or just clear acid-tasting fluid?	Что включают в себя рвотные массы: различимые фрагменты еды от предыдущего приёма пищи, переваренную пищу, жидкость, окрашенную жёлчью или бесцветную жидкость кислого вкуса?
Is the vomiting related to meals?	Связана ли рвота с приёмом пищи?
Is the vomiting preceded by another symptom such as nausea, abdominal pain, headache or "giddiness"?	Предшествуют ли рвоте другие симптомы: тошнота, боли в животе, головная боль или головокружение?
Do you feel better after vomiting?	Лучше ли Вы себя чувствуете после рвоты?
HAEMATEMESIS	**КРОВАВАЯ РВОТА**
Have you ever vomited blood?	Замечали ли Вы когда-либо кровь в рвотных массах?
Have you vomited coffee-ground material?	Бывала ли у Вас рвота в виде кофейной гущи?
DEFAECATION	**ДЕФЕКАЦИЯ**
How often do you open your bowels?	Как часто у Вас бывает стул?

Do you go to the toilet regularly or irregularly?	Стул регулярный или нерегулярный?
How big are your motions?	Обильный ли стул?
What colour are your motions?	Какого цвета кал?
Are your motions loose, firm or very hard?	У Вас стул жидкий, плотный или очень твёрдый?
Do your motions smell abnormal?	Нет ли необычного запаха кала?
Is it painful to pass your motions?	Болезненна ли дефекация?
Can you hold your motions well or do you soil yourself?	Хорошо ли Вы удерживаете кал или бывает каломазание?
Have you ever passed any blood with your motions?	Не замечали ли Вы кровь в кале?
Is the blood on the surface of the stool, mixed with it, or does it appear after passing the stool?	Определяется ли кровь на поверхности кала, смешанная с ним, или она выделяется после стула?
Is the blood fresh or altered?	Кровь в кале свежая (алая) или изменённая (тёмная)?
Have you ever passed pus or slime with your motions?	Были ли когда-либо выделения гноя или слизи с калом?
Have you ever passed any tarry black motions?	Был ли у Вас когда-либо дёгтеобразный чёрный кал?

UROGENITAL SYSTEM — МОЧЕПОЛОВАЯ СИСТЕМА

(1) MALE — (1) МУЖСКАЯ

SCALDING, HAEMATURIA etc — ЖЖЕНИЕ ПРИ МОЧЕИСПУСКАНИИ, ГЕМАТУРИЯ и др.

Do you feel a burning or stinging sensation when you pass urine?	Бывает ли у Вас чувство жжения или болевые ощущения при мочеиспускании?
Have you noticed any blood in your urine?	Замечали ли Вы в моче кровь?

Do you pass the blood before, during, or after passing urine?	Выделяется ли кровь до, во время или после мочеиспускания?
Have you passed any stones or pieces of gravel in your urine?	Замечали ли Вы камни или песок в моче?
Have you ever passed gas bubbles in your urine?	Не замечали ли Вы пузырьков газа в моче?
PROSTATISM	**ПРОСТАТИЗМ**
Do you have any difficulty passing urine?	Испытываете ли Вы трудности при мочеиспускании?
Do you find it hard to start passing urine?	Эти трудности бывают в начале мочеиспускания?
Is your stream strong or weak?	Сильная или слабая у Вас струя мочи?
Can you hit the wall from 3 feet?	Можете ли Вы направить струю мочи с расстояния в 1 метр от писсуара?
Do you have to strain to pass urine?	Напрягаетесь ли Вы при мочеиспускании?
How many times do you have to pass urine during the night?	Сколько раз Вы мочитесь за ночь?
Do you ever wet yourself?	Бывает ли у Вас когда-нибудь мокрое бельё?
Are you always incontinent of urine or is the incontinence associated with a particular event?	Всегда ли у Вас происходит недержание мочи, или это связано с какими-либо особыми случаями?
Have you noticed a urethral discharge?	Замечали ли Вы выделения из мочеиспускательного канала?
Do you get erections?	Нет ли нарушения эрекции?
Can you ejaculate?	Нет ли расстройств эякуляции?
UROGENITAL SYSTEM	**МОЧЕПОЛОВАЯ СИСТЕМА**
(2) **FEMALE**	(2) **ЖЕНСКАЯ**
How old were you when your periods began?	В каком возрасте у Вас начались менструации?

How old were you when your periods ended?	В каком возрасте они закончились?
When was the first day of your last period?	Назовите первый день последней менструации.
Are your periods regular?	Регулярны ли менструации?
How long do your periods last?	Сколько они длятся?
How many days, on average, are there between your periods?	Сколько в среднем дней проходит между циклами?
Are your periods light, heavy or normal?	Легко, тяжело или нормально проходят менструации?
Are your periods painful?	Болезненны ли они?
Do you suffer from pre-menstrual tension?	Страдаете ли Вы от предменструального напряжения?
Have you had any vaginal discharge?	Бывали ли у Вас какие-либо выделения из влагалища?
When did you last have sexual intercourse?	Когда в последний раз было половое сношение?
Is sexual intercourse painful?	Болезненны ли сношения?
Could you be pregnant?	Не беременны ли Вы сейчас?
Have you had any children? If so, how many?	Есть ли у Вас дети, сколько?
Were there any problems associated with the pregnancy?	Были ли проблемы, связанные с беременностью?
Have you had any abortions?	Были ли аборты?

FEMALE BREASTS / ЖЕНСКАЯ ГРУДЬ

Do your breasts change very much during the menstrual cycle?	Сильно ли изменяется грудь во время менструации?
Are your breasts ever painful or tender?	Бывает ли болезненность или уплотнения молочных желёз?
Are there any swellings or lumps in your breasts?	Есть ли опухоли или уплотнения в груди?
Have you noticed any changes in the nipple?	Замечали ли Вы какие-либо изменения в сосках?

Has there been any discharge from the nipple?	Были ли выделения из сосков?
Did you breast feed your children?	Кормили ли Вы детей грудью?

NERVOUS SYSTEM / НЕРВНАЯ СИСТЕМА

FITS / ПРИПАДКИ

Do you suffer from epileptic fits?	Страдаете ли Вы эпилептическими припадками?
Does anything precipitate your fits such as noises or flashing lights?	Предшествуют ли припадкам какие-нибудь шумы или яркие вспышки?
When you have a fit do you jerk all over, bite your tongue or become incontinent of urine?	Бывают ли во время припадка конвульсии, прикусывание языка или недержание мочи?
After a fit can you remember what happened?	Помните ли Вы после припадка, что с Вами произошло?
Are you temporarily paralysed after a fit?	Не бывает ли после припадка временных параличей?
Do you suffer from blackouts?	Страдаете ли Вы провалами в памяти?
What happens before and after these blackouts?	Что происходит до и после таких провалов в памяти?
Do you suffer from episodes of giddiness? If so, are these episodes precipitated by turning the head quickly or standing up from a sitting position?	Страдаете ли Вы приступами головокружения? Если да, то не провоцируют ли их быстрые повороты головы или резкое вставание из сидячего положения?
Do you tend to faint easily?	Бывают ли у Вас обмороки?
Are these faints precipitated by pain, anxiety or a hot crowded environment?	Предшествуют ли обморокам боль, страх или пребывание в духоте и толчее?
Do you ever feel "pins and needles" or a tingling sensation in any of your limbs?	Бывает ли чувство покалывания иголками или пощипывания в конечностях?
Do any parts of your body feel numb?	Возникает ли чувство онемения в каких-либо частях тела?

Have you noticed any muscle weakness or paralysis of any muscles?	Замечали ли Вы мышечную слабость или паралич каких-либо мышц?
LOCOMOTOR SYSTEM	**ОПОРНО-ДВИГАТЕЛЬНАЯ СИСТЕМА**
Do you suffer from any aches or pains in your bones, muscles or joints?	Нет ли болей в костях, мышцах или суставах?
Have you noticed any stiffness or swelling of your joints?	Нет ли ограничения движений или опухания суставов?
Which joint was the first to be affected?	Какой сустав был поражён первым?
Which joint is the worst affected?	Какой сустав беспокоит больше всего?
Are the joints affected symmetrically or asymmetrically?	Поражены ли суставы симметрично или несимметрично?
Do you suffer from pain in your back?	Есть ли боли в спине?
Is the pain relieved by rest or by activity?	Ослабевают ли боли в покое или при движении?
Does the pain get worse as the day goes on?	Становятся ли боли сильнее в течение дня?
Can you cope at home by yourself?	Можете ли Вы обслуживать себя дома?
Can you manage to go to the toilet?	Можете ли Вы сами ходить в туалет?
Can you manage to wash yourself?	Можете ли Вы сами мыться?
Can you manage to walk upstairs?	Можете ли Вы подниматься по лестнице?
Can you manage to cook a meal?	Можете ли Вы готовить пищу?
Can you walk normally?	Можете ли Вы нормально ходить?
Have you broken any bones in the past?	Были ли у Вас прежде переломы костей?

Have you sprained or torn your ankle or knee ligaments before?	Были ли у Вас растяжения или разрывы голеностопных или коленных связок?

EAR, NOSE AND THROAT	**УХО, НОС И ГОРЛО**
Do you suffer from deafness?	Страдаете ли Вы глухотой?
Is your hearing impaired in both ears or just one ear?	Понижен ли у Вас слух на оба уха или только на одно?
Do you experience a buzzing or ringing noise in your ears?	Бывает ли жужжание или звон в ушах?
Have you noticed any discharge from your ears?	Не замечали ли Вы выделений из ушей?
Do you suffer from nose bleeds?	Не страдаете ли Вы носовыми кровотечениями?
Do you suffer from nasal stuffiness?	Бывает ли заложен нос?
Are you ever troubled by facial pain?	Не беспокоят ли Вас лицевые боли?
Have you got a sore throat?	Болит ли у Вас горло?
Have you noticed any changes in your voice?	Не замечали ли Вы какие-либо изменения в голосе?

METABOLISM	**МЕТАБОЛИЗМ**
When did your breasts start to grow?	Когда у Вас начали увеличиваться молочные железы?
How old were you when your periods started?	Сколько Вам было лет, когда начались менструации?
When did your voice break?	Когда у Вас произошла ломка голоса?
How old were you when your pubic hair started to grow?	Сколько Вам было лет, когда началось оволосение лобка?
Have you noticed any tremor of your hands?	Не замечали ли Вы дрожания рук?
Do you suffer from insomnia?	Не страдаете ли Вы бессонницей?
Are you irritable?	Вы раздражительный человек?
Do you sweat a lot?	Вы сильно потеете?

Do you prefer cold weather?	Вы предпочитаете холодную погоду?
Can you tolerate hot weather?	Вы хорошо переносите жару?
Do you feel tired?	Чувствуете ли Вы усталость?
Do you have a fever?	Нет ли у Вас лихорадки?
Have you noticed any loss of hair?	Не замечали ли Вы выпадения волос?
Have you noticed a lump in your neck?	Не замечали ли Вы припухлости шеи?
PAST MEDICAL HISTORY	**АНАМНЕЗ БОЛЕЗНИ**
Have you ever had an operation before? If so, what was the operation? Where was the operation performed? Who performed it? When?	Были ли Вы раньше оперированы? Если да, то̀ по поводу чего была операция, где она выполнялась, кто ее делал, когда?
Have you ever suffered an adverse reaction to an anaesthetic?	Не было ли отрицательной реакции на анестетики?
Have you ever had a blood transfusion?	Не переливали ли Вам кровь?
Have you suffered from any serious illnesses such as tuberculosis, diabetes, rheumatic fever, jaundice, asthma, epilepsy or venereal diseases?	Не страдали ли Вы каким-либо серьёзным заболеванием: туберкулёзом, диабетом, ревматическим артритом, желтухой, астмой, эпилепсией или венерическими болезнями?
Do you suffer from any bleeding tendencies?	Нет ли у Вас тенденции к кровотечениям?
Have you ever had a deep venous thrombosis?	Не было ли у Вас глубокого тромбоза вен?
Have you ever had a heart attack?	Не было ли у Вас когда-либо сердечного приступа?
Do you suffer from angina or high blood pressure?	Не страдаете ли Вы стенокардией или повышенным кровяным давлением?

DRUGS
Are you receiving any tablets, medicines or injections at the moment?
Are you on steroids, diuretics, anti-hypertensives, insulin or the contraceptive pill? If so what dose are you on?

When do you take the tablets?

ЛЕКАРСТВА
Принимаете ли Вы сейчас какие-нибудь таблетки, лекарства или инъекции?
Принимаете ли Вы гормоны, мочегонные, противогипертонические лекарства, инсулин или противозачаточные таблетки? Если да, то в каких дозах?
Когда Вы принимаете таблетки?

ALLERGIES
Are you allergic to anything?

Are you sensitive to any drugs or to elastoplast?

АЛЛЕРГИИ
Есть у Вас аллергия на что-нибудь?
Чувствительны ли Вы к каким-либо лекарствам или к эластопласту?

IMMUNISATIONS
Has your child been immunised against diphtheria, tetanus, poliomyelitis, whooping cough and tuberculosis?

ИММУНИЗАЦИЯ
Иммунизирован ли Ваш ребёнок против дифтерии, столбняка, полиомиелита, коклюша и туберкулёза?

FAMILY HISTORY
Have you any children? Have you any brothers or sisters?
Are your parents still alive? If so, how old are they?
What did your parents die of?

Does any other member of your family have a similar condition?
Does any condition run in your family?

СЕМЕЙНЫЙ АНАМНЕЗ
Есть у Вас дети, братья, сестры?
Живы ли Ваши родители? Если да, то сколько им лет?
Отчего умерли Ваши родители?
Болеет ли кто-нибудь в Вашей семье таким же заболеванием?
Есть ли в Вашей семье наследственное заболевание?

Are your parents related?	Не состоят ли Ваши родители в родстве между собой?
PERINATAL HISTORY	**ПЕРИНАТАЛЬНЫЙ АНАМНЕЗ**
Did you take any drugs during your pregnancy?	Принимали ли Вы какие-либо лекарства во время беременности?
Did you suffer from any illness or have accidents during your pregnancy?	Не болели ли Вы или не было ли несчастных случаев во время беременности?
Were there any difficulties with the delivery?	Были ли осложнения при родах?
Was it a head or breech presentation?	Было головное или ягодичное предлежание плода?
Was the delivery spontaneous, forceps or a Caesarian Section?	Роды были самостоятельные, с помощью щипцов или кесарево сечение?
What was the baby's birth weight?	Каков был вес новорождённого?
Did your baby need special care after birth?	Нуждался ли Ваш ребёнок после рождения в специальном уходе?
DEVELOPMENTAL HISTORY	**ИСТОРИЯ РАЗВИТИЯ (РЕБЁНКА)**
Did your child develop normally?	Нормально ли развивался Ваш ребёнок?
When did your child learn to walk?	Когда он научился ходить?
When did your child learn to talk?	Когда он научился говорить?
Has your child had any learning difficulties?	Были ли у Вашего ребёнка трудности с обучением?
Do you know your child's reading age?	В каком возрасте Ваш ребёнок научился читать?
SOCIAL HISTORY	**СОЦИАЛЬНЫЕ УСЛОВИЯ**
What is your job? Is your job hazardous in any way?	Кем Вы работаете? Ваша работа опасна или вредна?

Do you come into contact with dust or chemicals?

Есть ли у Вас контакты с пылью или химическими веществами?

What are your leisure activities?

Чем Вы занимаетесь на отдыхе?

Have you been abroad recently?

Были ли Вы в последнее время за границей?

What type of house do you live in?

В каком доме Вы живёте?

Does it have steep stairs?

Крутые ли в нём лестницы?

Is it warm during the winter?

Тепло ли в нём зимой?

Is it draughty?

Есть ли в нём сквозняки?

HABITS

ВРЕДНЫЕ ПРИВЫЧКИ

Do you smoke? Cigarettes, cigars or a pipe? How many cigarettes do you smoke per day? When did you start smoking?

Вы курите? Сигареты, сигары или трубку? Сколько сигарет выкуриваете за день? Когда Вы начали курить?

Do you drink alcohol? How much alcohol do you drink, on average, per week? What type of alcohol do you drink?

Вы пьёте? Сколько Вы выпиваете в среднем за неделю? Какие алкогольные напитки Вы пьёте?

PSYCHIATRIC QUESTIONS

ПСИХИАТРИЧЕСКОЕ ОБСЛЕДОВАНИЕ

Introductory questions

Вводные вопросы

Would you mind starting by telling me what problems have led you to coming here?

Вы не возражаете начать наш разговор с причин, побудивших Вас сюда прийти?

Were you referred at your own request or did your GP suggest it?

Это было Ваше собственное желание, или Вам посоветовал это Ваш лечащий врач?

I would like to take some notes to help me remember what we have talked about. Is that all right with you?

Я хотел бы сделать кое-какие записи, чтобы потом вспомнить, о чём мы говорили. Вы не возражаете?

THE ELICITING OF PSYCHIATRIC SYMPTOMS

ВЫЯВЛЕНИЕ ПСИХИАТРИЧЕСКИХ СИМПТОМОВ

PSYCHOTIC SYMPTOMS

ПСИХОТИЧЕСКИЕ СИМПТОМЫ

Delusional Mood:
Does the world about you seem to have changed in some way that you can't quite explain?
Have you had the feeling that something odd is going on but you're not sure what it is?

Бредовое настроение
Есть ли в окружающем Вас мире какие-то изменения, которые Вы не можете объяснить?
Есть ли у Вас чувство странности происходящего, но Вы не уверены, в чём дело?

Delusions of Thought Interference:
Can you think clearly or does there seem to be some kind of interference with your thoughts?

Бред вмешательства в мышление
Можете ли Вы ясно мыслить, или Вам кажется, что происходит какое-то вмешательство в Ваши мысли?

(i) Thought insertion
Do you feel that thoughts are inserted into your mind?

1) Внедрение мыслей
Не чувствуете ли Вы, что мысли внедряются в Ваше сознание?

(ii) Thought withdrawal
Do you feel that your thoughts are sometimes taken away?

Is it that your thoughts are actually taken away or just that they stop?

2) Изъятие мыслей
Чувствуете ли Вы, что Ваши мысли иногда исчезают?
Вам кажется, что мысли действительно исчезают или только останавливаются?

(iii) Thought Broadcast
Do you feel that your thoughts are transmitted to other people?

3) Передача мыслей
Чувствуете ли Вы, что Ваши мысли передаются другим людям?

Experience of thoughts spoken aloud *(Gedankenlautwerden)*	Проявление мыслей вслух («озвученные» мысли)
Do you feel that your thoughts are spoken aloud inside your mind?	Чувствуете ли Вы, что Ваши мысли произносятся вслух в Вашем сознании?
Experience of thought echo *(écho de la pensée)*	Проявление мыслей-эхо
Do you sometimes have a thought and immediately afterwards hear the same thought again?	Есть ли у Вас ощущение, что сразу после возникновения мыслей Вы слышите их снова?
Delusional Perception	Бредовая перцепция
Did you at any time suddenly realise that things held a special meaning for you?	Возникало ли у Вас внезапно ощущение того, что предметы представляют для Вас особое значение?
Do you think that it could just have been a coincidence?	Думаете ли Вы, что это могло быть совпадением?
Delusions of Control	Бред контроля
Do you think that your thoughts or actions are controlled by an outside agency?	Думаете ли Вы, что Ваши мысли или действия кем-то контролируются?
Is any alien force or power trying to control you like a puppet or a robot?	Есть ли, по Вашему мнению, какая-то чужая сила, которая манипулирует Вами как куклой или роботом?
Persecutory Delusions	Бред преследования
Have you had the feeling that people are too interested in you?	Не было ли у Вас ощущения, что люди проявляют к Вам повышенный интерес?
Is any person, or group of people, trying to harm you?	Пытается ли какое-либо лицо или группа лиц навредить Вам?
Do you feel forced to defend yourself?	Чувствуете ли Вы, что Вас вынуждают защищаться?

<u>Delusions of reference</u>	<u>Бред отношения</u>
Do some people, who may even be strangers, talk about you?	Есть ли люди, в том числе незнакомые, которые говорят о Вас?
Is there any reference to you in the newspapers or on radio or television?	Есть ли упоминание Вашего имени в газетах, на радио или на телевидении?
<u>Delusions of Misidentification and Misinterpretation</u>	<u>Бред неправильной идентификации и интерпретации</u>
Are there people around you who are not what they seem to be?	Есть ли в Вашем окружении люди, которые на самом деле являются не теми, кем они кажутся?
Are there any impostors here?	Это обманщики?
Do you ever feel that the place you are in is not what it seems to be?	Чувствуете ли Вы, что Ваше положение не такое, каким оно кажется?
<u>Grandiose Delusions</u>	<u>Мания величия</u>
Do you think that you are more important or influential than other people?	Думаете ли Вы, что Вы более важное и влиятельное лицо, чем другие?
Do you have any special talents or powers that ordinary people lack?	Есть ли у Вас особые таланты или возможности, которых нет у обычных людей?
Do you belong to a group of people who also have these powers?	Принадлежите ли Вы к группе людей, имеющих такие же возможности?
Are you famous or related to someone famous?	Вы известный человек или Вы в родстве с кем-либо известным?
Do you have a special mission in life?	Есть ли у Вас особая миссия в жизни?
<u>Delusions of Guilt</u>	<u>Бред виновности</u>
Do you think that you have committed a terrible crime or sin?	Думаете ли Вы, что Вы совершили ужасное преступление или грех?
Do you feel that you deserve punishment?	Чувствуете ли Вы, что заслуживаете наказания?

Hypochondriacal Delusions	Ипохондрический бред
Are you suffering from a serious disease?	Страдаете ли Вы тяжёлой болезнью?
Is any part of your body unhealthy?	Имеете ли Вы какой-либо больной орган?
Do you think that you could be wrong in believing this?	Как Вы думаете, может быть, Вы ошибаетесь?
Nihilistic Delusion	Бред отрицания
Do you feel that you and your surroundings are disappearing or don't really exist?	Чувствуете ли Вы, что Вы и Ваше окружение исчезают или вообще не существуют?
Do you think the world is doomed?	Думаете ли Вы, что мир обречён?
Religious Delusions	Религиозный бред
In a spiritual sense, how worthy do you feel?	Чувствуете ли Вы себя достойным человеком в религиозном смысле?
Do you have any divine or holy powers?	Обладаете ли Вы какими-либо божественными или святыми силами?
Sexual Delusions	Сексуальный бред
Are you particularly jealous of anyone?	Испытываете ли Вы особенное чувство ревности к кому-нибудь?
Have you experienced any unusual sexual feelings recently?	Испытывали ли Вы за последнее время необычные сексуальные ощущения?
Hallucinations	Галлюцинации
I ask this question of everyone and would like to ask you. Do you ever seem to hear voices when there is nobody about and no ordinary explanation seems possible?	Я задаю этот вопрос каждому и хотел бы спросить и у Вас. Слышите ли Вы голоса, когда никого нет рядом и невозможно это объяснить обычными причинами?
Is there one voice or several voices?	Это один или несколько голосов?
Do you recognise the voices?	Узнаёте ли Вы эти голоса?

Are the voices muttering, whispering or speaking clearly?	Эти голоса бормочут, шепчут или говорят разборчиво?
Do you hear the voices inside or outside your head?	Вы слышите эти голоса внутри себя или снаружи?
Do the voices talk to you or about you?	Эти голоса говорят с Вами или о Вас?
Do the voices give a running commentary on your thoughts or actions?	Обсуждают ли эти голоса Ваши мысли или действия?
Do the voices give you instructions? Do you feel that you must obey these?	Дают ли эти голоса Вам указания? Не чувствуете ли Вы, что должны подчиняться им?
Do the voices say nice or unpleasant things?	Приятные или неприятные вещи они Вам говорят?
Do you like them or hate them?	Вы их любите или ненавидите?
How do you explain the voices?	Как Вы можете объяснить эти голоса?
Do you think it could be your imagination?	Не думаете ли Вы, что это только игра воображения?
Could it be a trick of your mind?	Может быть, это обман Вашего сознания?
What about any other unusual experiences that some people have, such as seeing things that other people cannot see or being aware of strange presences?	Что Вы думаете о необычных способностях, которыми обладают некоторые люди, например, о ясновидении или предчувствиях?
Do you have a 'sixth sense'?	Есть ли у Вас «шестое чувство»?
Do you ever experience bodily sensations which you cannot account for?	Испытываете ли Вы какие-то физические ощущения, которые Вы не можете объяснить?

<u>Insight</u>	<u>Самооценка</u>
What do you think is the matter with you?	Как Вы думаете, что с Вами происходит?
Do you consider that you are ill in any way?	Считаете ли Вы, что Вы чем-то больны?

Is it a physical illness or a mental illness?	Это физическая или психическая болезнь?
Do you think that your condition has anything to do with your present difficulties?	Не думаете ли Вы, что Ваше состояние связано с испытываемыми Вами в настоящее время трудностями?

NEUROTIC AND AFFECTIVE SYMPTOMS / НЕВРОТИЧЕСКИЕ СИМПТОМЫ И ЭМОЦИОНАЛЬНЫЕ РЕАКЦИИ

Depression	Депрессия
How do you feel in your spirits?	Каково Ваше душевное состояние?
Have you felt depressed or low spirited recently?	Испытывали ли Вы депрессию или только моральную подавленность?
Do you feel worse at any particular time of the day?	Чувствуете ли Вы себя хуже в какое-то определённое время дня?
Has your sleep been disturbed recently?	Нарушен ли в последнее время у Вас сон?
Do you have any difficulty getting off to sleep?	Трудно ли Вы засыпаете?
Do you wake up early in the morning?	Рано ли Вы просыпаетесь утром?
How is your appetite?	Какой у Вас аппетит?
Have you lost any weight during the last few weeks?	Похудели ли Вы за последние недели?
Do you have crying spells?	Бывают ли у Вас приступы плаксивости?
Can you manage to enjoy yourself?	Вы умеете веселиться?
Have you given up any of your usual leisure activities?	Вы не бросили Ваших обычных занятий на досуге?
Do you have less energy than you used to have?	Не снизилась ли Ваша обычная энергия?
Are you able to concentrate?	Способны ли Вы сосредоточиться?
Have you lost interest in love-making?	Не потеряли ли Вы интереса к сексу?

Have you stopped taking pride in your appearance?	Не перестали ли Вы гордиться своей внешностью?
Do you feel as good as other people or worse?	Чувствуете ли Вы себя так же хорошо, как другие, или хуже?
Do you blame yourself for something you did in the past?	Упрекаете ли Вы себя за какой-либо поступок, совершённый в прошлом?
What hopes do you have for the future?	Какие надежды Вы возлагаете на будущее?
Have you wondered whether it is worth carrying on?	Не было ли у Вас сомнений в смысле Вашего существования?
Have you thought of ending your life?	Не было ли у Вас мысли о самоубийстве?
<u>Mania</u>	<u>Мании</u>
How do you feel in yourself?	Каково Ваше внутреннее состояние?
Do you feel that thoughts are flashing through your mind at a quicker rate than usual?	Не чувствуете ли Вы, что мысли вспыхивают в Вашем сознании быстрее, чем обычно?
Are you more active than usual?	Стали ли Вы активнее, чем обычно?
Do you find it difficult to keep still for any length of time?	Вам трудно оставаться без движения какое-то время?
How much have you slept recently?	Сколько Вы спите в последнее время?
Have you noticed any change in your sex drive?	Заметили ли Вы изменения в сексуальном влечении?
Have you started any new projects or activities recently?	Приступили ли Вы за последнее время к новым проектам или к новому роду занятий?
Have you spent much money of late?	Много ли денег Вы потратили за последнее время?
<u>Anxiety</u>	<u>Тревожность</u>
Do you ever feel anxious for no particular reason?	Чувствуете ли Вы тревогу без особых на то причин?

Do you sometimes feel tense or 'on edge'?	Бываете ли Вы иногда напряжены или на грани срыва?
Do you ever feel that something awful is going to happen?	Чувствуете ли Вы иногда, что должно произойти нечто ужасное?
Do you ever get sudden feelings of panic?	Бываете ли Вы подвержены внезапным приступам паники?
Do you ever have the feeling that you or the world about you, is unreal?	Не кажется ли Вам, что или Вы, или окружающий мир нереальны?
Do you worry a lot?	Много ли Вы волнуетесь?
Do you ever find yourself worrying about trivial matters?	Возникает ли у Вас волнение при самых обычных обстоятельствах?
Are you afraid of anything such as crowds, open spaces, enclosed spaces, spiders, rodents or the sight of blood?	Боитесь ли Вы чего-либо, например, толпы, открытых или замкнутых пространств, пауков, грызунов или вида крови?
Are you more irritable than you used to be?	Сейчас Вы более раздражительны, чем раньше?
Do you have difficulty relaxing?	Трудно ли Вам стало расслабляться?
Would you say that you are more alert and watchful than usual?	Не стали ли Вы более тревожны и насторожены, чем обычно?
Are you sensitive to noise?	Чувствительны ли Вы к шуму?
Do you startle easily?	Легко ли Вы пугаетесь?
Do you have aches or pains in your neck and shoulders?	Есть ли у Вас боли в шее и в плечах?
Are there times when (you)-	Бывает ли у Вас временами
feel shaky?	дрожь?
feel faint?	слабость?
become dizzy?	головокружение?
sweat profusely?	обильный пот?
get a dry mouth?	сухость во рту?
feel that you are choking?	ощущение удушья?
feel that your heart is pounding?	сердцебиение?

get a churning sensation in your stomach?	бульканье в животе?
feel nauseated?	тошнота?
your motions are loose?	жидкий стул?
have an urge to pass water a lot?	позыв на частые мочеиспускания?
your legs feel 'rubbery'?	чувство, что ноги стали «ватными»?
<u>Obsessional Acts and Thoughts</u>	<u>Навязчивые мысли и действия</u>
Do unpleasant thoughts keep coming back into your mind even though you struggle against them?	Возвращаются ли к Вам неприятные мысли, несмотря на то, что Вы боретесь с ними?
Do you have to check things many times even when you think that you have done them correctly?	Приходится ли Вам проверять всё много раз, даже если Вы считаете, что всё было сделано правильно?
Do you have to repeat any actions many times and in exactly the same order?	Приходится ли Вам повторять какие-нибудь действия много раз и совершенно в том же порядке?
<u>Past Psychiatric History</u>	<u>Психиатрический анамнез</u>
Have you suffered from a mental illness in the past?	Болели ли Вы раньше каким-либо психическим заболеванием?
Have you ever tried to harm yourself, for example, by taking an overdose?	Пытались ли Вы нанести себе вред, например, превысив допустимую дозу лекарства?
Have you had any previous contact with the psychiatric services?	Обращались ли Вы прежде за помощью к психиатрам?
Have you ever been admitted to a psychiatric hospital?	Лечились ли Вы когда-либо в психиатрической больнице?
How long did you stay in hospital? What treatment did you receive? How did you respond to the treatment?	Как долго Вы были в такой больнице? Как Вас лечили, как Вы реагировали на лечение?

PERSONAL HISTORY / ИСТОРИЯ ЛИЧНОСТИ

(a) Infancy, Childhood and Adolescence. / а). Младенчество, детство и юность

Where were you born?	Где Вы родились?
Were there any problems associated with your birth?	Были ли проблемы, связанные с Вашим рождением?
Do you think that you were a wanted child?	Как Вы думаете, Вы были желанным ребёнком?
What are your earliest memories?	Что Вы помните из самого раннего детства?
Did you achieve your developmental milestones at a normal age?	Вы развивались нормально в соответствии с возрастом?
What was the atmosphere like at home?	Какова была атмосфера дома?
What sort of upbringing did you have?	Какое воспитание Вы получили?
Were you ever ill-treated as a child?	Испытывали ли Вы в детстве плохое обращение?
Were you ever separated from your parents?	Жили ли Вы когда-либо отдельно от родителей?
Did you have any major problems as a teenager?	Были ли серьёзные проблемы в подростковом возрасте?
Did you have any friends at this time?	Были ли у Вас в этот период друзья?
Were you rebellious towards your parents?	Вы конфликтовали с родителями?
How old were you when you left home?	В каком возрасте Вы покинули родительский дом?

(b) Education / б). Образование

How old were you when you started school?	В каком возрасте Вы пошли в школу?
What types of school did you attend?	В каких школах Вы учились?
Did you have any specific difficulties at school e.g. in reading or arithmetic?	Испытывали ли Вы особые трудности в школе, например, в чтении или в арифметике?

Were you bullied or teased much?	Вас в детстве много запугивали или дразнили?
How did you get on with the teachers?	Какие были у Вас взаимоотношения с учителями?
Did you ever play truant?	Прогуливали ли Вы уроки?
What qualifications did you get at school?	Какие характеристики Вы получили в школе?
How did you cope with exams?	Как Вы справлялись с экзаменами?
(c) <u>Occupational</u>	в). <u>Работа</u>
How old were you when you started work?	В каком возрасте Вы начали работать?
Did you do an apprenticeship or receive some training after you left school?	Вы обучались своей профессии на рабочем месте или учились на курсах после окончания школы?
What type of jobs have you had in the past?	Кем и где Вы работали в прошлом?
Have you ever been unemployed?	Были ли Вы когда-либо безработным?
Have you ever been in the Armed Forces?	Служили ли Вы в армии?
(d) <u>Psychosexual</u>	г). <u>Психосексуальный статус</u>
How old were you at the onset of puberty?	Сколько Вам было лет к началу полового созревания?
When was your first sexual experience?	Когда у Вас был первый сексуальный опыт?
Have you ever had a homosexual relationship?	Были ли у Вас гомосексуальные связи?
Have you ever had any unpleasant sexual experiences?	Имели ли Вы какие-либо неприятные сексуальные контакты?
Have you had any recurrent sexual fantasies?	Возникали ли у Вас повторяющиеся сексуальные фантазии?

Does sex or your own sexuality cause you any anxieties? — Вызывает ли у Вас секс или Ваша собственная сексуальность какие-нибудь тревоги?

(e) <u>Marital</u> — д). <u>Брачные отношения</u>

How old were you when you got married? — В каком возрасте Вы женились (вышли замуж)?

How long were you engaged for? — Сколько времени Вы были обручены (помолвлены)?

Did you have any previous engagements? — Были ли у Вас помолвки до этого?

Did your parents approve of the marriage? — Одобрили ли Ваш брак родители?

How would you describe your marriage? — Как бы Вы описали Ваш брак?

Have either you or your partner had any extramarital affairs? — Были ли у Вас или у Вашего партнёра внебрачные связи?

Do you feel appreciated or undervalued at home? — Дома Вы чувствуете себя оценённым по достоинству или Вас недооценивают?

(f) <u>Children</u> — е). <u>Дети</u>

How many children do you have? — Сколько у Вас детей?

Can you give me the age and names of the children? — Назовите, пожалуйста, их имена и возраст.

Do any of your children cause you a lot of problems? — Кто-нибудь из Ваших детей доставляет Вам много хлопот?

Do you spend as much time with them as you would like? — Проводите ли Вы с детьми столько времени, сколько бы Вам хотелось?

(g) <u>Forensic</u> — ж). <u>Противозаконные действия</u>

Have you ever experimented with recreational drugs? — Принимали ли Вы когда-либо наркотики?

Have you ever been in trouble with the police? — Были ли у Вас неприятности с полицией?

Have you any previous convictions?	Есть ли у Вас судимости?
Have you ever been put on probation or served a prison sentence?	Были ли Вы осуждены условно или отбывали наказание в тюрьме?
Have you any court case pending?	Рассматривается ли сейчас какое-либо Ваше дело в суде?
PRESENT CIRCUMSTANCES	СОВРЕМЕННОЕ ПОЛОЖЕНИЕ ДЕЛ
What sort of house are you living in at the moment?	Каковы Ваши жилищные условия в настоящее время?
Are there any problems with your accommodation?	Есть ли у Вас какие-либо жилищные проблемы?
Who do you live with? Are you on good terms with them?	С кем Вы живёте? В хороших ли Вы с ними отношениях?
Are you working at the present time? How satisfying do you find your job?	Вы сейчас работаете? Вы удовлетворены своей работой?
Do you have difficulty unwinding after work?	Трудно ли Вам расслабляться после работы?
How would you describe your financial position?	Как бы Вы описали Ваше сегодняшнее финансовое положение?
Do you have any big debts to pay off?	Есть ли у Вас большие долги?
Do you have many friends?	Много ли у Вас друзей?
Do you partake in any leisure activities?	Занимаетесь ли Вы чем-либо на досуге?
On average, how much alcohol do you drink per week?	Сколько в среднем Вы выпиваете алкоголя в неделю?
Are you currently taking any illicit drugs?	Принимаете ли Вы сейчас какие-либо наркотики?
What are your plans for the future?	Каковы Ваши планы на будущее?
Describe a typical day in your life.	Опишите Ваш обычный день.

FAMILY HISTORY	СЕМЕЙНЫЙ АНАМНЕЗ
Are both your parents alive?	Живы ли Ваши родители?
How old are they? Are they well? Are they still working?	Сколько им лет? Здоровы ли они? Работают ли они ещё?
How would you describe your mother?	Как бы Вы описали свою мать?
What sort of person is your father?	Что за человек Ваш отец?
Do you have any brothers or sisters? Can you give me the age and names of your siblings?	Есть ли у Вас родные братья и сёстры? Назовите, пожалуйста, их имена и возраст.
Are you on good terms with your family?	Хорошие ли взаимоотношения в Вашей семье?
Have any of your relatives suffered from a mental illness?	Кто-либо из Ваших родственников страдал каким-либо психическим заболеванием?
Have there been any recent deaths in your family?	Умирал ли кто-либо в Вашей семье в последнее время?
PERSONALITY	ЛИЧНОСТЬ БОЛЬНОГО
(a) Standard Questions	а) Стандартные вопросы
Do you have any hobbies or special interests other than work?	Есть ли у Вас какие-нибудь увлечения кроме работы?
Do you spend your leisure time alone or with friends?	Вы проводите досуг в одиночестве или с друзьями?
What long term relationships have you had?	Какие длительные отношения и с кем Вы поддерживаете?
Do you have different attitudes to your own and opposite sex?	Вы по-разному относитесь к представителям Вашего пола и противоположного?
How do you cope when you are under pressure?	Как Вы справляетесь с оказываемым на Вас давлением?

Would you say that you tended to be optimistic or pessimistic?	Как Вы думаете, Вы склонны к оптимизму или пессимизму?
Do you day dream much?	Бывают ли у Вас «сновидения наяву»?
Do you have any recurrent dreams or nightmares?	Бывают ли повторяющиеся сны или ночные кошмары?
What would you say are your main strengths and weaknesses?	Что Вы можете сказать о Ваших сильных и слабых сторонах?
Are you satisfied with what you have achieved in life?	Удовлетворены ли Вы тем, чего добились в жизни?
In what ways are you like your mother and father? In what ways are you different from them?	Чем Вы похожи на мать и отца? Чем Вы отличаетесь от них?
Do you have a guiding philosophy in life?	Есть ли у Вас главная цель в жизни?
Do you have a faith? How important is this faith to you?	Вы верующий? Насколько важна для Вас вера?
(b) <u>Screening Questions for Personality Disorders</u>	б) <u>Скрининговые вопросы о расстройствах личности</u>
(i) <u>Paranoid</u>	1) <u>Параноидный тип</u>
Do you sometimes feel picked on or victimised?	Чувствуете ли Вы иногда, что Вас дразнят или над Вами издеваются?
Do you tend to be suspicious of other people?	Бываете ли Вы подозрительны по отношению к другим людям?
Do you have a tendency to bear grudges?	Есть ли у Вас тенденция к недоброжелательству?
(ii) <u>Schizoid</u>	2) <u>Шизоидный тип</u>
Do you have difficulty mixing with people?	Трудно ли Вы сходитесь с людьми?
Do you prefer to be alone or with company?	Предпочитаете ли Вы быть в одиночестве или в компании?
Would you describe yourself as a loner?	Вы считаете себя замкнутым человеком?

(iii) Dissocial
How do you get on with people in authority?
Do you dislike being told what to do?

Would you say that you learned from your experiences?

(iv) Emotionally unstable

Do you tend to act impulsively?
Do you frequently lose your temper, for example, if you are criticised?
Do you suffer from feelings of emptiness?

(v) Histrionic

Are you sometimes over-emotional?
Are your feelings easily hurt?
Do you like to be the centre of attention?

(vi) Anankastic
Do you always try to follow a set routine?

Would you describe yourself as a perfectionist?
Do you spend most of your time working rather than partaking in recreational activities?

(vii) Avoidant

3) Асоциальность
Как Вы ведёте себя с людьми, имеющими власть?
Вам не нравится, когда Вам указывают, что надо делать?
Можете ли Вы сказать, что учитесь на собственном опыте?

4) Эмоциональная неустойчивость
Действуете ли Вы импульсивно?
Часто ли Вы выходите из себя, например, если Вас критикуют?
Страдаете ли Вы от чувства пустоты?

5) Неестественность поведения
Бываете ли Вы иногда излишне эмоциональны?
Обидчивы ли Вы?
Нравится ли Вам быть в центре внимания?

6) Навязчивое состояние
Всегда ли Вы стараетесь соблюдать установленные правила?
Можете ли Вы сказать о себе, что Вы взыскательны?
Вы бóльшую часть времени проводите на работе, а не на отдыхе?

7) Уклончивость

Do you ever avoid people because of the fear of criticism or rejection?	Избегаете ли Вы людей из-за боязни критики или страха быть отвергнутым?
Do you regard yourself as unappealing or inferior to others?	Считаете ли Вы себя невостребованным или стоящим ниже других?
Do you tend to restrict your activities because of the need to feel physically secure?	Не ограничиваете ли свою активность с целью сберечь силы?
(viii) <u>Dependent</u>	8) <u>Зависимость</u>
Do you always seem to lack energy?	Чувствуете ли Вы постоянно нехватку энергии?
Do you find it difficult to cope with the demands of everyday life?	Трудно ли Вам приспосабливаться к требованиям современной жизни?
Do other people tend to make important decisions for you?	Принимают ли другие люди важные решения за Вас?

COMMON SYMPTOMS / ОБЩИЕ СИМПТОМЫ

CONSTITUTIONAL / ОРГАНИЧЕСКИЕ

Hunger	Голод
Thirst	Жажда
Anorexia (loss of appetite)	Анорексия (потеря аппетита)
Hyperphagia	Повышенный аппетит
Loss of weight	Потеря веса
Weight gain	Прибавка в весе
Polydipsia	Усиленная жажда
Nausea	Тошнота
Queasiness	Недомогание
Malaise	Дискомфорт
Tiredness	Усталость
Lethargy	Летаргия
Lassitude	Апатия; утомление
Asthenia	Астения
Fatigue	Усталость
Diminished stamina	Пониженная сопротивляемость
Languor	Вялость; апатия
General debility	Общая дебильность
Prostration	Прострация

A fever	Лихорадка
A rigor	Озноб
A chilly sensation	Зябкость
A hot flush	Приливы
Night sweats	Ночное потоотделение
Intolerance for heat or cold	Непереносимость жары или холода
Excessive sweating	Обильное потоотделение
An itch	Зуд
Pruritus (severe itching of the skin)	Сильный кожный зуд
RESPIRATORY	**ДЫХАТЕЛЬНАЯ СИСТЕМА**
Dry cough	Сухой кашель
Cough productive of sputum	Кашель с мокротой
Haemoptysis	Кровохарканье
Hiccup	Икота
Shortness of breath	Одышка
Wheeze	Стридор *(свистящее дыхание)*
CARDIOVASCULAR	**СЕРДЕЧНО-СОСУДИСТАЯ СИСТЕМА**
Chest pain	Боли в груди
(a) retrosternal	(а) загрудинные
(b) girdle	(б) опоясывающие
(c) pleuritic	(в) плевритические
Ankle swelling	Опухание суставов
Palpitations	Сердцебиение
Dyspnoea on exertion (Exertional dyspnoea)	Одышка при физической нагрузке
Orthopnoea	Вынужденное положение сидя для облегчения дыхания при одышке
Paroxysmal nocturnal dyspnoea	Ночная пароксизмальная одышка
Intermittent claudication	Перемежающаяся хромота
Nocturnal muscle cramps	Ночные мышечные спазмы

GASTROINTESTINAL	**ПИЩЕВАРИТЕЛЬНАЯ СИСТЕМА**
Dysphagia	Нарушение глотания
Odynophagia	Боль при глотании
Waterbrash	Изжога
Regurgitation	Регургитация (срыгивание)
Belching (eructation)	Отрыжка
Heartburn (pyrosis)	Изжога
Vomiting	Рвота
Haematemesis	Кровавая рвота
Indigestion	Диспепсия, расстройство пищеварения
CHRONIC	**ХРОНИЧЕСКИЕ РАССТРОЙСТВА**
Abdominal distension	Растяжение живота
Abdominal bloating	Вздутие живота
Change of bowel habit	Изменение функции кишечника
Constipation	Запор
Diarrhoea	Диарея, понос
Flatulence	Метеоризм
Rectal bleeding	Кровотечение из прямой кишки
Melaena	Кровь в кале
Steatorrhoea	Стеаторея
Tenesmus	Тенезмы
Faecal incontinence	Недержание кала
Faecal soiling	Каломазание
Pruritus ani	Анальный зуд
UROGENITAL	**МОЧЕПОЛОВАЯ СИСТЕМА**
Haematuria	Гематурия
initial	в начале мочеиспускания
total	тотальная
terminal	в конце мочеиспускания
microscopic	микрогематурия
Increased urinary frequency	Частое мочеиспускание
Strangury	Болезненное мочеиспускание

Scalding	Жжение при мочеиспускании
Hesitancy	Прерывистое мочеиспускание
Poor urinary stream	Слабая струя мочи
Terminal dribbling	Выделение капель мочи в конце мочеиспускания
Ballooning of the prepuce	Вздутие [отёк] крайней плоти
Polyuria	Полиурия
Nocturia	Ночная полиурия, никтурия
Pneumaturia	Пневматурия *(пузырьки газа в моче)*
Urinary incontinence	Недержание мочи
Urethral discharge	Выделения из мочеиспускательного канала
Genital sore	Воспаление гениталий
Haematospermia	Гематоспермия *(кровь в сперме)*
Impotence	Импотенция
Premature ejaculation	Преждевременная эякуляция
Ejaculatory failure	Расстройство эякуляции
GYNAECOLOGICAL	**ГИНЕКОЛОГИЧЕСКИЕ РАССТРОЙСТВА**
Amenorrhoea	Аменорея
Dysmenorrhoea	Дисменорея *(болезненные менструации)*
Dysfunctional uterine bleeding	Дисфункциональные маточные кровотечения
Irregular menses	Нерегулярные менструации
Inter-menstrual bleeding	Межменструальные кровотечения
Menorrhagia	Менорагия
Infertility	Бесплодие
Dyspareunia	Диспареуния *(половые расстройства у женщин)*
Sexual dysfunction	Сексуальные расстройства
NEUROLOGICAL	**НЕВРОЛОГИЧЕСКИЕ РАССТРОЙСТВА**
Headache	Головная боль

Feeling of tension in the head	Чувство напряжения в голове
Lightheadedness	Головокружения
Epileptic fit	Эпилептический припадок
Convulsion	Судорога
Seizure	Приступ, припадок, пароксизм
An Aura	Аура
Faint	Обморок
Syncope	Синкопе, обморок
'Drop attack'	Внезапная потеря сознания при шейном остеохондрозе
Blackout	Потемнение в глазах
Anaesthesia	Анестезия *(потеря чувствительности)*
Paraesthesia (Tingling)	Парестезия *(покалывание, пощипывание)*
Hypoaesthesia (Numbness)	Гипестезия *(онемение)*
Hyperaesthesia	Гиперестезия
Myalgia	Миалгия
Muscle weakness	Мышечная слабость
Paralysis	Паралич
Unsteadiness	Неустойчивость
Giddiness	Головокружение
Imbalance	Нарушение равновесия
Clumsiness	Неуклюжесть
Ataxia	Атаксия *(расстройство координации движений)*
Vertigo	Головокружение
rotatory	системное
linear	линеарное
A memory lapse	Расстройство памяти
Amnesia	Амнезия
Visual impairment	Ухудшение зрения
Visual failure	Потеря зрения
Blindness	Слепота
Blurred vision	Затуманенное зрение
Diplopia	Диплопия *(двоение в глазах)*
Amblyopia	Амблиопия *(ослабление зрения)*
Photophobia	Фотофобия, светобоязнь

Teichopsia	Тейхопсия *(появление зигзагов или волн перед глазами)*
Visual field loss	Сужение поля зрения
'Flashing lights'	Вспышки света перед глазами
LOCOMOTOR	**РАССТРОЙСТВА ОПОРНО-ДВИГАТЕЛЬНОГО АППАРАТА**
Arthralgia	Артралгия
Low back pain	Боли в пояснице
Stiffness	Тугоподвижность суставов
Limp	Хромота
Immobility	Неподвижность
Joint instability	Неустойчивость сустава
EAR, NOSE AND THROAT	**ЛОР-РАССТРОЙСТВА**
Hearing impairment	Ухудшение слуха
Deafness	Глухота
Auditory inattention	Плохая восприимчивость на слух
Paracusis	Извращённое восприятие звуков
Tinnitus	Шум в ушах
Otalgia (earache)	Оталгия, боли в ушах
Otorrhoea	Оторея *(гнойные выделения из барабанной полости)*
Dysequilibrium	Нарушение равновесия
Epistaxis	Эпистаксис *(носовое кровотечение)*
Nasal obstruction	Закупорка носовых ходов
Nasal stuffiness	Заложенный нос
Nasal catarrh	Катаральный ринит
Post-nasal drip	Капельное вливание в носоглотку
Rhinorrhoea	Ринорея *(повышенное выделение слизи из носа)*
Sneezing attacks	Приступы чихания
Nasal crusting	Корки в носу

Anosmia	Аносмия *(отсутствие обоняния)*
Facial pain	Лицевые боли
Feeling of facial fullness	Чувство отёка лица
Lacrimation	Слезотечение
Sore throat	Фарингит; ангина
Hoarseness of the voice	Хриплость голоса
Dysphonia	Дисфония *(нарушение голосообразования)*
Stridor	Стридор *(свистящее дыхание)*
MENTAL	**ПСИХИЧЕСКИЕ РАССТРОЙСТВА**
Mood swings	Перепады настроения
Sadness	Уныние
Melancholia	Меланхолия
Misery	Страдание
Unhappiness	Несчастье
Diurnal variation of mood	Суточные колебания настроения
Early morning wakening	Раннее пробуждение по утрам
Initial insomnia	Бессонница
Disturbed sleep pattern	Нарушения сна
Pervasive anhedonia	Полное равнодушие к радостям жизни
Psychomotor retardation	Задержка психомоторной активности
Hypoergia	Гипергия *(пониженная реактивность организма)*
Diminished concentration	Снижение внимания
Undue fatigue	Сильная усталость
Failure to cope	Неспособность справиться со стрессом
Loss of interest	Потеря интереса
Reduced libido	Снижение полового влечения
Low self-confidence	Неуверенность в себе
Poor self-esteem	Заниженная самооценка
Feelings of	Ощущения
(a) Hopelessness	а) Безнадёжности

(b) Inadequacy	б) Неадекватности, несоответствия
(c) Worthlessness	в) Никчёмности
(d) Uselessness (futility)	г) Бесполезности
(e) Emptiness	д) Пустоты
(f) Self-reproach	е) Самопорицания
(g) Self-loathing	ж) Ненависти к самому себе
(h) Self-revulsion	з) Отвращения к самому себе
Morbid guilt	Чувство болезненной виновности
Negative outlook on life	Негативное отношение к жизни
Self-derogatory talk	Самоунижающий разговор
Suicidal ruminations	Мысли о самоубийстве
Euphoria	Эйфория
Reduced need for sleep	Сниженная потребность в сне
Psychomotor acceleration	Усиление психомоторной активности
Hypereroticism	Гиперэротизм
Pressure of thought	Напряжённость мышления
Expansive ideas	Экспансивные идеи
Flight of ideas	Скачка идей
Hyperactivity	Гиперактивность
Overtalkativeness	Чрезмерная болтливость
Pressure of speech	Напряжённость речи
Restlessness	Беспокойство, возбуждение
Inflated self-esteem	Завышенная самооценка
Somatic anxiety	Боязнь соматического заболевания
Psychic anxiety	Психическое беспокойство
Generalised anxiety (free floating anxiety)	Общее тревожное состояние, беспокойство без видимой причины
Situational anxiety	Ситуационное беспокойство
Psychomotor agitation	Психомоторное смятение
Inner tension	Внутреннее напряжение
Increased muscular tension	Повышенное мышечное напряжение
Enhanced startle reaction	Повышенная пугливость
Irritability	Раздражительность

Inability to relax	Неспособность расслабиться
Apprehensiveness	Предчувствия страха
Depersonalisation	Деперсонализация
Derealisation	Дереализация
Anxious foreboding	Тревожные предчувствия
Overarousal	Повышенная возбудимость
Worrying	Волнения
Social unease	Социальное напряжение
Hypervigilance	Чрезмерная бдительность
Panic attack	Приступ паники
Agoraphobia	Агорафобия *(боязнь открытых пространств)*
Fear of enclosed spaces	Клаустрофобия *(боязнь замкнутых пространств)*
Specific phobia	Специфические фобии
Hypochondriacal ideas	Ипохондрические идеи
Obsessional thoughts	Навязчивые мысли
Obsessional impulses	Навязчивые стремления
Compulsive ritual	Навязчивые реакции
Delusion of	Бред
(a) Persecution	а) Преследования
(b) Marital infidelity	б) Супружеской измены
(c) Grandiosity	в) Величия
(d) Ill-health	г) Болезни — здоровья
(e) Guilt	д) Виновности
(f) Nihilism	е) Нигилистический
Hallucination	Галлюцинации
(a) Visual	а) Зрительные
(b) Auditory	б) Слуховые
(c) Tactile	в) Тактильные
(d) Olfactory	г) Обонятельные
(e) Gustatory	д) Вкусовые
Thought alienation (Interference with thinking)	Вмешательство в мыслительный процесс
(a) Thought insertion	а) Внедрение мыслей
(b) Thought withdrawal	б) Изъятие мыслей
(c) Thought broadcasting	в) Передача мыслей
Thought echo (audible thoughts)	Мысль-эхо («озвученные» мысли)
Neologism	Неологизмы

Metonym	Метонимия *(нарушение речи при шизофрении)*
Thought blocking	Задержка мышления
Concrete thinking	Конкретное мышление
Incongruity of affect	Несоответствие эмоциональной реакции
Apathy	Апатия
Lack of drive and initiative (diminished volition)	Отсутствие побуждений и инициативы
Poor level of functioning	Снижение функциональной деятельности
Social withdrawal	Социальное отчуждение
Self-neglect	Самоуничижение
Underactivity	Снижение активности
Poverty of speech	Скудность речи
Poverty of thought	Скудность мышления
Formal thought disorder (loosening of associations)	Нарушение правильного мышления (ослабление ассоциативных связей)
Blunting of affect	Притупление эмоциональной реакции
Torpor	Оцепенение; безразличие
Stupor	Ступор, помрачение сознания
Waxy flexibility	Восковая гибкость *(при каталепсии)*
Catalepsy	Каталепсия; оцепенение
Echolalia	Эхолалия
Echopraxia	Эхопраксия
Automatic obedience	Автоматическое повиновение
Stereotypy	Стереотипия *(1. длительное сохранение определённого положения 2. непроизвольное повторение слов, движений и т.п.)*
Ambitendence	Склонность к резко противоположным эмоциям или поступкам
Peculiar mannerism	Особенности поведения
Negativism	Негативизм

Fluctuating level of consciousness	Колебания уровня сознания
Drowsiness	Сонливость; гиперсомния
Somnolence	Сонливость; полубессознательное состояние
Sensory inattention	Притупление чувств
Lability of mood	Лабильность настроения
Perseveration	Упорство
Idea of reference	Идея отношения
Overvalued idea	Сверхценная идея
Visual illusion	Зрительная иллюзия
Intellectual deterioration	Ухудшение интеллектуальных способностей
Global impairment of cerebral functions	Общее ухудшение функций мозга
Episodes of nocturnal confusion	Эпизоды ночного помрачения сознания
Nominal dysphasia	Номинальная дисфазия
Constructional apraxia	Структурная апраксия
Topographical agnosia	Топографическая агнозия
Confabulation	Бессмысленное истолкование какого-либо факта
Morbid jealousy	Болезненная ревность
Poor impulse control	Плохое контролирование эмоций
Outbursts of aggression	Вспышки агрессии
Somnambulism	Сомнамбулизм
Vivid dreams	Яркие видения
Nightmares	Ночные кошмары
Learning difficulties	Трудности в обучении
Excessive food fads	Извращения вкусовых ощущений
School refusal	Отказ от посещения школы

INSTRUCTIONS FOR THE CLINICAL EXAMINATION

ОБРАЩЕНИЕ С БОЛЬНЫМ ПРИ КЛИНИЧЕСКОМ ОБСЛЕДОВАНИИ

Please take all your clothes off except your pants (and bra for women) and lie on the couch. You can cover yourself with a blanket.	Пожалуйста, разденьтесь до трусов (и бюстгальтера у женщин) и ложитесь на кушетку. Можете накрыться одеялом.

I would like to take your temperature with this thermometer.

Я хочу измерить Вам температуру этим термометром.

Using this auriscope I am going to look down your ears.

С помощью этого ушного зеркала я осмотрю Ваши уши.

I would now like to feel your neck from behind. Swallow please.

Я хотел бы теперь прощупать Вашу шею, стоя сзади. Сделайте глотательное движение, пожалуйста.

Using this spatula and torch I am now going to look at the back of your throat. Please open your mouth wide.

Сейчас с помощью ложечки и осветителя я собираюсь осмотреть заднюю поверхность глотки. Пожалуйста, откройте рот широко.

BREASTS

МОЛОЧНЫЕ ЖЕЛЕЗЫ

I would now like to palpate your breasts to detect any lumps. Please take off your bra.

Теперь я бы хотел пропальпировать Вашу грудь, чтобы определить, есть ли уплотнения. Снимите, пожалуйста, бюстгальтер.

Rest both hands on your lap.

Положите обе руки на колени.

Now press both hands firmly on your hips.

Теперь крепко прижмите руки к бёдрам.

Please raise both arms above your head.

Поднимите руки над головой.

Now lean forward to that your breasts become pendulous.

Теперь наклонитесь вперёд, чтобы грудь свесилась.

Now please place your right forearm on my right forearm and I will feel under your right armpit.

Теперь, пожалуйста, положите Вашу правую руку на моё правое плечо, и я обследую Вашу правую подмышку.

CARDIOVASCULAR SYSTEM (C.V.S.)

СЕРДЕЧНО-СОСУДИСТАЯ СИСТЕМА

Pulse

Пульс

Let me take your hand and I will feel your pulse.

Дайте мне Вашу руку, и я прощупаю пульс.

Blood Pressure (B.P.)	**Кровяное давление**
I will now take your blood pressure with this sphygmomanometer. Please roll up your sleeve.	Сейчас я измерю Вам кровяное давление сфигмоманометром. Пожалуйста, закатайте рукав.
Jugular Venous Pressure (J.V.P.)	**Давление в яремной вене**
Can you please sit up with some pillows behind you so that you are reclining at 45 degrees.?	Вы можете сесть и подложить подушки так, чтобы Ваше тело было наклонено на 45 градусов?
Heart	**Сердце**
I am now going to listen to your heart with my stethoscope.	Сейчас я выслушаю Ваше сердце стетоскопом.
Please lean forward and hold your breath after breathing out fully.	Пожалуйста, наклонитесь вперёд и задержите дыхание после глубокого выдоха.
Now please turn to your left side while I listen to your heart.	Теперь повернитесь на левый бок, и я выслушаю Ваше сердце.
Peripheral Circulation	**Периферическое кровообращение**
I am now going to feel the pulses in your legs.	Сейчас я прощупаю пульс у Вас на ногах.
I shall now raise your straight leg to see if it changes colour.	Я подниму сейчас Вашу выпрямленную ногу, чтобы увидеть, не изменился ли её цвет.
Now please sit up and hang your legs down over the side of the couch.	Теперь, пожалуйста, сядьте прямо и свесьте ноги вниз с кушетки.

RESPIRATORY SYSTEM (R.S.)

Chest Expansion

After I have spread my hands around your chest please take a deep breath.

Percussion

I shall now percuss over your lung fields.

Auscultation

Please breathe deeply in and out through your mouth. Now say "one, one, one" while I listen to your chest (doctor listens to conducted voice sounds).

ДЫХАТЕЛЬНАЯ СИСТЕМА

Расширение грудной клетки

Теперь я обхвачу руками Вашу грудную клетку, а Вы сделайте глубокий вдох.

Перкуссия

Сейчас я буду выстукивать Ваши лёгкие.

Аускультация

Пожалуйста, дышите глубоко открытым ртом. Теперь говорите «раз, раз, раз», пока я буду выслушивать Вашу грудную клетку (врач анализирует голосовые шумы)

ALIMENTARY SYSTEM (A.S.)

Abdomen

Please lie flat with your head resting on the low pillow. Rest your arms by your side and relax, so that your back sinks into the couch.

I am now going to feel your "tummy". If it hurts when I touch you please tell me. Now cough (doctor puts his examining hand over each hernial orifice in turn).

ПИЩЕВАРИТЕЛЬНАЯ СИСТЕМА

Брюшная полость

Пожалуйста, лягте на спину и положите голову на низкую подушку. Вытяните руки вдоль тела и расслабьтесь, так чтобы Ваша спина опустилась на кушетку.

Теперь я обследую Ваш «животик». Если будет больно, скажите мне. Теперь покашляйте (врач обследует по очереди наружные грыжевые отверстия).

Rectal Examination (P.R.)

I must now examine your back passage. Please turn onto your left side so that your bottom is situated over the edge of the couch. Now bend your knees up towards your "tummy".
The examination will be a little uncomfortable but not painful.
I will slowly advance my finger.
Please relax by breathing deeply.

Исследование прямой кишки

Я должен обследовать Ваш задний проход. Пожалуйста, лягте на левый бок, так чтобы ягодицы свисали с кушетки и пригните колени к животу.

Обследование будет немного неприятным, но безболезненным.
Я буду вводить палец медленно.
Пожалуйста, раслабьтесь и глубоко дышите.

NERVOUS SYSTEM (N.S.)

НЕРВНАЯ СИСТЕМА

Lower CNS Functions

Функции периферической нервной системы

Stance and Gait

Please stand with your feet together, keeping your eyes open. Now close your eyes for a short while. Walk forwards, turn around and walk back. Now I would like you to walk on a straight line, heel-to-toe.

Поза и походка

Пожалуйста, встаньте и поставьте ноги вместе, глаза не закрывайте. Теперь закройте глаза и идите вперёд, повернитесь и идите назад. Теперь идите по прямой, наступая с пятки на носок.

Cranial Nerves

Черепные нервы

First

I would like to test your sense of smell. Please close your eyes. I will now press on your left nostril (Doctor then places a bar of soap under the right nostril). What can you smell?

Обонятельный [I черепной] нерв

Я хотел бы проверить Ваше обоняние. Закройте глаза. Я сожму Вашу левую ноздрю (врач подносит кусок мыла к правой ноздре пациента). Какой запах Вы чувствуете?

Second

Зрительный [II черепной] нерв

(a) Visual acuity.
Let us see how good your eyesight is. Stand 6 metres away from the Snellen Chart and cover your right eye. Now read the smallest print that you can manage with your left eye.
Now cover your left eye and look at the chart with your right eye.

а) Острота зрения
Проверим Ваше зрение. Встаньте на расстоянии 6 метров от таблицы и закройте правый глаз. Прочтите самый мелкий шрифт, какой можете, левым глазом.
Теперь закройте левый глаз и посмотрите на таблицу правым.

(b) Visual fields.
Please sit upright and look directly into my eyes. Now cover your left eye and look directly into my left eye.
My finger will come in from your right side. Please tell me as soon as you can see it. Now cover your right eye and look at me with your left eye.

б) Поля зрения
Сядьте прямо и смотрите мне в глаза. Теперь закройте левый глаз и посмотрите в мой левый глаз.
Мой палец будет двигаться справа от Вас. Скажите, как только Вы его увидите. Теперь закройте правый глаз и посмотрите на меня левым глазом.

(c) Ophthalmoscopic examination.
I would like to look at the back of your eye with this ophthalmoscope.
Please look naturally, straight ahead. You can blink occasionally.

в) Офтальмоскопическое обследование
Я хотел бы исследовать заднюю поверхность Вашего глаза офтальмоскопом.
Пожалуйста, смотрите естественно, прямо вперёд. Вы можете иногда моргать.

Third, fourth, sixth

Глазодвигательный [III черепной], блоковый [IV черепной] и отводящий [VI черепной] нервы

I am now going to shine a light into your eyes. Please gaze at the ceiling. Now look at my finger. Fix your gaze on my finger as it approaches your face. Now please move your eyes upwards, downwards, towards the middle and then towards the side.

Сейчас я направлю Вам в глаза яркий свет. Взгляните вверх. Теперь посмотрите на мой палец, зафиксируйте на нём взгляд, посмотрите вверх, вниз, в середину и затем в сторону.

Now downwards and to the side.

Теперь посмотрите вниз и в сторону.

Now downwards and to the middle.

Теперь посмотрите вниз и в середину.

I would now like you to follow my finger with your eyes as I move it in the same direction.

Теперь следите за моим пальцем, который я буду двигать в этом же направлении.

Do you see double in any of these directions?

Нет ли раздваивания при движении глаз по этим направлениям?

If so, in what direction of gaze do the fingers seem to be the most widely separated?

Если есть, то в каком направлении пальцы кажутся наиболее широко разведёнными?

Fifth

Тройничный [V черепной] нерв

(a) Sensory.
Please close your eyes (Doctor strokes the patient's cheek with a piece of cotton wool). What am I doing?

а) Чувствительность
Закройте глаза (врач прикасается к щеке пациента ватным шариком). Что я делаю?

(b) Motor.
Open your mouth fully. Now try to keep your mouth open as I try to close it with the heel of my palm. Please clench your teeth.

б) Двигательная функция
Широко откройте рот. Постарайтесь держать его открытым, а я буду пытаться его закрыть основанием ладони. Сожмите, пожалуйста, зубы.

Seventh

Please raise your eyebrows, show your teeth, blow out your cheeks, whistle. Now close your eyes as tightly as possible. As I try to separate your eyelids please try to keep your eyes closed.

Лицевой [VII черепной] нерв

Пожалуйста, поднимите брови, покажите зубы, надуйте щёки, посвистите. Теперь крепко закройте глаза. Я попытаюсь открыть Ваши веки, а Вы старайтесь мне противодействовать.

Eighth

I shall now stand behind you and whisper some words. Please repeat them after me - "doorstep", "lamppost", "schoolboy", "sweetshop".

(Rinne's test) - I am now going to place this vibrating tuning fork close to your ear. Can you hear it?
I shall now press it against your mastoid bone. Can you hear it?
Please tell me when the noise stops.
Can you still hear the noise if I place the tuning fork close to your ear again?
(Weber's lateralising test) - I shall now press the vibrating tuning fork in the middle of your forehead. Do you hear the sound in the midline or does it seem to come from one of your ears?

Преддверно-улитковый [VIII черепной] нерв

Теперь я встану сзади Вас и прошепчу несколько слов. Повторяйте за мной: «порог», «фонарный столб», «школьник», «кондитерская».
Тест Ринне: сейчас я поднесу к Вашему уху этот вибрирующий камертон. Вы слышите его звук?
Теперь я приставлю его к Вашему сосцевидному отростку. Вы слышите звук?
Скажите мне, пожалуйста, когда звук прекратится.
Вы всё ещё слышите звук, когда я подношу камертон близко к Вашему уху снова?
Тест Вебера: я подношу вибрирующий камертон к середине Вашего лба. Вы слышите звук посередине, или он идет со стороны какого-либо уха?

Tenth

Please say "ah, ah, ah, ah"

Блуждающий [X черепной] нерв

Пожалуйста, скажите: «а-а-

while I look at the roof of your mouth.

а-а», а я обследую Ваше нёбо.

Eleventh

Добавочный [XI черепной] нерв

Press your chin downwards against the resistance of my hand.

Опустите подбородок и прижмите его к груди, преодолевая сопротивление моей руки.

Now try to turn your chin to the right side against my hand. Now try turning to the left side.
Please shrug your shoulders while I push down on them.

Теперь поверните подбородок вправо и затем влево, также сопротивляясь моей руке.
Попытайтесь пожать плечами, в то время как я буду нажимать на них.

Twelfth

Подъязычный [XII черепной] нерв

Please open your mouth wide while I look at your tongue.
Now stick your tongue out.
Now press your tongue against your right cheek and then your left cheek.

Откройте широко рот, и я осмотрю Ваш язык.
Высуньте язык.
Теперь прижмите язык к правой, а затем к левой щеке.

SENSORY SYSTEM

(i) Touch.
Please shut your eyes. (Doctor then strokes the distal skin of both surfaces of the hands and fingers). What am I doing? Does this feel natural? Can you feel this equally on both sides?
(Doctor then strokes the distal skin of the dorsal aspect of both feet).
What am I doing now? What does this feel like? Can you feel this equally on both sides?

СЕНСОРНАЯ СИСТЕМА

1) Осязание
Закройте глаза. (Врач прикасается к коже рук и пальцев с обеих сторон.) Что я делаю? Это естественное ощущение? Одинаковое с обеих сторон?
(Врач прикасается к нижним тыльным поверхностям обеих ног).
Что я делаю теперь? Что Вы ощущаете? Ощущение одинаковое с обеих сторон?

(Doctor then tests for discrimination between a sharp and blunt object by applying the sharp end of a partially straightened paper clip directly and then obliquely to the skin). What can you feel now? Is it sharp or blunt?

(Врач определяет разницу в ощущениях от прикосновения острым и тупым предметами, прикасаясь к коже попеременно острым краем сложенной бумажки, а затем её плоским участком.) Что Вы чувствуете сейчас? Я прикасаюсь острым или тупым предметом?

(ii) Vibration sense.
I am now going to place something on your ankle. (Doctor places vibrating turning fork on medial malleolus). Please describe the sensation.

2) Чувство вибрации
Теперь я приложу кое-что к Вашей лодыжке. (Врач прикладывает камертон к медиальной лодыжке.) Пожалуйста, опишите Ваше ощущение.

(iii) Proprioception.
Please keep your eyes shut. I am now going to move your right big toe. Is it pointing up or down?

3) Проприоцепция
Пожалуйста, не открывайте глаза. Я буду двигать большим пальцем Вашей правой ноги. Палец направлен вверх или вниз?

MOTOR SYSTEM

ДВИГАТЕЛЬНАЯ СИСТЕМА

Tone and power in upper limbs

Please stand up and hold your arms horizontally in front of you with the palms facing downwards and fingers spread apart.
Now with your arms still outstretched make rapid movements as though you were playing the piano.

Тонус и сила мышц верхних конечностей

Пожалуйста, встаньте и вытяните руки перед собой, ладонями вниз, пальцы разведите.

Теперь быстро пошевелите пальцами с вытянутыми руками, как будто Вы играете на пианино.

Now place your palms uppermost and close your eyes for a short time.

Теперь поднимите руки, как можно выше вверх, и закройте на короткое время глаза.

Please sit down. I would like to shake each hand in turn and then move each forearm while I support your elbow.

Пожалуйста, сядьте. Я бы хотел пожать Вам каждую руку по очереди и подвигать предплечья, одновременно, поддерживая Вас за локти.

Now move your arms outwards in line with your body to 90 degrees and then flex your elbows. Please resist my attempts to push your arms downwards.

Теперь разведите руки в стороны под углом в 90° к телу и согните их в локтях. Сопротивляйтесь моим попыткам разогнуть Ваши руки.

Now put your arms by your side. Try to bend your elbow while I resist you. Now try to straighten your elbow while I push against you.

Опустите руки по швам. Попытайтесь согнуть руку в локте, а я буду противодействовать этому. Теперь выпрямляйте руку, преодолевая моё сопротивление.

Tone and power in lower limbs

Тонус и сила мышц нижних конечностей

Now lie on the couch with your legs relaxed. I am going to gently grasp your knee and rotate your leg to and fro about the hip. I shall now place my hand 5 centimetres away from the sole of your feet. Please tap the sole against my hand as fast as you can.

Ложитесь на кушетку и расслабьте ноги. Я осторожно возьмусь за Ваше колено и буду поворачивать Вашу ногу вокруг тазобедренного сустава. Теперь я положу свою руку в 5 сантиметрах от подошвы Вашей стопы. Пожалуйста, похлопайте быстро подошвой стопы по моей руке.

Please sit up. I would like you to raise your knee and keep it raised while I press downwards on your thigh.

Садитесь. Я прошу Вас поднять колено и держать его так, пока я буду давить вниз на бедро.

Now straighten your knee and prevent me from bending it. Now flex your knee and prevent me from straightening it. Now lie down again with your heels resting on the couch. Try to move your foot upwards while I press against it. Now try to move your foot downwards while I resist you.

Теперь выпрямите ноги в коленях и не давайте мне сгибать их. А теперь согните ноги в коленях и не давайте мне их выпрямить. Ложитесь снова, пятки прижмите к кушетке. Попробуйте поднять ноги, сопротивляясь моему давлению на них. Теперь попробуйте опустить ноги, преодолевая моё сопротивление.

Co-ordination

Touch your nose with the tip of your index finger and then touch my finger. Now keep going back and forth between your nose and my finger. Continue to do this while I move my finger from side to side.

Координация

Прикоснитесь кончиком Вашего указательного пальца к своему носу, а теперь прикоснитесь к моему пальцу. Продолжайте двигать Ваш палец вперёд и назад от своего носа к моему пальцу. Не прерывайтесь, а я буду передвигать свой палец из стороны в сторону.

Can you quickly slap the palm of my hand with the front and back of your own hand? Now place your right heel onto your left knee and slide it down the front of your shin to the ankle and back again.

Можете ли Вы быстро пошлёпать по моей ладони лицевой и тыльной сторонами своей ладони? Теперь положите Вашу правую пятку на своё левое колено и проведите ею вниз по передней стороне ноги к голени и лодыжке и затем назад.

Reflexes

Try to relax and let your muscles go slack. I shall now test your reflexes with this tendon hammer.

Рефлексы

Постарайтесь расслабиться и не напрягайте мышцы. Я проверю Ваши рефлексы этим молоточком.

I am now going to stroke the sole of your foot with this key.

Я собираюсь постучать этим ключом по подошве Вашей стопы.

HIGHER CNS FUNCTIONS (COGNITIVE FUNCTIONS)

ФУНКЦИИ ВЫСШИХ ОТДЕЛОВ ЦНС (КОГНИТИВНЫЕ ФУНКЦИИ)

1. Orientation

What is your full name?
How old are you?
What is your date of birth?
Which day of the week is it today?
What is the date?
Which season are we in?
What year is it?
What building are we in?
What town are we in?
What country is this?

1. Ориентация

Как Ваше полное имя?
Сколько Вам лет?
Когда Вы родились?
Какой сегодня день недели?
Какое сегодня число?
Какое сейчас время года?
Какой сейчас год?
В каком здании мы находимся?
В каком городе?
В какой стране?

2. Attention and concentration

Can you spell the word WORLD backwards?

Can you say the months of the year backwards?

2. Внимание и концентрация

Можете ли Вы произнести по буквам слово «мир» с конца до начала?

Можете ли Вы назвать месяцы года в обратном порядке?

3. Memory

(a) Current Learning

(i) **Immediate Recall**

3. Память

а) Текущее обучение

1) **Немедленное воспроизведение**

Please repeat the following sentence after me - 'the one thing a nation needs to be successful is a large secure supply of wood'.

Пожалуйста, повторите за мной: «Для процветания нации необходимы большие запасы древесины».

I am going to give you a name and address. When I have finished please repeat the details

Я дам Вам условное имя и адрес. Когда я закончу, повторите всё подробно:

Mr John Smith
14 Hob Hill Close
Whitby
North Yorkshire

Мистер Джон Смит
Хоб Хил Клоуз, 14
Уитби
Северный Йоркшир

(ii) **Delayed Recall (5 minutes later)**
Can you give me the name and address I mentioned before?

2) **Отложенное воспроизведение (5 минут спустя)**
Вы можете назвать имя и адрес, которые я ранее упоминал?

(b) <u>General Information (Semantic memory)</u>
Can you describe 3 recent events in the news?

Who is on the throne at present?
Who is the prime minister?
Who was the previous prime minister?
Who is the President of the USA at the moment?
Who was the previous President?
When did World War II begin and end?

б) <u>Общая информация (Семантическая память)</u>
Можете описать три последних события, упомянутые в новостях?
Кто сейчас на троне в Великобритании?
Кто наш премьер-министр?
Кто был предыдущий премьер-министр?
Кто сейчас является президентом США?
Кто был предыдущим президентом США?
Когда началась и закончилась Вторая мировая война?

(c) <u>Recent Memory</u>
What did you have for your last meal?

в) <u>Кратковременная память</u>
Что Вы ели во время последней трапезы?

(d) Remote Memory

How old were you when you left school?

г) Память на отдалённые события

В каком возрасте Вы закончили школу?

4. Language

4. Язык

(a) Naming
Can you name the following items? (Pen, watch, jacket).

а) Называние
Можете ли Вы назвать следующие предметы? (Врач указывает на ручку, часы, пиджак.)

Can you name the various parts of the jacket? (cuff, sleeve, collar, lapel, button, buttonhole).

Вы можете назвать разные детали пиджака (манжета, рукав, воротник, лацкан, пуговица, петля)?

(b) Comprehension
Please take this piece of paper in your right hand, fold it in half, and put it on the floor.

б) Понимание
Пожалуйста, возьмите этот кусок бумаги в правую руку, сложите его пополам и положите на пол.

(c) Repetition
Please repeat the following sentence - 'the cow jumped over the moon'.

в) Повторение
Пожалуйста, повторите предложение: «Корова перепрыгнула Луну».

(d) Reading and Writing
Please read the following sentence - 'the rain in Spain falls mainly in the plain'. Now write this sentence - 'the dog ran after the goat'.

г) Чтение и письмо
Прочтите предложение: «Дождь в Испании идёт в основном на равнине». Напишите предложение: «Собака бежала за козой».

5. Mental calculation
Can you perform the following calculations?
10 + 5
28 + 8
19 - 6
27 - 5

5. Счёт в уме
Вы можете выполнить эти подсчёты?
10 + 5
28 + 8
19 - 6
27 - 5

11 x 4
12 x 9
21 - 3
96 - 8

6. Praxis

(a) Ideomotor
Please show me how you would - -
'blow out a match'
'hammer a nail'

(b) Constructional
Can you copy this shape?

Can you please draw a clock face and fill in all the numbers? Now set the hands to a quarter to two.

7. Frontal lobe executive functions

(a) Initiation - verbal fluency test:

I would like you to name as many animals as you can. You have one minute.

(b) Abstract reasoning
(i)Proverb Interpretation.
What does it mean if I say -
'All that glitters is not gold'

'Too many cooks spoil the broth'
'A stitch in time saves nine'

11 x 4
12 x 9
21 - 3
96 - 8

6. Праксис

а) Идеомоторная реакция
Пожалуйста, покажите мне, как Вы это сделаете:
«задуете спичку»
«забьёте гвоздь»

б) Построение
Можете скопировать эту форму?
Можете ли Вы нарисовать циферблат часов и написать все цифры на нём? Поставьте стрелки часов, чтобы они показывали без четверти два.

7. Исполнительные функции фронтальной доли

Стимулирование - устный тест на беглость речи
Перечислите как можно больше названий животных за одну минуту.

Абстрактное мышление
а) Интерпретация пословиц
Как Вы понимаете эти выражения: «Не всё то золото, что блестит»
«У семи нянек дитя без глазу»
«Дорога ложка к обеду»

'People in glass houses shouldn't throw stones'

«Люди, живущие в стеклянном доме, не должны бросаться камнями» *или* «Не плюй в колодец: пригодится воды напиться»

(ii) Similarities test.
'An apple and a banana'
'A table and a chair'
'A coat and a dress'
'A poem and a statue'

б) Тест подобия
«Яблоко и банан»
«Стол и стул»
«Пальто и платье»
«Стихотворение и скульптура»

(c) <u>Response - inhibition and set shifting</u>.
(i) Alternating sequences.

<u>Ответная реакция - торможение и переключение</u>
а) Альтернативные последовательности

Can you continue this sequence across the page.

Можете ли Вы продолжить эту последовательность по странице?

(ii) Luria's motor tests (motor sequencing tests).

б) Двигательный тест Лурье (тест на последовательность движений)

I am now going to make a fist when I say the word 'punch', make a slicing movement when I say 'cut', and then make a slapping movement when I saw 'slap'.
Can you do the same and then carry on in sequence by yourself?

Сейчас я скажу «ударь» и сожму кулак, затем скажу «режь» и сделаю режущее движение, затем скажу «шлёпни» и сделаю шлепок.

Можете ли Вы повторить всё это и затем выполнить самостоятельно в такой же последовательности?

LOCOMOTOR SYSTEM (L.S.)

ОПОРНО-ДВИГАТЕЛЬНАЯ СИСТЕМА

<u>Shoulder Joint</u>
(Abduction) Please raise your arms sideways until your fingers point to the ceiling.

<u>Плечевой сустав</u>
(Приведение) Поднимите, пожалуйста, руки в стороны и сведите их вместе наверху.

(Flexion and extension) Now raise your arms forwards and then backwards.
(Adduction) Now move your arm across the front of your body.
(Outward and inward rotation) With your arms close to your body and your elbows flexed to 90 degrees, separate your hands as widely as possible. Now bring your hands together again across your body.
(Internal rotation posteriorly) Now put your arm behind your back and try to reach up to the base of your neck.
(Serratus Anterior) Push forcefully against the wall.
(Pectoralis major) Thrust both hands firmly against your waist.

(Сгибание и разгибание) Поднимите руки вперёд и отведите их назад.
(Отведение) Теперь переведите руку в положение перед собой.
(Ротация кнаружи и кнутри) Держа руки плотно прижатыми к телу и согнув локти на 90°, разведите руки в стороны, насколько возможно. Теперь опустите руки снова вдоль тела.
(Внутренняя ротация сзади) Заведите руку назад и постарайтесь достать основание шеи.
(Проба на переднюю зубчатую мышцу) Оттолкнитесь с силой от стены.
(Проба на большую грудную мышцу) Сожмите руками свою талию, как можно крепче.

Elbow Joint
(Flexion and extension) Please bend and straighten your elbow.
(Supination and pronation) With your elbow flexed at a right angle turn your hand clockwise and then anti-clockwise.

Локтевой сустав
(Сгибание и разгибание) Согните и выпрямите руку в локте.
(Супинация и пронация) С локтями, согнутыми под прямым углом, покрутите руками по часовой стрелке и в обратную сторону.

Wrist Joint
(Flexion and extension) Place your palms together in a position of prayer and elevate your elbows.

Запястный сустав
(Сгибание и разгибание) Соедините ладони вместе, как будто Вы молитесь, и поднимите локти.

Place the backs of your hands together and elevate your elbows.
(Radial and ulnar deviation) With your elbows at right angles and tucked into the deviation sides of your body, place the palm of your hands uppermost and move your hands outwards and then inwards.

Сложите ладони тыльными поверхностями вместе и поднимите локти.
(Лучелоктевой сустав). С локтями, согнутыми под прямым углом, и руками, опущенными вдоль тела, поднимите ладони вверх и подвигайте руками кнаружи и кнутри.

Hand
(Flexion and extension of MCP joints) Please curl your fingers up into full flexion.

Now straighten your fingers out fully.
With your hand held flat on the table and the palm upwards
(Abduction and adduction of fingers)
(a) Separate your fingers and then move them together.
(Extension of thumb)

(b) Stretch your thumb away from your hand.
(Circumduction of thumb)

(c) Lift your thumb towards the ceiling.
(d) and now squeeze down onto my finger.

Кисть
(Сгибание и разгибание метатарзального сустава). Сплетите пальцы, как можно плотнее.
Теперь полностью распрямите их.
С рукой, положенной на стол ладонью вверх

(Разведение и сведение пальцев)
а) Разведите и затем соедините пальцы
(Разгибание большого пальца)
б) Отведите большой палец от кисти
(Циркумдукция большого пальца)
в) Поднимите большой палец кверху
г) и скользите им вниз по моему пальцу.

Neck
(Flexion and extension)
Please flex your neck so that your chin touches your chest.

Шея
(Сгибание и разгибание)
Согните шею так, чтобы коснуться подбородком груди.

Now extend your neck so that the back of your head touches your back.
(Lateral bend) Please tilt your head sideways, first to the right and then to the left.
(Rotation) Please turn your head round, first to the right and then to the left.

Теперь разогните шею так, чтобы затылком коснуться спины.
(Боковой наклон) Наклоните голову, сначала направо и затем налево.
(Ротация) Покрутите головой, сначала вправо и затем влево.

Back

(Flexion) Please try to touch your toes while I hold your pelvis with my hands.

(Extension standing) Please lean backwards.
(Lateral Bending) Now bend sideways, sliding your hand down the outer side of your leg. Now bend the other way.

(Rotation) Please twist your trunk to the right side while I anchor your pelvis.

Спина

(Сгибание) Пожалуйста, постарайтесь коснуться больших пальцев стоп, а я буду фиксировать Ваш таз руками.
(Разгибание стоя) Наклонитесь назад.
(Боковые наклоны) Наклонитесь набок, скользя руками вдоль тела вниз. Теперь наклонитесь в другую сторону.
(Ротация) Поверните туловище направо, пока я удерживаю Ваш таз.

Hip

(Straight leg Raising Test) Please lie on your back. Keep your right leg straight but relaxed and I will try to raise it as far as I can.

(Flexion) Now flex your left hip and hold it in full flexion with your left hand.Now bend your right hip as far as you can.

Бедро

(Тест на поднимание прямой ноги) Лягте на спину и выпрямите правую ногу. Расслабьтесь, а я буду стараться поднять её, как можно выше.
(Сгибание) Согните левое бедро и удерживайте его Вашей левой рукой. Теперь согните правое бедро, как можно сильнее.

(Extension) Please lie face down on the couch with a small pillow under your abdomen. Keeping your right leg straight, lift it up into the air.

(Разгибание) Лягте вниз лицом на кушетку и положите подушечку под живот. Держа правую ногу прямой, поднимите её вверх.

(Outward and inward rotation in flexion) Now lie flat on your back and flex your right hip and knee to 90 degrees.Now rotate your leg away from the midline and then towards the midline.

(Наружная и внутренняя ротация при сгибании) Лягте на спину и согните правое бедро и колено на 90°. Теперь поворачивайте ногу от средней линии и затем к ней.

(Abduction and adduction in extension) Keeping your legs straight move the right leg outwards as far as you can.

(Приведение и отведение при сгибании) Удерживая ноги прямыми, поворачивайте правую ногу наружу, как можно дальше.

After I have lifted your left leg move your right leg inwards as far as you can.

После того как я подниму Вашу левую ногу, поворачивайте Вашу правую внутрь, как можно дальше.

<u>Knee</u>

(Flexion) Keep your right leg straight and raise it to about 45 degrees. Now bend your right knee as far as you can.

<u>Колено</u>

(Сгибание) Выпрямите правую ногу и поднимите её на 45 градусов. Теперь согните Ваше правое колено, как можно сильнее.

<u>Ankle</u>

(Extension (dorsiflexion) and Flexion (plantarflexion)) Now with your lower leg at right angles to your thigh, move your right foot up and down.

<u>Голеностоп</u>

(Разгибание и сгибание) Согните левую ногу под прямым углом к бедру и подвигайте правой стопой вверх и вниз.

<u>Foot</u>

(Passive motion of hind part

<u>Стопа</u>

(Пассивные движения

of the foot) I am now going to grasp your right heel in the cup of my hand and turn it inwards and then outwards. (Inversion and Eversion of fore part of the foot) Now turn the sole of your foot inwards and then outwards.	внутренней части стопы) Я захвачу Вашу правую пятку рукой и буду поворачивать её внутрь и наружу. (Повороты наружу и внутрь передней части стопы) Поверните подошву стопы внутрь и затем наружу.

COMMON FINDINGS ON EXAMINATION / ОБЩИЕ ДАННЫЕ ПРИ ОБСЛЕДОВАНИИ

GENERAL	**ОСНОВНЫЕ**
Skin pallor	Бледность кожи
Jaundice: mild/deep	Желтуха: слабая/выраженная
Cyanosis	Цианоз
(a) peripheral	а) периферический
(b) central	б) центральный
Clubbing of fingers	«Барабанные палочки», утолщение концевых фаланг пальцев
Ankle oedema	Отёк голеностопных суставов
Dependent oedema (gravitational oedema)	Ортостатический отёк
Generalised oedema	Общая отёчность
Lymphadenopathy	Лимфаденопатия
Muscle wasting	Мышечная слабость
Obesity	Ожирение
Palmar erythema	Эритема ладоней
Leuconychia	Лейконихия
Apyrexia	Апирексия
Hypothermia	Гипотермия
Alopecia	Алопеция
Hirsutism	Гирсутизм
Exophthalmos	Экзофтальм
Lid lag	Несмыкание век
A goitre	Зоб
(a) diffuse	а) диффузный
(b) nodular	б) узловой

Gynaecomastia	Гинекомастия
Halitosis	Неприятный запах изо рта
Foetor	Зловоние
Ozaena	Озена
Purpura	Пурпура
Petechiae	Петехии
Splinter haemorrhages of the nail beds	Точечные кровоизлияния в ногтевые ложа
Spider telangiectasia	Паукообразная телеангиэктазия

SKIN	**КОЖА**
a macule	пятно
a papule	папула
a nodule	узелок
a scale	чешуйка
a crust	струп
a pustule	пустула
a spot	пятно
a cyst	киста
a blister	волдырь; пузырь
a vesicle	везикула, пузырёк
a bulla	волдырь; пузырь
a fissure	трещина
an erosion	эрозия
an excoriation	экскориация
a bleb	волдырь
a blemish	пятно
a pigmented patch	пигментное пятно
a marking	(от)метка
an eruption	сыпь, высыпание
a decubitus ulcer	пролежень
a cluster of lesions	сочетание болезней
a crop of lesions	«букет» болезней
erythema	эритема
skin irritation	раздражение кожи
skin desquamation (skin scaling)	шелушение кожи; десквамация кожи
peeling of the skin	шелушение кожи
dimpling of the skin	оспинки на коже
cutaneous striae	полоски *или* рубцы на коже

CARDIOVASCULAR	**СЕРДЕЧНО-СОСУДИСТАЯ СИСТЕМА**
a tachycardia	тахикардия
a bradycardia	брадикардия
triple rhythm	ритм галопа
gallop rhythm	ритм галопа
systemic hypertension	системная гипертензия
systemic hypotension	системная гипотензия
a thrill	1. вибрация грудной клетки *(при пороке сердца)* 2. нервная дрожь
a heave	1. выбухание *(предсердия)* 2. позыв на рвоту
a murmur	сердечный шум
a bruit	шум, звук при аускультации
a click	щелчок *(аускультативный феномен)*
pericardial rub	шум трения перикарда
venous hum	венозный шум, шум волчка

RESPIRATORY	**ДЫХАТЕЛЬНАЯ СИСТЕМА**
apnoea	апное *(остановка дыхания)*
hypoventilation	гиповентиляция
hyperventilation	гипервентиляция
pectus carinatum ('pigeon chest')	килевидная грудная клетка, «куриная грудь»
pectus excavatum (funnel-chest)	воронкообразная грудная клетка, «грудь сапожника»
barrel-chest	эмфизематозная [бочкообразная] грудная клетка
pursing of the lips	сморщенные губы
stridor	стридор *(свистящее дыхание)*
(a) inspiratory	а) инспираторный
(b) expiratory	б) экспираторный
(c) biphasic	в) двухфазный
tracheal tug	пульсация трахеи
parasternal heave	чувство тяжести за грудиной
intercostal retraction	межрёберные втяжения
crepitations	крепитации
crackles	поверхностная [подкожная] крепитация

bronchi	бронхи
bronchial breathing	бронхиальное дыхание
pleural rub	шум трения плевры
aegophony	эгофония *(бронхофония с дрожащим звуком)*
whispering pectoriloquy	пекторилоквия *(резко усиленная бронхофония)*
ABDOMINAL	**ЖИВОТ**
Caput Medusae	«голова Медузы» *(расширение подкожных вен передней брюшной стенки)*
hepatomegaly	гепатомегалия
splenomegaly	спленомегалия
rebound tenderness	болезненность при внезапном ослаблении давления (на стенку живота) *(симптом раздражения брюшины)*
generalised rigidity	генерализованная ригидность
a succussion splash	шум плеска
shifting dullness of ascites	изменение перкуторной тупости при асците
fluid thrill of ascites	колебание жидкости при асците
NEUROLOGICAL	**НЕВРОЛОГИЧЕСКИЕ СИМПТОМЫ**
agnosia	агнозия
apraxia	апраксия
dyspraxia	диспраксия
astereognosis (tactile agnosia)	астерогноз (тактильная агнозия)
right/left disorientation	право-левая дезориентация
dyscalculia	дискалькулия
agraphia	аграфия
dysphasia	дисфазия
(a) receptive	а) рецептивная
(b) expressive	б) экспрессивная
(c) global	в) глобальная
dysarthria	дизартрия
dysphonia	дисфония
fasciculation	фасцикуляция *(непроизвольные*

	сокращения отдельных мышц)
muscle wasting	гипотрофия мышц
hemiparesis	гемипарез
paraplegia	параплегия
intention tremor	интенционный [динамический] тремор
flapping tremor	«порхающий» тремор
Parkinsonian tremor	паркинсоновский тремор
myoclonic jerk	миоклоническая судорога
hemiballismus	гемибаллизм *(невозможность расслабить одну половину тела)*
muscle spasm	мышечный спазм
muscle paralysis	мышечный паралич
spasticity	мышечная спастичность
rigidity	ригидность
(a) leadpipe	а) мышц при паркинсонизме
(b) cogwheel	б) «шестерёнки», экстрапирамидная
bradykinesia	брадикинезия
athetosis	атетоз
chorea	хорея
past-pointing or overshoot (dysmetria)	дисметрия *(нарушение контроля над мышечными движениями)*
dysdiadochokinesia	нарушение способности выполнять противоположно направленные движения *(пронация и супинация, сгибание и разгибание)*
nystagmus	нистагм
titubation	шатающаяся походка
hypotonia	гипотония
ataxia	атаксия
Rombergism	симптом Ромберга, ромбергизм
hyperreflexia	гиперрефлексия
neck rigidity	ригидность шеи
tetany	тетания
anosmia	аносмия
papilloedema	отёк диска зрительного нерва
bitemporal hemianopia	битемпоральная гемианопия

homonymous hemianopia	гомонимная [одноимённая] гемианопия
scotoma	скотома
amblyopia	амблиопия
ptosis	птоз
trismus	тризм
facial asymmetry	асимметрия лица
deafness	глухота
(a) conductive	а) кондуктивная
(b) sensorineural	б) перцептивная
LOCOMOTOR	**ОПОРНО-ДВИГАТЕЛЬНАЯ СИСТЕМА**
kyphosis	кифоз
lordosis	лордоз
scoliosis	сколиоз
joint swelling	опухание суставов
a joint effusion	выпот в суставе
bony deformity	костная деформация
malalignment of a joint	смещение сустава
crepitus	крепитация
joint contracture	контрактура сустава
OCULAR	**ЗРИТЕЛЬНАЯ СИСТЕМА**
epiphora	эпифора, ретенционное слезотечение
conjunctival injection	конъюнктивальная инъекция
ciliary flush	гиперемия цилиарного тела
dendritic ulcer	ветвистая язва роговицы
hypopyon	нагноение передней камеры глаза
hyphaema	гифема *(кровоизлияние в переднюю камеру глаза)*
glaucomatous cupping	глаукоматозное изменение
entropion	энтропион, заворот века
ectropion	эктропион, выворот века
INVESTIGATIONS	**ИССЛЕДОВАНИЯ**
1. Laboratory Tests	1. Лабораторные тесты
Full blood count	Полный анализ крови
(i) red cell count	а) количество эритроцитов
(ii) haemoglobin	б) гемоглобин

(iii) haematocrit (packed cell volume)	в) гематокрит (гематокритное число)
(iv) mean corpuscular volume	г) средний объём эритроцитов
(v) mean corpuscular haemoglobin	д) средний объём эритроцитарного гемоглобина
(vi) mean corpuscular haemoglobin concentration	е) средняя концентрация эритроцитарного гемоглобина
(vii) reticulocyte count	ж) количество ретикулоцитов
(viii) leucocyte count	з) количество лейкоцитов
(ix) platelet count	и) количество тромбоцитов
Erythrocyte sedimentation rate (ESR)	Скорость оседания эритроцитов (СОЭ)
Coagulation tests	Коагуляционные тесты
(i) bleeding time	а) время кровотечения
(ii) prothrombin time	б) протромбиновое время
(iii) partial thromboplastin time	в) время образования тромбопластина
(iv) International normalised ratio (INR)	г) Международный стандартизованный индекс
sodium	натрий
potassium	калий
chloride	хлорид
bicarbonate	бикарбонат (сода)
urea	мочевина
calcium	кальций
phosphate	фосфат
creatinine	креатинин
uric acid	мочевая кислота
magnesium	магний
zinc	цинк
glucose	глюкоза
- fasting	- натощак
- post prandial	- после еды
serum iron	железо сыворотки
total serum iron binding capacity	общая способность сыворотки связывать железо
Liver function tests	Функциональные пробы печени
(i) Bilirubin	а) билирубин
(ii) Alkaline phosphatase	б) щелочная фосфатаза
(iii) Aspartate transaminase	в) аспартат трансаминазы
(iv) total proteins	г) общий белок

(v) albumin	д) альбумин
(vi) globulins	е) глобулины
Fasting lipids	Липиды натощак
(i) triglycerides	а) триглицериды
(ii) cholesterol	б) холестерин
serum amylase	амилаза сыворотки
cortisol	кортизол
thyroxine (T4)	тироксин (T4)
thyroid stimulating hormone	тиреотропный гормон
serum protein electrophoresis	электрофорез протеина сыворотки
Arterial blood gases	Артериальные газы крови
(i) pH	а) pH
(ii) oxygen (pO_2)	б) кислород (pO_2)
(iii) carbon dioxide (pCO_2)	в) диоксид углерода (pCO_2)
Serological tests	Серологические тесты
(i) rheumatoid factor	а) ревматоидный фактор
(ii) antinuclear factor	б) антинуклеарный фактор
(iii) HLA typing	в) HLA-типирование
Blood cultures	Культуры крови
aerobic organisms	а) аэробные организмы
anaerobic organisms	б) анаэробные организмы
viral antibody titres	титры вирусных антител
Gram stain (e. g. of a specimen of pus)	Окрашивание по Граму *(например, при гнойных поражениях)*
Urinalysis (urine culture and microscopy)	Анализ мочи (посев на культуру и микроскопия)
(i) specific gravity	а) удельный вес
(ii) osmolality	б) осмоляльность
(iii) casts	в) цилиндры
(iv) sediment	г) осадок
creatinine clearance	клиренс креатинина
faecal occult blood	скрытая кровь в кале
faecal fat	фекальный жир
pulmonary function tests (Spirometry)	функциональные лёгочные тесты (спирометрия)
forced expiratory volume in 1 second	форсированный объём выдоха в 1 секунду
forced vital capacity	жизненная ёмкость лёгких
functional residual capacity	функциональная остаточная ёмкость

peak expiratory flow rate	пиковый уровень на выдохе
Electrocardiogram (ECG)	Электрокардиограмма (ЭКГ)
(a) resting	а) в покое
(b) exercise	б) под нагрузкой
(c) 24-hour ambulatory	в) 24-часовой амбулаторный мониторинг
X-ray studies	Рентгенологические исследования
chest x-ray	рентгенография грудной клетки
(a) posteroanterior	а) переднезадняя проекция
(b) lateral	б) боковые проекции
plain abdominal film	обзорная рентгенограмма брюшной полости
barium meal	бариевая взвесь
barium enema	бариевая клизма
intravenous urogram	внутривенная урограмма
coronary angiogram	коронарная ангиограмма
myelogram	миелограмма
arteriogram	артериограмма
ultrasound	ультразвук
echocardiogram	эхокардиограмма
computerised axial tomography (CT)	аксиальная компьютерная томография (КТ)
magnetic resonance imaging (MRI)	ядерный магнитный резонанс (ЯМР)
radionuclide scan	радионуклидное сканирование
urodynamics	уродинамика
electroencephalogram	электроэнцефалограмма (ЭЭГ)
nerve conduction studies	исследования нервной проводимости
allergy testing of the skin	аллергические кожные пробы
pure tone audiometry	тональная аудиометрия
impedance audiometry	импедансная аудиометрия
brain-stem evoked response test (BSER)	тест на реакцию ствола головного мозга
Endoscopy	Эндоскопия
gastroscopy	гастроскопия
endoscopic retrograde cholangio-pancreatography	ретроградная эндоскопическая холангиопанкреатография
sigmoidoscopy	сигмоидоскопия
colonoscopy	колоноскопия

cystoscopy	цистоскопия
bronchoscopy	бронхоскопия
Procedures:	Процедуры:
venipuncture	венопункция
bladder catheterization	катетеризация мочевого пузыря
lumbar puncture	люмбальная пункция
bone marrow aspiration	костно-мозговая аспирация
paracentesis	парацентез
frozen section biopsy	биопсия замороженных участков
haemodialysis	гемодиализ
peritoneal dialysis	перитонеальный диализ
gastric lavage	промывание желудка
SOME COMMON INVESTIGATION RESULTS	**НЕКОТОРЫЕ ОБЩИЕ РЕЗУЛЬТАТЫ ИССЛЕДОВАНИЯ**
Full Blood Count	Полный анализ крови
Polycythaemia	Полицитемия
Anaemia	Анемия
microcytic	микроцитарная
macrocytic	макроцитарная
hypochromic	гипохромная
normochromic	нормохромная
Reticulocytosis	Ретикулоцитоз
Leucocytosis	Лейкоцитоз
Thrombocytosis	Тромбоцитоз
Pancytopenia	Панцитопения
Neutropenia	Нейтропения
Thrombocytopenia	Тромбоцитопения
Biochemical Screen	Биохимическое исследование
Hypernatraemia	Гипернатриемия
Hyponatraemia	Гипонатриемия
Hyperkalaemia	Гиперкалиемия
Hypokalaemia	Гипокалиемия
Hypercalcaemia	Гиперкальциемия
Hypocalcaemia	Гипокальциемия
Respiratory acidosis	Дыхательный ацидоз
Respiratory alkalosis	Дыхательный алкалоз
Metabolic acidosis	Метаболический ацидоз
Metabolic alkalosis	Метаболический алкалоз

Hyperuricaemia	Гиперурикемия
Hyperglycaemia	Гипергликемия
Hypoglycaemia	Гипогликемия
Electrocardiogram	Электрокардиограмма
sinus rhythm	синусовый ритм
ventricular ectopic (extrasystole)	экстрасистолия
atrial tachycardia	предсердная тахикардия
nodal tachycardia	узловая [атриовентрикулярная] пароксизмальная тахикардия
complete heart block	полная блокада сердца
sinus bradycardia	синусовая брадикардия
atrial fibrillation	фибрилляция предсердий
ventricular tachycardia	желудочковая тахикардия
ventricular fibrillation	фибрилляция желудочков
left bundle branch block	блокада левой ножки пучка Гиса
right axis deviation	отклонение электрической оси сердца вправо
left axis deviation	отклонение электрической оси сердца влево
peaked P wave	пиковый зубец P
deep Q wave	глубокий зубец Q
ST segment depression	снижение сегмента ST
ST segment elevation	подъём сегмента ST
T wave inversion	инверсия зубца T
<u>Chest x-ray</u>	<u>Рентгенография грудной клетки</u>
normal appearances	нормальная картина
exaggerated lung markings	усиленный лёгочный рисунок
<u>Pulmonary oedema</u>	<u>Отёк лёгких</u>
enlarged pulmonary veins	расширение лёгочных вен
<u>Left lower lobe pneumonia</u>	<u>Левосторонняя нижнедолевая пневмония</u>
opacity outlining the whole of the left lower lobe	затемнение всей нижней левой доли
distinct area of consolidation affecting left lower lobe	выраженная зона уплотнения левой нижней доли

Bronchopneumonia	Бронхопневмония
widespread mottled shadowing of both lung fields	выраженная крапчатая тень обоих лёгочных полей
Bronchiectasis	Бронхоэктазия
scattered cystic shadows	отдельные кистозные полости
Lung abscess	Абсцесс лёгкого
abscess cavity containing a fluid level	полость абсцесса с уровнем жидкости
Pulmonary embolus	Лёгочная эмболия
wedge-shaped shadow in right lower lobe	клиновидная тень в правой нижней доле лёгкого
Emphysema	Эмфизема
barrel-shaped chest	бочкообразная грудная клетка
flattened diaphragm	уплощённая диафрагма
hypertranslucent lung fields	повышенная прозрачность лёгочных полей
prominent hilar shadow	усиленная тень корня лёгкого
Hypertension	Гипертензия
left ventricular enlargement	расширение левого желудочка сердца

PART 2

ЧАСТЬ 2

21 CASE HISTORIES IN A CASUALTY DEPARTMENT

ОПИСАНИЕ 21-ого КЛИНИЧЕСКОГО СЛУЧАЯ В ОТДЕЛЕНИИ СКОРОЙ ПОМОЩИ

CASE 1: CARDIAC ARREST

Male: Age 65
Patient admitted to Casualty unconscious.
Ambulance men say patient suffered a cardiac arrest in the ambulance. Prior to this gentleman had complained of severe chest pain.

On examination
Obese Cyanosed Gasping ineffectually
No pulses palpable
Heart sounds inaudible

Both pupils fully dilated but light reflex present bilaterally
DIAGNOSIS Cardiac Arrest

Treatment
External cardiac massage 60 compressions/minute
Endotracheal intubation and Intermittent Positive Pressure Ventilation with 100% O_2.

ECG monitoring
Insertion of two intravenous cannulae

СЛУЧАЙ 1: ОСТАНОВКА СЕРДЦА

Мужчина 65 лет
Больной доставлен в больницу без сознания.
По словам врачей, в машине скорой помощи у больного произошла остановка сердца.
До этого больной жаловался на сильные боли в груди.

При обследовании
Тучный цианотичный пациент в состоянии удушья
Пульс не прощупывается
Сердечные тоны не выслушиваются

Оба зрачка резко расширены, но имеется их слабый рефлекс
ДИАГНОЗ: остановка сердца

Лечение
Наружный массаж сердца - 60 сдавлений в минуту
Эндотрахеальная интубация и искусственная вентиляция лёгких 100%-м кислородом под переменным давлением
ЭКГ-мониторинг
Установка двух внутривенных канюль

Intravenous infusion of normal saline	Внутривенное введение изотонического раствора
Intravenous bolus of 100ml of 8. 4% bicarbonate	Однократно внутривенно 100 мл раствора 8,4%-ного бикарбоната
Defibrillation with 200 J shock	Дефибрилляция электрическим разрядом 200 Дж.

<u>Vocabulary</u>	<u>Словарь</u>
Venous access	Венозная катетеризация
Ventricular fibrillation	Фибрилляция желудочков
Asystole	Асистолия
Electro-mechanical dissociation	Электромеханическая диссоциация
Metabolic acidosis	Метаболический ацидоз
Mouth to mouth respiration	Дыхание «рот в рот»
Cardio-pulmonary resuscitation	Восстановление сердечной деятельности и дыхания
Emergency trolley	Тележка с реанимационным оборудованием
Defibrillator electrodes	Электроды дефибриллятора
Cuffed endotracheal tube	Эндотрахеальная трубка с манжеткой
Laryngoscope	Ларингоскоп
Sucker	Отсос
Vital signs	Признаки жизни
Rigor Mortis	Трупное окоченение
Post-Mortem lividity	Посмертный цианоз, трупные пятна
REST IN PEACE (R. I. P.)	СМЕРТЬ
Cadaver	Труп
Corpse	Бездыханное тело
The death rattle'	Предсмертные хрипы
Asphyxia	Асфиксия

<u>Palpable Arterial Pulses</u>	<u>Пальпация артериального пульса</u>
carotid pulse	пляска каротид, пляска сонных артерий
brachial pulse	пульс над плечевой артерией
radial pulse	пульс над лучевой артерией
ulnar pulse	пульс над локтевой артерией

femoral pulse	пульс над бедренной артерией
popliteal pulse	пульс над подколенной артерией
dorsalis pedis pulse	пульс над тыльной артерией стопы
posterior tibialis pulse	пульс над задней большеберцовой артерией

<u>Descriptive Words for the Arterial Pulse</u> — <u>Слова для описания артериального пульса</u>

<u>Rate</u>	<u>Частота</u>
fast	быстрый
rapid	частый
quick	учащённый
galloping	галопирующий
slow	редкий
sluggish	замедленный

<u>Rhythm</u>	<u>Ритм</u>
regular	правильный, ритмичный
regularly irregular	временами неритмичный
irregularly irregular	нерегулярный
regular with dropped beats	ритмичный с выпадениями
regular with extra beats	ритмичный с экстрасистолами

<u>Character</u>	<u>Характер</u>
plateau pulse	платообразный пульс
collapsing pulse	пульс Корригана, скорый [подскакивающий] пульс
pulsus alternans	альтернирующий пульс
pulsus bisferiens	дикротический пульс
pulsus paradoxus	парадоксальный пульс
small volume pulse	пульс малого объёма, малый пульс
large volume pulse	пульс хорошего наполнения
absent	отсутствие пульса
present	наличие пульса
weak	слабый
strong	хороший
palpable	прощупываемый
impalpable	непрощупываемый

detectable	определяемый
undetectable	неопределяемый
feeble	слабый
faint	неотчётливый, неясный
thready	нитевидный
bounding	скачущий

Descriptive Words for a Patient's Physique	Слова для описания физического состояния пациента
abdominous	пузатый, с «брюшком»
asthenic	астенический
athletic	атлетический
average	средний
below the third centile (child)	находящийся по шкале соотношения рост/вес в 3%-ной зоне от нижнего предела нормы *(о ребёнке)*
big	большой, крупный
brawny	сильный, мускулистый
burly	дородный, плотный
buxom	полный; пышущий здоровьем
chubby	круглолицый, полнощёкий
comely	миловидный
corpulent	тучный, жирный
curvaceous	искривлённый
diminutive	маленький, крохотный
dumpy	коренастый
eunuchoid	евнухоидный
fat	жирный
flabby	отвислый; вялый, дряблый
gangly	долговязый и неуклюжий
hefty	большой, здоровенный
immature	незрелый; недоразвитый
lanky	долговязый
large	большой, крупный
lean	худой
little	маленький
mature	зрелый; развитый
meagre	тощий, худой
muscular	мускулистый
obese	полный, тучный

overweight	имеющий избыточный вес
paunchy	пузатый, с «брюшком»
petite	маленький
plump	полный, пухлый
podgy	низенький, толстый, приземистый
portly	дородный, тучный
pot-bellied	толстопузый
powerful	сильный, мощный
pyknic	пикнический
shapely	стройный, хорошо сложённый
short	малорослый, невысокий
sinewy	мускулистый
skinny	тощий
slender	тонкий, стройный
slim	тонкий, стройный
small	маленький
solid	крепкий, здоровый
spare	худой, тощий; худощавый
spindly	долговязый
squat	приземистый, коренастый
stalwart	здоровый, крепкий
stocky	приземистый, коренастый
stout	полный, тучный, дородный
strapping	рослый, сильный
sturdy	сильный; здоровый
tall	высокий
thin	худой, тонкий
wiry	жилистый; выносливый
wizened	высохший

<u>Descriptive Words for a Patient's State of Health</u>	<u>Слова для описания состояния здоровья пациента</u>
afflicted with tuberculosis	поражённый туберкулёзом
ailing	больной, хилый
barely alive	едва живой
bedridden	прикованный к постели
bounding with energy	ограниченный в движении
costive	страдающий запором
dead	мёртвый
debilitated	ослабленный
deceased	покойный, скончавшийся

decrepit	дряхлый, престарелый
delicate	хрупкий, слабый
dogged by ill-health	измученный плохим здоровьем
doubly incontinent	невыдержанный
durable	выносливый
effete	истощённый, ослабевший
energetic	энергичный
enervate	слабый, безвольный
exhausted	истощённый, изнурённый
failing	слабеющий
fatigued	утомлённый, изнурённый
fit to drive	годный (по состоянию здоровья) к вождению (автомобиля)
fragile	хрупкий
frail	болезненный
hale	сильный, здоровый
hardy	выносливый
healthy	здоровый
ill	больной
immunocompromised	с нарушенной иммунологической реактивностью, с ослабленным иммунитетом
infirm	слабый, дряхлый
jaded	измученный, изнурённый
lacklustre	тусклый *(о взгляде)*
lively	сильный, полный жизни
lusty	крепкий, здоровый
mentally or physically drained	психически или физически истощённый
moribund	умирающий
overtired	очень уставший
plagued by depression	измученный депрессией
poorly	нездоровый
prone to colds	подверженный простудам
prostrate	измождённый, обессиленный
racked with pain	истерзанный болью
radiant	сияющий
ravaged by Lassa fever	измученный лихорадкой Ласса
refreshed	посвежевший
resilient	жизнерадостный,

	неунывающий
sick	1. болезненный 2. чувствующий тошноту
smitten with influenza	заболевший гриппом
sprightly	оживлённый
stricken with arthritis	поражённый артритом
strong	крепкий
susceptible to injuries	подверженный травмам
terminally ill	смертельно больной
thriving	цветущий
tired	усталый
tormented with neuralgia	страдающий невралгией
unfit for a general anaesthetic	не переносящий общего наркоза
unhealthy	болезненный; нездоровый
unwell	нездоровый
vibrant	дрожащий
vigorous	бодрый, энергичный
vivacious	оживлённый
vulnerable to infections	подверженный инфекциям
weak	слабый
weary	утомлённый
well	здоровый

CASE 2: APPENDICITIS	**СЛУЧАЙ 2: АППЕНДИЦИТ**
Male: Age 20	**Мужчина 20 лет**
D: Good morning sir, I am Dr Smith. What is the problem?	Врач: Доброе утро. Я доктор Смит. Что Вас беспокоит?
P: I've got pain in my abdomen.	Б-ной: У меня болит живот.
D: Where exactly is the pain?	В. : Где точно у Вас болит?
P: It is situated low down on the right side.	Б. : Внизу справа.
D: Is that where the pain started?	В. : Боли начались именно здесь?
P: No. When the pain started yesterday it was more central.	Б. : Когда боли начались вчера, они были в середине живота.
D: Has the nature of the pain changed?	В. : Изменился ли характер болей?
P: Yes. When it started it was «griping» in nature but now it is more of a «burning» pain.	Б. : Да, сначала они были схваткообразными, а потом стали жгучими.
D: Does anything make the pain worse?	В. : Что-нибудь усиливает боли?
P: Yes. Moving about.	Б. : Да, от движения боли усиливаются.
D: Have you ever had a pain like this before?	В. : Были ли у Вас такие боли раньше?
P: No.	Б. : Нет.
D: Do you feel hungry?	В. : Вы ощущаете голод?
P: No. I feel sick and I have vomited twice today.	Б. : Нет, меня тошнит, и сегодня у меня дважды была рвота.
D: Do you suffer from indigestion?	В. : Не было ли расстройства желудка?
P: No.	Б. : Нет.
D: Has there been any recent change in your bowel habit?	В. : Не изменился ли у Вас за последнее время стул?
P: No.	Б. : Нет.
D: Do you have any problems when you pass urine?	В. : Нет ли проблем с мочеиспусканием?
P: No.	Б. : Нет.

D: Do you have a sore throat or a cough?	В. : Нет ли болей в горле или кашля?
P: No.	Б. : Нет.
D: When did you last have something to eat?	В. : Когда Вы ели в последний раз?
P: I haven't eaten today. I had a cup of tea about 4 hours ago.	Б. : Сегодя я не ел, выпил только чашку чая 4 часа назад.
D: Have you ever had an operation before?	В. : Не было ли у Вас раньше операций?
P: No.	Б. : Нет.
D: Are you allergic to anything?	В. : Нет ли у Вас аллергии на что-нибудь?
P: No.	Б. : Нет.
D: Fine. Just lie down on the couch and I will examine you.	В. : Хорошо. Ложитесь на кушетку, и я Вас осмотрю.
<u>On examination</u>	<u>При обследовании</u>
Axillary temperature 37. 4 degrees C	Температура под мышкой 37, 4°C
Slightly dehydrated. Furred tongue. Foetor oris. Flushed cheeks. Tonsils appear normal. No lymphadenopathy.	Слегка обезвожен. Язык обложен. Неприятный запах изо рта. Гиперемия щёк. Миндалины не изменены. Лимфоузлы не увеличены.
Respiratory rate 20/minute.	Частота дыхания 20 вдохов/выдохов в минуту.
CVS Pulse 110/min regular good volume	Пульс 110 ударов в минуту, ритмичный, хорошего наполнения
BP 110/65 mm Hg	Кровяное давление 110/65 мм рт. ст.
HS I II 0	Тоны сердца ясные, шумов нет
RS Breath sounds - vesicular	Дыхание везикулярное
AS	Пищеварительная система
Negative Murphy's sign	Симптом Мерфи отрицательный
No scars	Рубцов на животе нет
No swellings	Живот не вздут
Normal movement	Перистальтика выслушивается

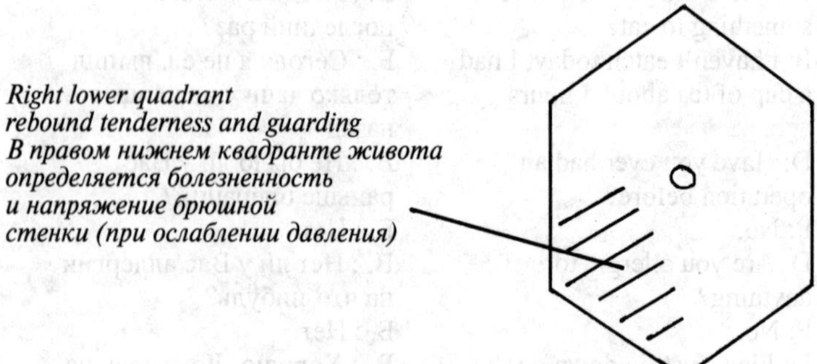

No distension	Живот не растянут
Normal bowel sounds	Кишечные шумы прослушиваются
Rectal examination - Tender superiorly on right side	Ректальное исследование: болезненность по правой передней стенке прямой кишки
<u>Imp</u>	<u>Предварительный диагноз</u>
Acute suppurative Appendicitis	Острый гнойный аппендицит
<u>Plan</u>	<u>План</u>
Full blood count	Полный анализ крови
Mid-stream specimen of urine	Анализ мочи из средней струи
Consent for appendicectomy	Согласие больного на аппендэктомию
Refer to General Surgeons	Направление к хирургу

Differential Diagnosis	Дифференциальная диагностика
Non-specific abdominal pain	Неспецифические боли в животе
Mesenteric adenitis	Мезентериальный аденит
Constipation	Запор
Enteritis	Энтерит
Infarction of an appendix epiploicae	Инфаркт жирового привеска *(ободочной кишки)*
Appendiceal colic	Аппендикулярная колика
Perforated appendicitis	Перфоративный аппендицит
Gangrenous appendicitis	Гангренозный аппендицит
Subacute appendicitis	Подострый аппендицит

Positions of the Appendix	Расположение аппендикса
Retrocaecal	Ретроцекальное
Retrocolic	Позадиободочное
Pelvic	Тазовое
Ileal	Подвздошное
Postileal	Позадиподвздошное

Descriptive Words for a Diagnosis	Слова для описания диагноза
provisional	предварительный
final	окончательный
primary	первичный; основной
secondary	повторный; второстепенный
main	основной
principal	основной
subsidiary	второстепенный, вспомогательный
supplementary	дополнительный

Descriptive Words for the Abdomen	Слова для описания живота
board-like	плоский, как доска
distended	1. растянутый 2. вздутый
flat	плоский
immobile	неподвижный
lax	вялый, слабый
mobile	подвижный
non-tender	безболезненный

4 — 6576

protuberant	выпуклый
rigid	ригидный, жёсткий
scaphoid	ладьевидный
silent	спокойный, бессимптомный
soft	мягкий
swollen	вздутый
tender	болезненный
tense	напряжённый
unremarkable	неизменённый, обычный

<u>Descriptive Words for the Site of Abdominal Tenderness</u>	<u>Слова для описания локализации болей в животе</u>
right upper quadrant	правый верхний квадрант
right lower quadrant	правый нижний квадрант
left upper quadrant	левый верхний квадрант
left lower quadrant	левый нижний квадрант
upper half	верхняя половина
lower half	нижняя половина
right half	правая половина
left half	левая половина
epigastric	эпигастральная, надчревная
periumbilical	околопупочная
hypogastric	гипогастральная, подчревная
suprapubic	надлобковая
right lumbar	правая поясничная
left lumbar	левая поясничная
right loin	правая паховая
left loin	левая паховая
central	центральная
generalised	генерализованная, распространённая
diffuse	диффузная, рассеянная
focal	местная, фокальная
perifocal	перифокальная
localised	локализованная, ограниченная
vague	неопределённая, неясная

Descriptive Words for the Severity of Abdominal Tenderness	Слова для описания степени тяжести боли в животе
mild	умеренная
moderate	средней тяжести
severe	сильная
slight	слабая
marked	ощутимая
pronounced	выраженная
minimal	минимальная
maximal	максимальная

CASE 3: A SORE EYE

Female: Age 68
D: Hello Madam. I am Dr Bizoni. What is the problem?
P: My left eye is sore.

D: When did it start to hurt?
P: This morning. The pain has got worse since then.
D: Have you had problems with your eyes before?
P: No.
D: Have you noticed any watering of your eyes?
P: No, not particularly.
D: Has your vision become impaired?
P: Yes, the vision of my left eye is definitely blurred.
D: Is your left eye sensitive to light?
P: Yes, bright light seems to make the pain worse.
D: Have you been troubled by any black spots or shapes drifting across your field of vision?
P: No.
D: Have you noticed any coloured haloes around lights during the last four days?

P: Yes, now that you mention it, I did notice some about 4 days ago.

СЛУЧАЙ 3: БОЛЕЗНЬ ГЛАЗА

Женщина 68 лет
В. : Добрый день. Я доктор Бизони. Что случилось?
Б. : У меня болит левый глаз.
В. : Когда глаз заболел?
Б. : Сегодня утром. Боли становятся всё сильнее.
В. : Были ли раньше проблемы с глазами?
Б. : Нет.
В. : Вы не заметили, не слезились ли глаза?
Б. : Нет, не особенно.
В. : Не ухудшилось ли зрение?
Б. : Да, я хуже вижу левым глазом.
В. : Чувствителен ли левый глаз к свету?
Б. : Да, при ярком свете боли усиливаются.
В. : Не замечали ли Вы в поле зрения движущихся чёрных пятен или каких-нибудь фигур?
Б. : Нет.
В. : Не замечали ли Вы цветного ореола вокруг источников света за последние четыре дня?
Б. : Да, сейчас, когда Вы об этом спросили, я вспоминаю, что заметила это примерно четыре дня назад.

D: Has anything gone into your eye recently, such as a piece of grit?	В. : Не попадало ли что-нибудь Вам в глаз в последнее время, например, песчинка?
P: No.	Б. : Нет.
D: Have you changed your cosmetics recently?	В. : Не поменяли ли Вы в последнее время свою косметику?
P: No.	Б. : Нет.
D: Are you allergic to anything?	В. : Есть ли у Вас аллергия на что-нибудь?
P: I am allergic to pollen but it is not the hay fever season.	Б. : У меня аллергия на цветочную пыльцу, но сейчас ведь не сезон.
D: Have you got any 'cold sores' on the lips?	В. : Бывают ли у Вас простудные высыпания («лихорадки») на губах?
P: No.	Б. : Нет.
D: When you woke up this morning were your eyelids stuck together?	В. : Когда Вы сегодня проснулись, не слиплись ли Ваши веки?
P: No.	Б. : Нет.
D: Do you suffer from any arthritic conditions such as ankylosing spondylitis?	В. : Не страдаете ли Вы артритом, например, анкилозирующим спондилитом?
P: No.	Б. : Нет.
D: Is there a history of glaucoma in your family?	В. : Не болел ли кто-нибудь в Вашей семье глаукомой?
P: Yes, my mother used to suffer from it.	Б. : Да, моя мать страдала ею.
D: I would like to examine your eyes now. Just look straight ahead.	В. : Теперь я хотел бы обследовать Ваши глаза. Посмотрите прямо вперёд.

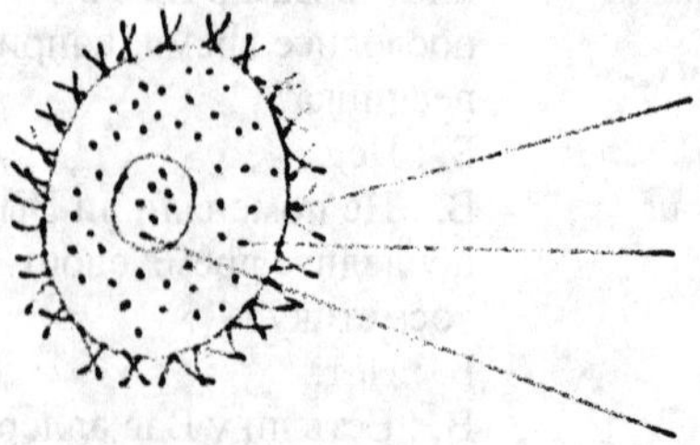

On examination	При обследовании
Left eyeball stony hard on palpation	Левое глазное яблоко при пальпации каменистой плотности
Vision of right eye is normal.	Острота зрения правого глаза нормальная.
Visual acuity of left eye is impaired - patient unable to count 5 fingers at 6 metres.	Острота зрения левого глаза снижена - больная не может сосчитать 5 пальцев на расстоянии 6 метров.
Eye movements normal.	Движения глаза нормальные.
Imp	Предварительный диагноз
Acute glaucoma of left eye	Острая глаукома левого глаза
Plan	План
Refer to Ophthalmologists	Направление к офтальмологу
Differential Diagnosis	Дифференциальная диагностика
conjunctivitis	конъюнктивит
keratitis	кератит

iritis	ирит
infected corneal ulcer	инфицированная язва роговицы
herpes zoster ophthalmicus	опоясывающий герпес глаза
corneal foreign body	инородное тело роговицы
corneal abrasion	повреждение роговицы
giant cell arteritis	гигантоклеточный артериит

Vocabulary	Словарь
visual impediment	нарушение зрения
binocular loupe	бинокулярная лупа
ophthalmoscope	офтальмоскоп
slitlamp	щелевая лампа
a perimeter	периметр
a tonometer	тонометр
dark glasses	тёмные очки
eye pad	повязка на глаз
local anaesthetic drops	местные обезболивающие капли
mydriatric (dilating) drops	мидриатические [расширяющие зрачок] капли
miotic (constricting) drops	миотические [суживающие зрачок] капли
antibiotic eye ointment	глазная мазь с антибиотиком
cotton wool 'bud'	ватный шарик
fluoroscein	флуоросцеин
orthoptic exercises	ортоптические упражнения
contact lens	контактные линзы
artificial eye	искусственный глаз, глазной протез

Descriptive Words for the Pupil(s)	Слова для описания зрачков
comma-shaped	в форме запятой
constricted	суженные
dilated	расширенные
equal	одинаковые
festooned	фестончатые
fixed	фиксированные, неподвижные

identical	идентичные
oval-shaped	овальные
pin-point	резко суженные, размером с булавочную головку
reactive	реагирующие
round	круглые
semi-dilated	наполовину расширенные
unequal	неодинаковые
unreactive	нереагирующие

<u>Descriptive Words for the Eyelid</u> — <u>Слова для описания век</u>

drooping	опущенные, провисающие
elevated	поднятые
everted	вывернутые
inverted	завёрнутые
retracted	втянутые
sagging	опущенные, провисающие

<u>Descriptive Words for the Eyes</u> — <u>Слова для описания глаз</u>

blinking	моргающие, мигающие
blood-shot	гиперемированные, покрасневшие; воспалённые
bulbous	выпуклые
closed	закрытые
downcast	опущенные, потупленные
glazed	потускневшие, остекленевшие
moist with unshed tears	увлажнённые непролитыми слезами
open	открытые
protuberant	выпуклые, навыкате
protruding	выпуклые, навыкате
staring	широко открытые
streaming	слезящиеся
sunken	запавшие
unblinking	неморгающие, немигающие
upturned	поднятые вверх

<u>Descriptive Words for the Face</u> — <u>Слова для описания лица</u>

bashed	избитое, разбитое

blanched	бледное, побледневшее
bloated	обрюзгшее
clean shaven	чисто выбритое
contorted	искажённое
Cushingoid	кушингоидное
desolate-looking	унылое, безутешное
disfigured	изуродованное, обезображенное
drawn	вытянутое, перекошенное
expressionless	невыразительное
flushed	покрасневшее, вспыхнувшее
fresh complexioned	посвежевшее
gaunt	измождённое; исхудавшее
ghastly	мертвенно-бледное
haggard	измученное, худое
hollow-eyed	с ввалившимися глазами
lurid	мертвенно-бледное
mask-like	маскоподобное
myxoedematous	микседемное
pallid	мертвенно-бледное
pasty	пастозное; одутловатое
pock-marked	пòкрытое оспинами
puffy	одутловатое; отёчное, опухшее
rubicund	румяное
sallow	желтоватое; бледное; болезненное
shrunken	сморщенное, дряблое
spotty	пятнистое
stubbled	небритое; заросшее щетиной
tanned	загорелое
tear-streaked	залитое слезами
unshaven	небритое
vacuous	бессмысленное
wan	бледное, осунувшееся
waxy	восковое
weather-beaten	обветренное; загорелое
worn-looking	изможднное, изнурённое
wrinkled	морщинистое

CASE 4: HAND INJURY

Male: Age 23

D: Hello. I am Dr Campbell. How did you hurt your hand?

P: I caught it on a sharp piece of metal at work.

D: Where do you work?

P: I work at the local railway workshop.

D: What is your job there?

P: I am a machine operator.

D: Are you right or left handed?

P: I am right handed.

D: When did the accident occur?

P: About an hour ago.

D: What did you do immediately after the accident?

P: My hand was bleeding a lot and so I wrapped a handkerchief around the wound and pressed on it. After a while the bleeding stopped but my little and ring fingers feel numb.

D: When did you last have a tetanus injection?

P: About 7 years ago.

D: O. K. Sir, rest your left hand on this flat surface and I will examine it for you.

СЛУЧАЙ 4: ТРАВМА КИСТИ

Мужчина 23 лет

В. : Здравствуйте, я доктор Кемпбелл. Как Вы поранили руку?

Б. : Я поранил её острым куском металла на работе.

В: Где Вы работаете?

Б. : В местной железнодорожной мастерской.

В. : Кем Вы работаете?

Б. : Я слесарь-станочник.

В. : Вы не левша?

Б. : Я работаю правой рукой.

В. : Когда это случилось?

Б. : Около часа назад.

В. : Что Вы сделали сразу после травмы?

Б. : У меня было сильное кровотечение, поэтому я обмотал рану носовым платком и крепко зажал. Кровотечение вскоре остановилось, но мизинец и безымянный палец онемели.

В. : Когда Вам в последний раз делали противостолбнячную прививку?

Б. : Примерно 7 лет назад.

В. : Хорошо. Положите левую руку на эту плоскость, и я её осмотрю.

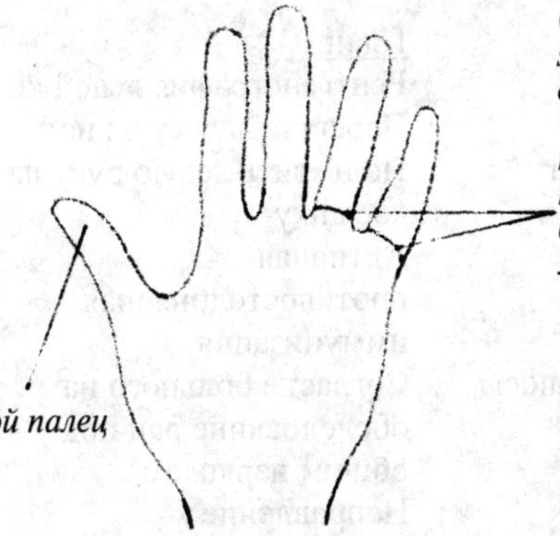

Palmar surface of left hand

Ладонная поверхность левой кисти

<u>On examination</u>
Sensation - Lateral and medial aspects of both fingers insensitive to pin prick and stroking with cotton wool.

<u>При обследовании</u>
Чувствительность: латеральная и медиальная поверхности обоих пальцев нечувствительны к булавочному уколу и к прикосновению ватным шариком.

Movement - Totally unable to flex little and ring fingers. Passive movements possible but limited by pain.

Подвижность: полностью невозможны сгибания мизинца и безымянного пальца. Пассивные движения возможны, но ограничены из-за боли.

<u>Imp</u>
Laceration of Left Little and Ring Fingers involving both flexor tendons and digital nerves.

<u>Предположительный диагноз</u>
Рваная рана мизинца и безымянного пальца левой кисти с поражением как сухожилий сгибателей, так и пальцевых нервов.

Plan	План
x-ray left hand	Рентгенография левой кисти
Bandage left hand	Перевязать левую кисть
Elevate left arm in a roller towel	Подвесить левую руку на косынку
Tetanus booster	Активная противостолбнячная иммунизация
Consent for exploration under general anaesthetic	Согласие больного на обследование ран под общим наркозом
Refer to Plastic Surgeons	Направление к пластическому хирургу

Vocabulary	Словарь
finger pulp defect	дефект ткани пальца
avulsed finger nail	отрыв ногтя пальца
subungual haematoma	подногтевая гематома
traumatic amputation	травматическая ампутация
slashed wrist	глубокая рана запястья
to trephine a nail	производить трепанацию ногтя
a ring cutter	инструмент для разрезания кольца
a pair of tweezers	пинцет
a piece of hot wire	кусок горячей проволоки
neighour strapping	фиксация соседних пальцев
direct manual pressure	прямое давление рукой
malleable metal splint	кованая металлическая шина
ring block	круговая блокада (анестезия)
wound toilet	туалет раны
ambidextrous	двуправорукий, владеющий правой и левой руками одинаково
palmar grasp	ладонный захват
scissor grasp	вырез ножницами
pincer grasp	захват щипцами
hard grip	плотный захват
handshake	рукопожатие

Types of Hand Injury	Типы ранений руки
cutting injury	резаная рана
slicing injury	поверхностная [касательная] рана
crushing injury	раздавленная рана
degloving injury	скальпированная рана
injection injury	инъекционное повреждение
accidental injury	ранение вследствие несчастного случая
non-accidental injury	ранение, не связанное с несчастным случаем
self-inflicted injury	рана, нанесённая самим пострадавшим
Foreign Bodies Found in Wounds Include	В ранах могут встречаться следующие инородные тела
bit of gravel	осколок камня
a blade of grass	травинка
a bullet	пуля
a chip of wood	щепка
a deposit of rust	частица ржавчины
dirt	грязь
a fragment of clothing	частичка одежды
grains of sand	песок
a pellet	дробинка
a piece of shrapnel	частичка шрапнели
a prickle	растительная колючка
a sliver of glass	осколок стекла
a spicule of bone	обломок кости
a splinter of wood	деревянная заноза
a thorn	шип растения
Descriptive Words for an Injured Finger or Toe	Слова для описания ранений пальцев руки или ноги
amputated	ампутированный
burnt	обожжённый
clawed	клешневидный
contracted	сжатый, суженный
crushed	сдавленный, раздавленный
dangling	висящий, свисающий

dislocated	вывихнутый
malformed	уродливый
mutilated	искалеченный
over-riding	с захождением костных отломков один на другой
pointing	заострённый
pulped	раздавленный
stubby	короткий и толстый
tapering	конусообразный
ulcerated	изъязвлённый
under-riding	с разъединением костных отломков
wounded	раненый

<u>Descriptive Words for a Damaged Tendon</u> — <u>Слова для описания травм сухожилия</u>

attenuated	истончённое
completely ruptured	полностью разорванное
exposed	обнажённое
frayed	надорванное
incompletely ruptured	неполностью разорванное
lacerated	искалеченное
ragged	рваное
severed	серьёзно повреждённое
torn	разорванное
transected	рассечённое

<u>Descriptive Words for a Foreign Body</u> — <u>Слова для описания инородных тел</u>

concreted in wax	затвердевшее до воскового состояния
detached	отделённое
embedded	вкраплённое, включённое
encased with mucopus	покрытое слизью и гноем
hidden	скрытое
indriven	внедрившееся в ткани
ingrained	вкраплённое, включённое
irretrievable	неизвлекаемое
loose	свободно лежащее
radiolucent	рентгенопрозрачное
radiopaque	рентгеноконтрастное
retrievable	извлекаемое

CASE 5 : CHEST PAIN

Male : Age 67

D: Hello, I am Dr Khan. How can I help you?

P: I've got pain in my chest.
D: How would you describe the pain?
P: It is a heavy, crushing sort of pain.
D: Does the pain go anywhere else?
P: Yes, it seems to go up to my jaw and down my left arm.
D: When did the pain start?
P: About half an hour ago.

D: What were you doing when the pain started?
P: I was watching the boxing on television.
D: Did the pain start suddenly?
P: No, it came on over a minute or two.
D: Does breathing in make the pain worse.
P: No.
D: Have you ever had a pain like this before?
P: I suffer from angina but this time the pain is much worse and it didn't go way when I put the little tablet under my tongue.
D: Have you been sick?
P: No, but I feel sick.
D: Have you felt your heart fluttering or thumping in your chest?

СЛУЧАЙ 5: БОЛИ В ОБЛАСТИ ГРУДНОЙ КЛЕТКИ

Мужчина 67 лет

В. : Добрый день. Я доктор Хан. Чем я могу помочь Вам?
Б. : У меня боли в груди.
В. : Как бы Вы могли их описать?
Б. : Это сильные сжимающие боли.
В. : Отдают ли эти боли куда-либо ещё?
Б. : Да, отдают в челюсть и в левую руку.
В. : Когда они начались?
Б. : Примерно полчаса назад.
В. : Что Вы делали, когда начались боли?
Б. : Я смотрел бокс по телевизору.
В. : Боли начались внезапно?
Б. : Нет, они наступили в течение одной-двух минут.
В. : Усиливаются ли они при вдохе?
Б. : Нет.
В. : Были ли подобные боли раньше?
Б. : Я страдаю стенокардией, но сейчас боли намного сильнее и не проходят, когда я кладу под язык таблетку.
В. : Вас не тошнило?
Б. : Нет, но сейчас тошнит.
В. : Вы не чувствуете, что сердце бьётся или выскакивает из груди?

P: No.	Б. : Нет.
D: Do you feel short of breath?	В. : Одышки нет?
P: Yes I have felt breathless since the pain started.	Б. : Есть, когда начались боли, стало перехватывать дыхание.
D: Do you ever get heartburn when you lie down or bend over?	В. : Нет ли у Вас изжоги, когда Вы лежите или наклоняетесь?
P: No.	Б. : Нет.
D: Have you suffered from any flu-like symptoms such as a headache or a sore throat?	В. : Нет ли у Вас гриппозных симптомов, например, головных болей или боли в горле?
P: No.	Б. : Нет.
D: Have you had any operations recently?	В. : Были ли у Вас операции в последнее время?
P: No.	Б. : Нет.
D: O. K. just relax. I am going to examine you now.	В. : Хорошо, теперь расслабьтесь, я Вас обследую.
<u>On examination</u>	<u>При обследовании</u>
Distressed. Centrally cyanosed. Perspiring Tachypnoeic. Overweight. No ankle oedema Axillary temperature 36 degrees C	Больной угнетён. Цианоз. Потливость. Тахипноэ. Ожирение. Отёка голеностопных суставов нет Температура под мышкой 36°C
<u>CVS</u> Pulse 116/min regular. Small volume	<u>Сердечно-сосудистая система</u> Пульс 116 ударов в минуту, ритмичный, слабого наполнения
BP 150/90 mm Hg	Кровяное давление 150/90 мм рт. ст.
JVP not raised	Давление в яремной вене не повышено
Heart	Сердце
Apex beat - 5th intercostal space in mid-clavicular line.	Верхушечный толчок в 5-м межрёберном пространстве по среднеключичной линии

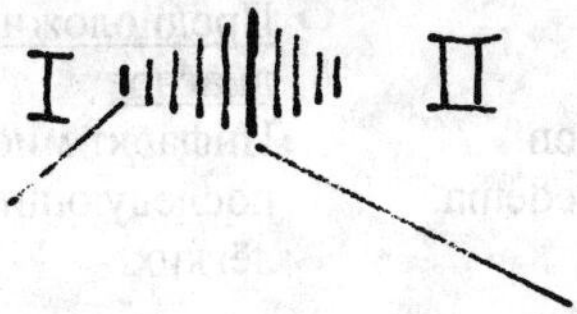

Heart sounds
Сердечные тоны

Harsh, saw-like murmur of aortic stenosis loudest at right 2nd intercostal space
Грубый пилящий шум, типичный для стеноза аорты,прослушивается сильнее всего во 2-ом межрёберном пространстве

Ejection sound
Шум выброса

AS
Пищеварительная система

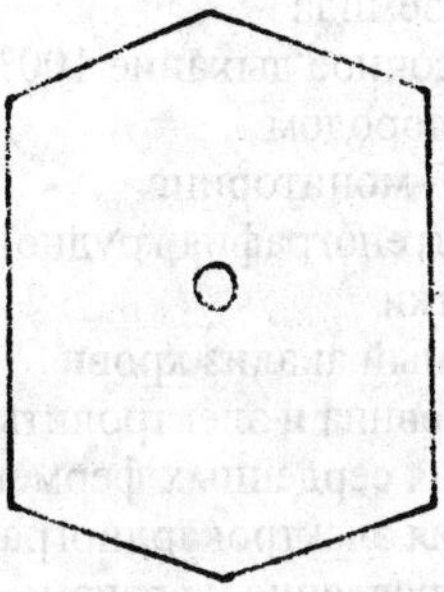

Abdomen unremarkable
Живот без особенностей

No tenderness over spinal column
Болезненности позвоночника нет

No thrills	Вибрации грудной клетки нет
<u>RS</u>	<u>Дыхательная система.</u>
Trachea central	Трахея расположена центрально
Chest expansion poor R = L	Дыхательные движения грудной клетки слабые, одинаковые справа и слева.
Percussion note resonant R = L	Перкуссионные данные одинаковы с обеих сторон.
Breath sounds - fine inspiratory crepitations at both lung bases not shifted by coughing	Дыхательные шумы - у основания обоих лёгких явная крепитация на вдохе, неизменяемая при кашле

Imp	Предположительный диагноз
Myocardial Infarction causing pulmonary oedema.	Инфаркт миокарда с последующим отёком лёгких
Plan	План
heparinised intravenous cannula	Гепаринизация с помощью внутривенного канюлирования
10mg intravenous cyclimorph	Внутривенно 10 мг циклиморфа
40mg intravenous frusemide	Внутривенно 40 мг фруземида
100% oxygen via mask	Масочное дыхание 100%-м кислородом
ECG monitor	ЭКГ-мониторинг
chest x-ray	рентгенография грудной клетки
full blood count	полный анализ крови
urea and electrolytes	мочевина и электролиты
serial cardiac enzymes	серия сердечных ферментов
serial ECG's	серия электрокардиограмм
Refer to Physicians	Направление к врачам-специалистам
Differential Diagnosis	Дифференциальная диагностика
unstable angina (crescendo angina)	нестабильная стенокардия
pre-infarction syndrome	предынфарктный синдром
pericarditis	перикардит
dissecting aortic aneurysm	расслаивающая аневризма аорты
pulmonary embolism	лёгочная эмболия
pulmonary infarction	инфаркт лёгкого
spontaneous pneumothorax	спонтанный пневмоторакс
oesophageal spasm	спазм пищевода
herpes zoster	опоясывающий лишай
collapsed vertebra	сдавленные позвонки
cardiac neurosis	кардионевроз

Descriptive Words for Pain	Слова для описания боли
Site	**Локализация**
superficial	поверхностная
deep	глубокая
deep-seated	глубокая
near to the skin	подкожная
deep inside	глубокая внутренняя
(see words for sites of abdominal tenderness)	(см. слова по локализации болей в животе)
Mode of Onset	**Возникновение боли**
abrupt	резкое
acute	острое
dramatic	тяжёлое
gradual	постепенное
insidious	скрытое
instantaneous	мгновенное
rapid	быстрое
slow	медленное
sudden	внезапное
Severity	**Степень тяжести**
agonizing	мучительная
bearable	переносимая
excruciating	мучительная
exquisite	исключительная
incapacitating	некупирующаяся
intense	сильная
intolerable	непереносимая
mild	лёгкая
moderate	средней тяжести
severe	тяжёлая
tolerable	переносимая
trivial	незначительная
unbearable	нестерпимая
Nature/Character	**Характер боли**
aching	болезненный
band-like	опоясывающий
boring	сверлящий
breakthrough	пронизывающий
burning	жгучий

colicky	коликоподобный
constricting	сжимающий
cramp-like	спазматический
crushing	сдавливающий
distending	расширяющийся
dragging	заторможенный
dull	тупой
flitting	быстро проходящий
girdle-like	опоясывающий
gnawing	мучительный
griping	сжимающий
heavy	тяжёлый
lancinating	острый
light	лёгкий
migratory	преходящий
nagging	непрекращающийся, ноющий
piercing	острый, пронизывающий
pleuritic	плевритический
scalding	жгучий
searing	обжигающий
sharp	острый
shooting	простреливающий
stabbing	кинжальный
stinging	жалящий
throbbing	пульсирующий
tingling	покалывающий

<u>Progression</u>	<u>Развитие боли</u>
abating	снижающаяся
constant	стабильная
continuous	продолжительная
diminishing	уменьшающаяся
dissipating	снижающаяся
episodic	эпизодическая
fluctuating	неустойчивая
improving	улучшающаяся
intensifying	усиливающаяся
intermittent	прерывистая
lingering	затягивающаяся
periodic	периодическая
persistent	постоянная

progressive	прогрессирующая
receding	убывающая
recurrent	рецидивирующая
remitting	перемежающаяся
resolving	разрешающаяся
self-limiting	проходящая за определённый срок без лечения
settling	устойчивая
spasmodic	спазмирующая
steady	упорная
subsiding	стихающая
uninterrupted	непрекращающаяся
unremitting	стойкая
waning	слабо выраженная
worsening	ухудшающаяся
<u>Duration</u>	<u>Продолжительность</u>
brief	краткая
chronic	хроническая
fleeting	быстротечная
intractable	некупируемая
long-lasting	длительная
prolonged	продолжительная
protracted	затяжная
refractory	некупируемая
short-lived	краткая
transient	проходящая
<u>Mode of End</u>	<u>Окончание боли</u>
gradual	постепенное
spontaneous	спонтанное, неожиданное
A pain may:	Боли могут:
emanate	исходить
radiate	радиировать
spread	распространяться
shift in location	перемещаться
be referred from another site	отражаться от другой патологии
<u>Descriptive Words for a Heart Sound</u>	<u>Слова для описания сердечных тонов</u>
accentuated	отчётливые

clear	ясные
clicking	щёлкающие
dull	тупые
muffled	приглушённые; глухие
muted	приглушённые
pounding	колотящие
ringing	звонкие
sharp	резкие
split	расщеплённые
thudding	глухие тяжёлые
thumping	глухие тяжёлые

Descriptive Words for a Heart Murmur	Слова для описания сердечных шумов
Timing	Хронометраж
diastolic -	- диастолический
early	ранний
mid	средний
late	поздний
systolic -	- систолический
ejection systolic	систолический тон выброса
pansystolic	пансистолический
continuous	непрерывный, постоянный
Intensity	Интенсивность
inaudible	невыслушивающийся
just audible	едва прослушивающийся
faint	слабый
quiet	тихий
loud	громкий
Quality	Качество шумов
coarse	грубый
crescendo	нарастающий, крещендо
decrescendo	убывающий
harsh	резкий; жёсткий
high-pitched	высокого тона
low-pitched	низкого тона
machinery	механический
rumbling	грохочущий
saw-like	пилящий
soft	мягкий

CASE 6: EPISTAXIS

СЛУЧАЙ 6: НОСОВОЕ КРОВОТЕЧЕНИЕ

Female: Age 6	**Девочка 6 лет**
D: Hello Mrs Bulman. I am Dr Curry. I see that your daughter Tina has a nose bleed.	В. : Добрый день, миссис Булман. Я доктор Карри. Я вижу, что у Вашей дочери Тины носовое кровотечение.
Mother (M.): Yes, her nose started bleeding this morning and it hasn't stopped.	Мать (М): Да, оно началось сегодня утром и не останавливается.
D: Is it just the right nostril that has been bleeding?	В. : У неё кровотечение только из правой ноздри?
M: Yes.	М. : Да.
D: Have you tried to stop the bleeding?	В. : Вы пытались его остановить?
M: Yes, I have pressed on her nose several times but as soon as I stop pressing the bleeding starts again.	М. : Да. Я зажимала её нос несколько раз, но как только я отпускала, кровотечение возобновлялось.
D: Has Tina ever had a nose bleed before?	В. Были ли у неё носовые кровотечения раньше?
M: No.	М. : Нет.
D: Has Tina got a cold at the moment?	В. : Тина сейчас не простужена?
M: No.	М. : Нет.
D: Has Tina bumped her nose today?	В. : Тина сегодня не ударялась носом?
M: No, but she does tend to pick her nose. I try to stop her but one cannot watch a child all the time.	М. : Нет, но вообще у неё есть привычка ковырять в носу. Я пытаюсь её отучить, но ведь за ребёнком не уследишь.
D: Does she ever put things up her nose?	В. : Засовывала ли она когда-нибудь в нос какие-нибудь предметы?
M: No, I have never seen her do that before.	М. : Нет, я никогда раньше у неё этого не замечала.
D: Has Tina ever had an operation on her nose?	В. : Были ли у неё раньше операции в носу?

M: No.	М. : Нет.
D: Does Tina bleed or bruise easily?	В. : Склонна ли Тина к кровотечениям или к появлению синяков?
M: No, not particularly.	М. : Нет, не особенно.
D: Is Tina taking any medicines at the moment?	В. : Принимает ли Тина сейчас какие-нибудь лекарства?
M: No.	М. : Нет.
D: O. K. Tina. Let's have a look at your nose.	В. Хорошо, Тина. Давай посмотрим твой нос.
<u>On examination</u>	<u>При обследовании</u>
Fretful child. No pallor. Normotensive.	Ребёнок капризен. Бледности кожи нет. Кровяное давление нормальное.
Blood dripping from right nostril.	Из правой ноздри капает кровь.
No signs of nasal trauma.	Признаков травмы носа нет.
Anterior rhinoscopy - nasal septum not deviated	Передняя риноскопия - носовая перегородка не искривлена
Blood arising from septal blood vessel on Little's area	Кровь выделяется из сосудов перегородки в зоне Литтла
Ears and throat appear normal	Уши и горло выглядят нормально
<u>Impression</u>	<u>Предварительный диагноз</u>
Epistaxis from right Little's area	Кровотечение из правой зоны Литтла
? due to trauma	вследствие травмы(?)
? bleeding tendency	тенденция к кровоточивости(?)
<u>Plan</u>	<u>План</u>
Full blood count	Полный анализ крови
Clotting screen	Исследование свёртываемости крови

Place cotton wool covered with cocaine paste on septal area and compress for 5 minutes	Поместить ватный тампон с кокаиновой пастой на зону перегородки и прижимать в течение 5 минут.
If bleeding point can be identified cauterize with silver nitrate solution on cotton wool bud	Если точка кровотечения определена, провести каутеризацию раствором нитрата серебра на ватном шарике.
Trim finger nails	Подстричь ногти на руках
Naseptin cream application TDS to septal area following cautery	После каутеризации - аппликация назептинового крема 3 раза в день на область носовой перегородки

<u>Vocabulary</u>	<u>Словарь</u>
head-mirror	лобное зеркало
tongue depressor	шпатель для отдавливания языка
nasal speculum	носовое зеркало
nasal dressing forceps	носовой перевязочный пинцет
anterior nasal packing	передняя тампонада носа
electro-cautery	электрокаутеризация
a broad nasal bridge	широкая переносица
a buckled nasal septum	выгнутая носовая перегородка
a nasal septum deflected to the right side anteriorly	носовая перегородка искривлена вправо и вперёд
a narrow nasal cavity	суженная носовая полость
a capacious nasal fossa	вместительная обонятельная ямка
flared nostrils	широкие ноздри
liquefying blood clots	жидкие кровяные сгустки
a high-arched palate	нёбо с высокой аркой
a bifid uvula	расщеплённый нёбный язычок
cryptic tonsils	миндалины с глубокими криптами
a peritonsillar bulge	перитонзиллярный отёк
an overhanging epiglottis	нависающий надгортанник

an overactive gag reflex	повышенный рвотный рефлекс
pooling of saliva	депонирование слюны
a jutting chin	выступающий подбородок
an inefficient bite	неправильный прикус
an infected tooth socket	инфицированная лунка зуба
receding gums	скошенные дёсны
a twinge of toothache	приступ зубной боли
exsanguination	кровотечение
to pinion the struggling child	связывать сопротивляющегося ребёнка

<u>Various Types of Blood Loss</u>	<u>Различные формы кровопотери</u>
a fleck of blood	пятно крови
a trace of blood	след крови
a trickle of blood	струйка крови
an ooze of blood	просачивание крови
a spill of blood	лужица крови
a flow of blood	струя крови
a stream of blood	поток крови
a jet of blood	фонтан крови
a gush of blood	струя крови
a torrent of blood	поток крови

<u>Descriptive Words for Blood</u>	<u>Слова для описания крови</u>
arterial	артериальная
venous	венозная
oxygenated	насыщенная кислородом, оксигенированная
deoxygenated	не насыщенная кислородом
fresh	свежая
altered	изменённая
clotted	свернувшаяся
congealed	застывшая, замороженная
crusted	с засохшей корочкой *(о ране)*
dried	высохшая
stale	засохшая

<u>Descriptive Words for the Nose</u>	<u>Слова для описания носа</u>
aquiline	орлиный
bent	искривлённый
blocked	заложенный
broken	разбитый, сломанный
bubbly	покрытый пузырьками
bulbous	луковицеобразный
clear	чистый
congested	отёкший
crooked	крючковатый
cyanosed	цианотичный
depressed	сдавленный
disfigured	бесформенный
flattened	расплющенный, приплюснутый
fractured	сломанный
humped	с горбинкой
prominent	большой, выступающий
runny	«текущий», с насморком
saddle-shaped	седловидный
snotty	«сопливый»
straight	прямой
<u>Descriptive Words for the Tongue</u>	<u>Слова для описания языка</u>
atrophic	атрофичный
coated	обложенный
depapillated	сглаженный, без сосочков
dirty	грязный
dry	сухой
fissured	с трещинами
furrowed	бороздчатый, складчатый
furry	с налётом
glistening	блестящий
glossy	1. блестящий 2. гладкий
hypertrophic	гипертрофичный
moist	влажный
smooth	гладкий

Descriptive Words for a Patient's Age	Слова для описания возраста больного
neonatal	новорождённый
infantile	младенческий
childish	детский
young	молодой
youthful	юношеский
juvenile	юношеский; ювенильный
prepubertal	препубертатный
adolescent	юношеский; подростковый
adult	взрослый
childbearing	детородный
middle-aged	среднего возраста
premenopausal	предклимактерический, в пременопаузе
perimenopausal	климактерический, в менопаузе
postmenopausal	постклимактерический, после менопаузы
old	старый
aged	престарелый; стареющий
elderly	пожилой
geriatric	гериатрический
senescent	стареющий
senile	сенильный, старческий

Descriptive Words for a Child's Parents	Слова для описания родителей ребёнка
adoptive	приёмные
astringent	строгие
austere	суровые
authoritarian	авторитарные
bigoted	фанатичные
biological	биологические
capable	одарённые
caring	внимательные, заботливые
censorious	строгие; придирчивые
consistent	последовательные
critical	придирчивые
cruel	жестокие
devoted	преданные

dictatorial	властные, безапелляционные
distant	сдержанные, холодные
doting	слепо, безумно любящие
efficient	квалифицированные, знающие
fair	справедливые
firm	строгие, твёрдые
impartial	беспристрастные, справедливые
impatient	нетерпеливые; нетерпимые
incompetent	некомпетентные; неправоспособные
indulgent	снисходительные
interfering	вмешивающиеся
intrusive	навязчивые; назойливые
judgemental	здравомыслящие
judicious	рассудительные
liberal	либеральные
lax	слабые, нестрогие
loving	любящие, нежные
meddlesome	надоедливые, назойливые, сующие во всё нос
misguided	вводящие в заблуждение
moralistic	морализирующие
natural	непринуждённые; естественные
neglectful	невнимательные, беззаботные
open-minded	непредубеждённые, непредвзятые
opinionated	упрямые; самоуверенные
oppressive	суровые, деспотичные
overbearing	властные
overinvolved	слишком занятые, углублённые
overpowering	подавляющие
overprotective	чрезмерно опекающие
over-solicitous	чрезмерно обеспокоенные
patient	терпеливые, спокойные
patronising	опекающие
permissive	снисходительные, нестрогие

pious	набожные, благочестивые
prudish	щепетильные; благонравные
punitive	карающие
remote	отдаляющиеся (от ребёнка), держащие дистанцию
repressive	репрессивные
shrill	назойливые, навязчивые
slack	нерадивые, ленивые; разболтанные
strict	строгие, требовательные
supportive	поддерживающие
tolerant	толерантные, терпимые
tyrannical	деспотичные, властные
uncaring	невнимательные
uncompromising	непреклонные, бескомпромиссные
unfair	несправедливые

CASE 7: ARTERIAL EMBOLUS

Male: Age 65

D: Hello Sir. I am Dr Hardy. What has brought you to hospital?
P: My left leg hurts. The pain came on suddenly about 10 o'clock this morning and it has got steadily worse.
D: So you have had the pain for about 5 hours?
P: Yes.
D: Have you ever had pain in your left leg before, for example after running or walking?
P: No.
D: Does your leg feel cold?
P: Yes it feels cold and it is starting to go numb. I can hardly move my toes now.
D: Have you had any chest pain recently?
P: No.
D: Have you ever had rheumatic fever in the past?
P: Yes, I had it when I was about 10 years old and afterwards the doctors said my valves had been affected.
D: Are you on any tablets or medicines?
P: No.
D: Would you mind slipping off your clothes and lying on the couch under the blanket?

СЛУЧАЙ 7: АРТЕРИАЛЬНАЯ ЭМБОЛИЯ

Мужчина 65 лет

В. : Здравствуйте, я доктор Харди. Что привело Вас в больницу?
Б. : Боли в левой ноге. Они начались внезапно сегодня утром, примерно в 10 часов и становятся всё сильнее.
В. : Значит, у Вас боли уже в течение 5 часов?
Б. : Да.
В. : Болела ли эта нога прежде, например, после бега или ходьбы?
Б. : Нет.
В. : Вы чувствуете холод в ноге?
Б. : Да, она холодная и слегка затекла. Я едва могу шевелить пальцами ноги сейчас.
В. : Не было ли болей в груди?
Б. : Нет.
В. : Была ли у Вас прежде ревматическая атака?
Б. : Да, когда мне было около 10 лет, и после этого врачи сказали, что у меня поражены клапаны сердца.
В. : Вы принимаете какие-нибудь лекарства?
Б. : Нет.
В. : Пожалуйста, снимите одежду и ложитесь на кушетку под одеяло.

On Examination
In obvious discomfort. Apprehensive. Plethoric appearance. No ankle oedema. Axillary temperature 36. 5 degrees C

CVS Pulse 120/min irregularly irregular

BP 150/85 mm HG

JVP >

HS
Low-pitched, rumbling mitral diastolic murmur heard loudest at the apex

При обследовании
Выраженный дискомфорт. Испытывает чувство тревоги. Плетора. Отёка голеностопных суставов нет. Температура под мышкой 36,5° С.

Сердечно-сосудистая система
Пульс 120 ударов в минуту, временами неритмичный

Кровяное давление 150/85 мм рт. ст.

Давление в яремной вене повышено.

Тоны сердца
Низкотоновый грохочущий митральный диастолический тон, громче всего прослушиваемый на верхушке

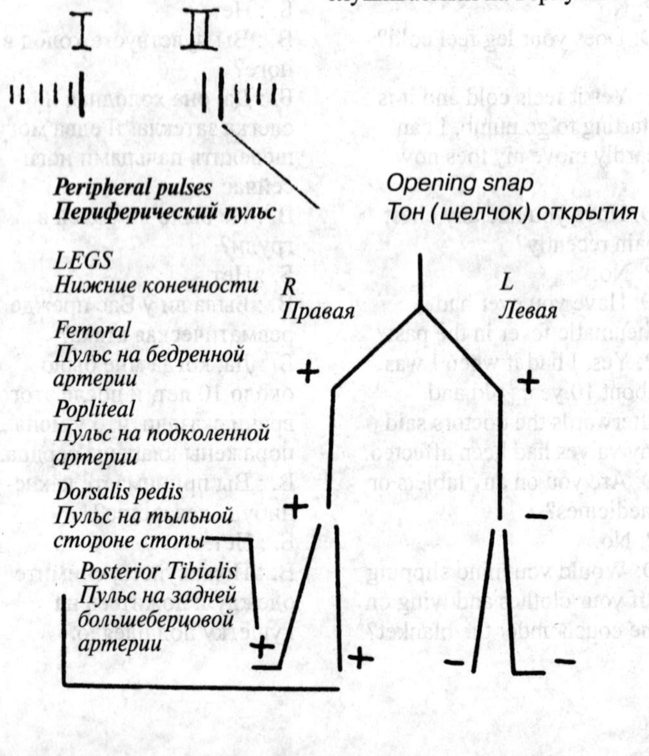

<u>RS</u> BS - vesicular	Дыхание везикулярное
Line of demarcation present around distal L thigh below which skin is cold and cyanosed.	Линия демаркации проходит вокруг дистальной части левого бедра, ниже неё кожа холодная и цианотичная.
L foot is waxy pale colour with venous guttering and poor capillary return.	Левая нога восковой бледности, венозный застой, плохой капиллярный отток.
L calf muscles are tender and slightly turgid.	Левая икроножная мышца болезненна и слегка припухла.
Impaired pain and light touch sensation below line of demarcation.	Болевая и тактильная чувствительность ниже линии демаркации снижена.
Active movements of toes of L foot limited by pain in lower leg muscles. No foot drop.	Активные движения пальцев левой стопы ограничены из-за болей в мышцах нижних отделов конечности. Стопа не онемела.
<u>Imp</u>	<u>Предварительный диагноз</u>
1. Arterial embolism of left leg, probably situated in left superficial femoral artery.	1. Артериальная эмболия левой нижней конечности. Предположительно эмбол локализуется в левой поверхностной бедренной артерии.
2. Mitral Stenosis with Atrial fibrillation.	2. Митральный стеноз с фибрилляцией предсердий.
3. ? Polycythaemia.	3. Полицитемия(?)
<u>Plan</u>	<u>План</u>
analgesia	обезболивание
intravenous saline drip	внутривенное капельное вливание физиологического раствора
full blood count	полный анализ крови
coagulation screen	исследование коагуляции крови
urea and electrolytes	мочевина и электролиты

blood sugar	сахар крови
group and X. match 2 units	определить группу крови перекрёстным методом с использованием двух объёмов крови (эквивалент 500 мл крови)
ECG	ЭКГ
chest x-ray	рентгенография грудной клетки
Doppler Ultrasound Assessment	доплеровское ультразвуковое исследование
Consent for embolectomy	Согласие больного на эмболэктомию
Refer to General Surgeons	Направление к хирургу

<u>Vocabulary</u>	<u>Словарь</u>
mural thrombus	пристеночный тромб
acute arterial thrombosis	острый артериальный тромбоз
propagating clot	распространяющийся тромб
dissecting aneurysm	расслаивающая аневризма
deep vein thrombosis	глубокий венозный тромбоз
irreversible ischaemic changes	необратимые ишемические изменения
compartment syndrome	синдром длительного сдавливания *(понижение давления в какой-либо анатомической полости)*
fasciotomy	фасциотомия
Doppler signal	Доплер-сигнал
amputation stump	ампутационная культя
phantom limb pain	фантомные боли
Blood letting	кровопускание
Perioperative antibiotic cover	интраоперационная антибиотикопрофилактика

<u>Descriptive Words for Lower Limb Tissues</u>	<u>Слова для описания тканей нижних конечностей</u>
avascular	бессосудистые
blotchy	пятнистые
boggy	дряблые, рыхлые

cellulitic	целлюлитные
crinkled	морщинистые
decayed	гнилостные
decomposed	разлагающиеся
discoloured	обесцвеченные
gangrenous	гангренозные
hyperaemic	гиперемичные
infected	инфицированные
inflamed	воспалённые
lymphoedematous	лимфедематозные
mottled	покрытые пятнами
mummified	мумифицированные
non-viable	нежизнеспособные
oedematous	отёчные
poorly perfused	плохо кровоснабжаемые
poorly vascularised	плохо васкуляризированные
pre-gangrenous	прегангренозные
putrescent	гнилостные
putrid	распадающиеся, гнилостные
rotten	разложившиеся
shrivelled	сморщившиеся
soggy	пропитанные влагой
uninfected	неинфицированные
vascular	сосудистые
viable	жизнеспособные
well perfused	хорошо кровоснабжаемые
well vascularised	хорошо васкуляризированные
withered	высохшие

<u>Descriptive Words for Gangrene</u>	<u>Слова для описания гангрены</u>
dry	сухая
festering	гноящаяся
frank	выраженная
impending	угрожающая
putrefying	гниющая, разлагающаяся
spreading	распространяющаяся
suppurating	нагнаивающаяся
wet	влажная

Descriptive Words for a Blood Vessel	Слова для описания кровеносного сосуда
aneurysmal	аневризматический
branching	разветвлённый
collapsed	спавшийся
collateral	коллатеральный
competent	компетентный, нормально функционирующий
congested	застойный
constricted	суженный
convoluted	изогнутый, извилистый
dilated	расширенный
distended	расширенный
ectatic	эктазированный, расширенный
elongated	удлинённый
empty	пустой
engorged	заполненный, наполненный
incompetent	некомпетентный, нефункционирующий
meandering	извилистый
narrow	узкий
occluded	закупоренный
patent	проходимый, открытый
radiating	расходящийся лучами (из центра)
ramose	разветвлённый
sinuous	извилистый
spurting	1. расширяющийся (в конце) 2. бьющий струёй
tenuous	тонкий
thrombosed	тромбированный
tortuous	извилистый
wide	широкий
winding	извилистый; спиральный

CASE 8: HEAD INJURY

Male

Patient found lying unconscious in the street by the Police. No history obtainable from the patient. Police believe that patient was struck by a blunt object. No other details obtained.

СЛУЧАЙ 8: ТРАВМА ГОЛОВЫ

Мужчина

Пациент обнаружен полицией на улице лежащим без сознания. Собрать анамнез невозможно. Полиция считает, что пациента ударили по голове тупым предметом. Других данных нет.

On examination

Well built young man dressed in dirty, blood-stained clothes.

Unconscious. Not smelling strongly of alcohol. Axillary temperature of 35 degrees C.

При обследовании

Молодой человек нормального телосложения в грязной, запачканной кровью одежде.

Без сознания. Сильного запаха алкоголя нет. Температура под мышкой 35° С.

Head

10cm long laceration along left lateral aspect of the scalp.

Blood oozing from laceration.

Голова

Рана длиной 10 см вдоль левой боковой поверхности волосистой части головы.

Из раны сочится кровь.

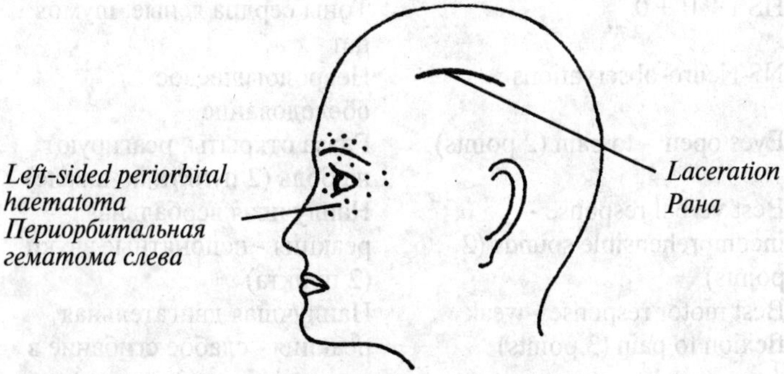

Soft, doughy swelling over upper frontal area of scalp.	Мягкая, тестообразная припухлость верхней передней зоны волосистой части головы.
No cerebrospinal fluid or blood leak from nose or ear.	Выделения спинномозговой жидкости или крови из носа и ушей нет.
<u>Neck</u>	<u>Шея</u>
No evidence of trauma to the neck.	Признаков травмы шеи нет.
No bruising. No obvious tenderness. No neck stiffness.	Кровоподтёков нет. Болезненность не определяется. Ригидности нет.
<u>RS</u> Breathing quiet but regular	Дыхание ослаблено, но ритмично
Respiratory rate 20/minute	Частота дыхания - 20 вдохов/выдохов в минуту
Trachea central	Трахея расположена центрально
PN - resonant R = L	Перкуторный звук одинаков справа и слева
BS - vesicular	Дыхание везикулярное
<u>CVS</u> Pulse 100/min regular. Good volume	Пульс 100 ударов в минуту, ритмичный, хорошего наполнения
BP 100/60 mm Hg	Кровяное давление 100/60 мм рт. ст.
HS I + II + 0	Тоны сердца ясные, шумов нет
<u>NS</u> Neuro-observations	Неврологическое обследование
Eyes open - to pain (2 points)	Глаза открыты, реагируют на боль (2 пункта по шкале)
Best verbal response - incomprehensible sounds (2 points)	Наилучшая вербальная реакция - непонятные звуки (2 пункта)
Best motor response - weak flexion to pain (3 points)	Наилучшая двигательная реакция - слабое сгибание в ответ на боль (3 пункта)
Glasgow coma scale score = 7	Кома по шкале Глазго = 7

Both fundi appear normal	Глазное дно с обеих сторон выглядит нормально
Pupils	Зрачки
- sluggish, dilated left pupil	- слегка расширенный левый зрачок
- right pupil of normal size with normal direct and consensual light reflexes	- правый зрачок нормального размера с нормальным прямым рефлексом и содружественной зрачковой реакцией.
No impairment of facial movements in response to bilateral supraorbital pain stimulus.	Движения лицевых мышц на двустороннее болевое супраорбитальное раздражение адекватны.
<u>Upper limbs</u>	<u>Верхние конечности</u>
Normal tone and good motor response to pain	Тонус и двигательная реакция на болевое раздражение нормальные
<u>Lower limbs</u>	<u>Нижние конечности</u>
Normal tone and motor response to pain by left leg	Тонус и двигательная реакция на болевое раздражение в левой ноге нормальные
Right leg	Правая нога
- moderately increased tone	- тонус мышц умеренно повышен
- weak motor response to pain	- слабая двигательная реакция на болевое раздражение

<u>Reflexes</u> <u>Рефлексы</u>

	BICEPS Бицепс	TRICEPS Трицепс	KNEE Коленный
Right Справа	+	+	++
Left Слева	+	+	+

	ANKLE Голеностопный	PLANTAR Подошвенный
Right Справа	++	↑
Left Слева	+	↓

No obvious restriction to straight leg raising on either right or left side.	Видимых ограничений движений выпрямленной ноги при подъёме вправо или влево нет
<u>Imp</u> Severe left-sided head injury associated with ipsilateral dilated pupil and weakness, hypertonia and exaggerated reflexes of contralateral lower limbs.	<u>Предварительный диагноз</u> Тяжёлая левосторонняя травма головы с расширением зрачка на стороне поражения и слабостью, гипертонусом и повышением рефлексов нижней конечности с противоположной стороны
? fractured skull with left extradural haemorrhage	перелом черепа с левосторонней экстрадуральной геморрагией(?)
primary brain damage	первичное повреждение головного мозга
<u>Plan</u> place in semi-prone position	<u>План</u> уложить в положение, промежуточное между положением лёжа на животе и положением на боку
1/4 hourly neuro-observations	неврологическое наблюдение каждые 15 мин.
full blood count	полный анализ крови
urea and electrolytes	мочевина и электролиты
blood sugar	сахар крови
blood alcohol level	уровень алкоголя в крови

group and save	определить группу крови и резус-фактор и сохранить эти данные *(для возможного переливания крови)*
skull x-rays	рентгенограмма черепа
- posteroanterior	- заднепередняя проекция
- lateral, right and left	- боковая правая и левая проекции
- Towne's view	проекция Тауна (25 - 35° лобно-затылочная проекция)
cervical spine x-ray -	рентгенография шейного отдела позвоночника
anteroposterior	- переднезадняя проекция
- lateral	- боковая проекция
chest x-ray	рентгенография грудной клетки
intravenous drip	внутривенная капельница
urethral catheter	мочеточниковый катетер
arterial blood gases	исследование артериальных газов крови
Refer to Neurosurgeons for CAT scan	Направление к нейрохирургу для компьютерной томографии

Differential diagnosis	Дифференциальная диагностика
subdural haematoma	субдуральная гематома
intracerebral haematoma	внутричерепная гематома
cerebral oedema	отёк мозга
subarachnoid haemorrhage	субарахноидальное кровоизлияние
hydrocephalus	гидроцефалия

Vocabulary	Словарь
eyewitness	очевидец, свидетель
focal neurological sign	местный неврологический признак
papilloedema	отёк диска зрительного нерва
monosyllabic responses	односложные ответы

a flicker of movement	дрожь в движениях
subconjunctival haematoma	субконъюнктивальная гематома
haemotympanum	кровоизлияние в барабанную полость
postauricular bruising	позадиушная гематома
cerebrospinal fluid rhinorrhoea	истечение спинномозговой жидкости из носа
cerebrospinal fluid otorrhoea	истечение спинномозговой жидкости из ушей
concussion	сотрясение мозга
raised intracranial pressure	повышенное внутричерепное давление
medullary coning	медуллярный [мозговой] конус
alcohol intoxication	алкогольная интоксикация
hangover	похмельный синдром
post-traumatic amnesia	посттравматическая амнезия
exploratory burr hole	диагностическое трепанационное отверстие
craniotomy	краниотомия
blood-brain barrier	гематоэнцефалический барьер

<u>Descriptive Words for a Patient's Level of Consciousness</u>	<u>Слова для описания состояния сознания пациента</u>
alert	тревожное
attentive	внимательное, сосредоточенное
befuddled	одурманенное
clouded	затемнённое, помрачённое
comatose	коматозное
concussed	контузионное
confused	спутанное
dazed	оцепеневшее
deeply unconscious	в глубоком обмороке
delirious	бредовое
disorientated	дезориентированное
drowsy	вялое, сонное
drunk	опьянённое

flustered with alcohol	возбуждённое, алкоголем
fully conscious	в полном сознании
groggy	хмельное
hypervigilant	чрезмерно бдительное
in sopor	сопорозное, субкоматозное
inebriated	опьянённое
intoxicated with alcohol	в состоянии алкогольной интоксикации
lucid	ясное, светлое
maudlin	слезливое, сентиментальное
muddled	путаное, помрачённое
muzzy	1. опьянённое 2. неясное, расплывчатое
obtunded	притуплённое
orientated in time and place	ориентированное во времени и месте
overaroused	перевозбуждённое
responsive to verbal commands	реагирующее на устные команды
settled	спокойное, адекватное
sleepy	сонное
sober	трезвое, рассудительное
somnolent	дремлющее, сонливое
sound asleep	крепко спящее
squiffy	«подвыпившее»
stupefied with alcohol	притуплённое алкоголем
tipsy	«подвыпившее»
under the influence of alcohol	под влиянием алкоголя
unresponsive to pain	нечувствительное к боли
unrousable	спящее, дремлющее
unsettled	неспокойное, неадекватное
wide awake	бодрствующее
<u>Descriptive Words for a Patient's Position</u>	<u>Слова для описания позы пациента</u>
astride	1. расставив ноги 2. сидя верхом
horizontal	горизонтальная
left lateral	левая боковая
procumbent	лицом вниз
prone	лёжа на животе

propped up on several pillows	поддерживаемая несколькими подушками
reclined at 45 degrees	наклонённая под углом 45°
recumbent with legs together	лёжа со сведёнными ногами
semi-prone	промежуточная между положением лёжа на животе и на боку
slumped in a chair	тяжело опустившийся в кресло
sprawled on the floor	растянувшийся на полу
supine, with legs apart	на спине с раздвинутыми ногами
tilted 45 degrees to the right	наклонённый на 45° вправо
upright	вертикальная

<u>Descriptive Words for a Wound</u>	<u>Слова для описания раны</u>
clean	чистая
concealed	скрытая
contaminated	загрязнённая
dehisced	раскрытая
dirty	загрязнённая
gaping	зияющая
healed	зажившая
infected	инфицированная
leaking	сочащаяся
penetrating	проникающая
suppurating	нагнаивающаяся
tidy	хорошо обработанная
untidy	необработанная

<u>Descriptive Words for Teeth</u>	<u>Слова для описании зубов</u>
angulated	искривлённые
carious	кариозные
chipped	обломанные
conical	конические
crowded	скученные
decayed	кариозные
deciduous	молочные
erupted	прорезавшиеся
impacted	плотно сжатые
intact	интактные, непоражённые

jagged	заострённые
loose	подвижные
malpositioned	неправильно расположенные
maloccluded	нарушающие прикус
missing	отсутствующие
permanent	постоянные
plaqued	с налётом
proclined	выступающие
retroclined	уходящие назад
rotten	гнилые, испорченные
secure	прочные
sharp	острые
sound	здоровые
stained	1. испачканные 2. с налётом
unerupted	непрорезавшиеся, ретинированные
widely spaced	широко расставленные

<u>Descriptive Words for the Tympanic Membrane</u>	<u>Слова для описания барабанной перепонки</u>
ballooned	вздутая
bright	блестящая
bulging	выпяченная
coated with blood	покрытая кровью
dehiscent	спонтанно вскрывшаяся
dull	тусклая
featureless	бесцветная
glazy	глянцевая
hyperaemic	гиперемированная
immobile	иммобильная, неподвижная
indrawn	втянутая
intact	интактная, неповреждённая
lustrous	блестящая
mobile	мобильная
obscured by wax	закупоренная серной пробкой
pearly	«жемчужная»
perforated	перфорированная
retracted	втянутая
scarred	рубцовоизменённая
sclerosed	склерозированная

shiny	блестящая
suffused	гиперемированная
translucent	полупрозрачная, просвечивающаяся
vascular	васкуляризированная

<u>Descriptive Words for Tinnitus</u>	<u>Слова для описания тиннита (шума в ушах)</u>
buzzing	гул, жужжание
clicking	щелчки
crackling	треск
creaking	скрип
fizzing	шипение
grating	скрежет
hissing	свист
humming	жужжание, гудение
popping	хлопки, треск
pounding	глухие удары
pulsating	пульсирование
purring	мурлыкание, урчание
rattling	грохот; дребезжание
ringing	звон
rushing	дуновение
squeaking	писк
tapping	постукивание
thumping	глухой стук
ticking	тикание
whining	вой
whistling	свист

CASE 9: FRACTURED NECK OF FEMUR

Female: Age 75 : Widow : Lives alone

D: Hello, I am Dr Hamilton. How can I help you?

P: I caught my foot on the carpet this morning and fell to the ground. Since then I have not been able to bear weight on my right leg.

D: Did you manage to call for an ambulance?

P: No, my daughter visited me this afternoon and found me on the floor. I just could not get up.

D: Does your right leg hurt now?

P: Since I fell I have had a pain in my right groin. Any movement of my right leg makes the pain much worse.

D: Have you got pain anywhere else?

P: No.

D: Have you fallen over before?

P: No, I have been a little unsteady on my feet recently but I haven't fallen over.

D: Do you suffer from fits, faints or "drop attacks"?

P: No.

D: Do you suffer from deafness or poor vision?

P: No, my hearing and eyesight are fine.

СЛУЧАЙ 9: ПЕРЕЛОМ ШЕЙКИ БЕДРА

Женщина 75 лет. Вдова. Живёт одна

В. : Добрый день. Я доктор Гамильтон. Чем могу помочь?

Б. : Я сегодня утром зацепилась за ковёр и упала. С этого момента я не могу наступить на правую ногу

В. : Вы сами смогли вызвать «скорую помощь»?

Б. : Нет. Моя дочь пришла навестить меня днём и нашла меня на полу. Я даже не могла подняться.

В. : Сейчас правая нога болит?

Б. : С тех пор как я упала, у меня боли в паху справа. Каждое движение правой ноги причиняет всё более сильную боль.

В. : Болит ли ещё где-нибудь?

Б. : Нет.

В. : Вы падали когда-нибудь раньше?

Б. : В последнее время я не совсем уверенно хожу, но я не падала.

В. : У Вас не бывает припадков, обмороков или внезапных отключений сознания?

Б. : Нет.

В. : Вы не чувствуете снижения слуха или зрения?

Б. : Нет, слух и зрение у меня хорошие.

D: Do you suffer from heart disease or diabetes?	В. : Вы не страдаете сердечной болезнью или диабетом?
P: No.	Б. : Нет.
D: Are you on tranquillizers?	В. : Вы не принимаете транквилизаторы?
P: No.	Б. : Нет.
D: Do you drink much alcohol?	В. : Вы не злоупотребляете алкоголем?
P: No, I only have a glass of sherry at Christmas.	Б. : Нет, только стаканчик хереса на Рождество.
<u>On examination</u>	<u>При обследовании</u>
Frail old lady. Not dehydrated or hypothermic. No ankle oedema. No pallor.	Ослабленная пожилая женщина. Признаков обезвоживания или гипотермии нет. Отёков голеностопных суставов нет. Бледности кожных покровов нет.
Does not smell of alcohol. No signs of elder abuse.	Алкогольного запаха нет. Признаков старческого маразма нет.
<u>CVS</u> Pulse 80/min regular.	Пульс 80 ударов в минуту, ритмичный.
BP 150/90 mm Hg	Кровяное давление 150/90 мм рт. ст.
HS I + II + 0	Тоны сердца ясные, шумов нет.
<u>RS</u> BS - vesicular	В лёгких дыхание везикулярное
<u>LS</u> Several bruises down right flank	Несколько кровоподтёков на правом боку внизу.
Right lower limb is externally rotated	Правая нога вывернута кнаружи.
Right greater trochanter is unduly prominent and appears to be too high and too far posterior.	Правый большой вертел бедра резко выступает вверх и назад.
Right lower limb is shorter than the left by 2. 5 cms.	Правая нога короче левой на 2,5 см.

Tenderness over right femoral neck anteriorly.	Болезненность при дотрагивании над правой шейкой бедра спереди.
Any attempt at rotation of right hip causes severe pain	Любая попытка ротации правого бедра вызывает резкую боль.
Minimal discomfort on springing pelvis	При движении таза возникает небольшой дискомфорт.
Imp Fractured neck of right femur	Предварительный диагноз Перелом шейки правого бедра
? fall due to poor righting reflexes and increased sway	Падение вследствие снижения установочных рефлексов и патологической неустойчивости(?)
Plan	План
analgesia	обезболивание
intravenous saline infusion	внутривенные инфузии физиологического раствора
full blood count	полный анализ крови
urea and electrolytes	мочевина и электролиты
group and save	определить группу крови и резус-фактор и сохранить эти данные *(для возможного переливания крови)*
chest x-ray	рентгенография грудной клетки
electrocardiogram	ЭКГ
x-ray pelvis	рентгенография таза
x-ray right hip	рентгенограмма правого бедра
- anteroposterior	- переднезадняя проекция
- lateral	- боковая проекция

Complete undisplaced subcapital fracture of neck of femur
Полный несмещённый субкапитальный перелом шейки бедра

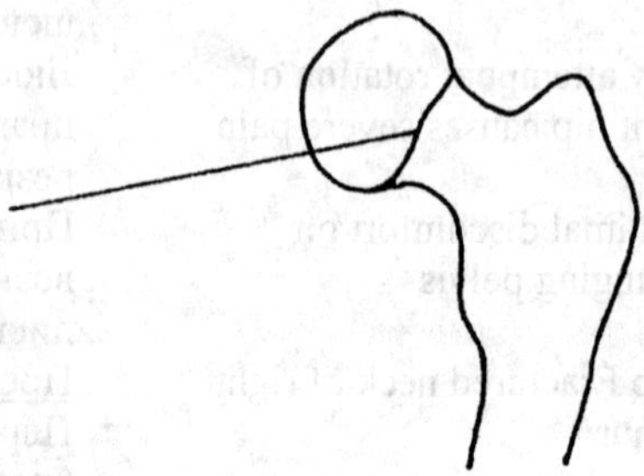

Anteroposterior View	**Переднезадняя проекция**
Other common fracture sites include	Другие наиболее частые локализации перелома
1. cervical	1. шеечный
2. basal	2. базальный
3. pertrochanteric	3. чрезвертельный

<u>Vocabulary</u>	<u>Словарь</u>
ecchymosis	экхимоз; кровоподтёк
traumatic dislocation of the hip	травматическое смещение бедра
prosthesis	протез
sliding nail plate	хирургическое устройство для фиксации штифта
skeletal traction	скелетное вытяжение
internal fixation	внутренняя фиксация
total hip replacement	вправление вывиха бедра
delayed union	замедленное срастание
malunion	неправильное срастание
non-union	несрастание *(перелома)*
apparent shortening of a limb	кажущееся укорочение конечности
real shortening of a limb	реальное укорочение конечности
early mobilisation	раннее восстановление подвижности
plaster sore	повреждение от гипсовой повязки

a painkilling injection	болеутоляющая инъекция
to wiggle the toes	покачивать [шевелить] пальцами ног
simple fracture	простой [неосложнённый] перелом
compound fracture	открытый перелом
extracapsular fracture	внесуставной перелом
intracapsular fracture	внутрисуставной перелом
stable fracture	стабильный перелом
unstable fracture	нестабильный перелом
displaced fracture	перелом со смещением
undisplaced fracture	перелом без смещения
transverse fracture	поперечный перелом
oblique fracture	косой перелом
spiral fracture	винтообразный [спиральный] перелом
impacted fracture	вколоченный перелом
comminuted fracture	оскольчатый перелом
double fracture	двойной перелом
compression/crush fracture	компрессионный перелом
fatigue/stress fracture	усталостный перелом; маршевая стопа
hair-line fracture	трещина кости; капиллярный перелом
growth plate fracture	эпифизарный перелом
buckle fracture	перелом от сгибания
greenstick fracture	надлом, перелом «зеленой ветки»
avulsion fracture	отрывной перелом
depressed fracture	вдавленный перелом
complicated fracture	осложнённый перелом
pathological fracture	патологический перелом
flake fracture	расслаивающий перелом

<u>Descriptive Words for a Bone</u>	<u>Слова для описания кости</u>
angulated	искривлённая под углом
bowed	изогнутая
brittle	хрупкая, ломкая
broken	сломанная
cancellous	губчатое *(о веществе кости)*

cortical	кортикальный *(о слое кости)*
demineralised	деминерализированная
dense	плотная
eroded	разрушенная
fractured	сломанная
fragile	хрупкая, ломкая
fragmented	фрагментированная
intact	интактная, неповреждённая
long	длинная
malaligned	плохо сопоставимые *(об отломках)*
osteoporotic	остеопорозная
resilient	эластичная
shattered	разбитая
short	короткая, укороченная
united	сросшаяся; соединённая
<u>Descriptive Words for Limb Movements</u>	<u>Слова для описания движений конечностей</u>
athetoid	атетоидные, атетозные
awkward-looking	неуклюжие, неловкие
choreiform	хореоподобные
clumsy	неуклюжие, неловкие
co-ordinated	координированные
defective	нарушенные
flail-like	беспорядочные
fumbling	1. неуклюжие, неловкие 2. шарящие, ощупывающие
full	1. в полном объёме 2. энергичные
imprecise	неточные
involuntary	непроизвольные
jerky	судорожные
limited	ограниченные
painful	болезненные
painless	безболезненные
precise	точные
provoked	возбуждённые
puppet-like	«марионеточные»
purposeful	целеустремлённые
repetitive	повторяющиеся

restricted	ограниченные
rhythmical	ритмические
spasmodic	спазматические, судорожные
spontaneous	спонтанные
stereotype	стереотипные
stilted	неестественные
twisting	извивающиеся; скрученные
unco-ordinated	некоординированные
voluntary	произвольные
wild	буйные, бурные
writhing	мучительные; со сведёнными мышцами

<u>Descriptive Words for a Patient's Gait</u>	<u>Слова для описания походки больного</u>
abnormal	ненормальная, патологическая
antalgic	анталгическая
ataxic	атактическая; неустойчивая, шаткая
bizarre	эксцентричная
doddery	нетвёрдая, трясущаяся
festinant	семенящая
halting	неуверенная, с остановками
high-stepping	(походка) с высоко поднятыми ногами
lumbering	неуклюжая; тяжёлая
normal	нормальная
painful hopping	прыгающая болезненная
peg-leg	(походка) на «деревянных ногах»
ponderous	тяжеловесная
shaky	шаткая, неустойчивая
shambling	(походка) с волочащимися ногами
shuffling	шаркающая
slouching	неуклюжая
spastic scissor	гемиплегическая [косящая] походка, походка косаря
springy	упругая, пружинящая

stamping	притоптывающая, «топающая»
steady	устойчивая
stiff-legged	(походка) на негнущихся ногах
stooped	(походка) сгорбившись, ссутулившись
tottery	шаткая, неустойчивая, ковыляющая
ungainly	неуклюжая
unsteady	нетвёрдая
unsure	неуверенная
waddling	утиная, вперевалку
'wide-based'	«широкий шаг»

CASE 10: CHEST INJURY	**СЛУЧАЙ 10: ТРАВМА ГРУДНОЙ КЛЕТКИ**
Male: Age 25	**Мужчина 25 лет**
D: Hello Sir. I am Dr Walker. Please tell me what happened.	В. : Здравствуйте, сэр. Я доктор Уокер. Расскажите, что с Вами случилось.
P: I was driving home from work tonight when the car skidded on some ice and crashed into a lamp post.	Б. : Я ехал сегодня вечером домой с работы, когда машина заскользила по льду, и я врезался в фонарный столб.
D: How fast were you travelling?	В. : С какой скоростью Вы ехали?
P: About 50 miles per hour.	Б. : Примерно 50 миль в час.
D: Did you consume any alcohol before the accident?	В. : Вы пили что-нибудь перед поездкой?
P: No. I finished late at the office today.	Б. : Нет, я поздно закончил работу в офисе.
D: Were you wearing a seat belt?	В. : Вы были пристёгнуты ремнём безопасности?
P: Yes, but I was still thrown against the steering wheel.	Б. : Да, но я всё равно был слишком сильно придавлен к рулю.
D: Were you knocked out?	В. : Вы потеряли сознание?
P: No.	Б. : Нет.
D: Have you got pain anywhere?	В. : Вы чувствуете где-нибудь боль?
P: Yes, the left side of my chest hurts. It's a sharp pain and breathing in seems to make it worse.	Б. : Да, болит левая половина груди. Боль острая и усиливается при вдохе.
D: Do you feel short of breath?	В. : Чувствуете ли Вы одышку?
P: Yes, it is very difficult to talk to you.	Б. : Да, мне трудно говорить с Вами.
D: O. K. Stop talking now. Just relax and I will examine you.	В. : Хорошо, теперь помолчите, расслабьтесь, и я Вас обследую.

Physical Examination	Объективное обследование
General Assessment	Общее состояние
Dyspnoeic. Restless but fully conscious. Slightly cyanosed.	Одышка. Возбуждён, но в полном сознании. Слегка цианотичен.
No signs of external haemorrhage.	Признаков наружного кровотечения нет.
Cardiovascular System	Сердечно-сосудистая система
Pulse 100 beats/minute. Regular, good volume.	Пульс 100 ударов в минуту, ритмичный, хорошего наполнения.
Blood Pressure 110/70 mm Hg	Кровяное давление 110/70 мм рт. ст.
Heart sounds I + II + O	Тоны сердца ясные, шумов нет.
Respiratory System	Дыхательная система
Inspection	Обследование
Rapid shallow breathing	Дыхание учащённое, поверхностное
Respiratory rate 30/minute	Частота дыхания: 30 вдохов/выдохов в минуту.
Imprints caused by rim of steering wheel on left hemithorax.	Следы травмы краем руля на левой половине грудной клетки.
Palpation	Пальпация
Trachea deviated slightly to right side	Трахея слегка сдвинута вправо.
Diminished respiratory excursions on left side	Дыхательные движения левой половины грудной клетки снижены.
No paradoxical movement seen	Парадоксальной подвижности нет.

Tenderness over anterolateral aspect of left 3rd, 4th and 5th ribs with moderate overlying soft tissue swelling. Coarse Rales with characteristic grating sensation of surgical emphysema.

Болезненность в межрёберных промежутках между 3-им, 4-ым и 5-ым рёбрами слева с небольшой припухлостью окружающих мягких тканей.
Прослушивается резкая крепитация, характерная для послеоперационной эмфиземы.

Percussion

Hypertympanic note over entire L hemithorax

Normal resonance over R hemithorax

Перкуссия

Гипертимпанический звук над всей левой половиной грудной клетки.
Нормальный перкуторный звук над правой половиной грудной клетки.

Auscultation

Absent breath sounds over L hemithorax

Clicking sounds heard on inspiration
Grating crepitations heard over tender area

Аускультация

Дыхание над левой половиной грудной клетки отсутствует.
Выслушиваются щёлкающие звуки на вдохе.
Резкая крепитация над зоной болезненности.

Abdomen

Abdomen moves on respiration
No tenderness or guarding

Живот

Движения при дыхании сохранены.
Болезненности или напряжения мышц нет.

Impression

Blunt Trauma to Left Chest Wall with probable fractured 3rd, 4th, 5th left ribs and left pneumothorax.

Предварительный диагноз

Тупая травма левой половины грудной стенки с возможным переломом 3-го, 4-го и 5-го рёбер; левосторонний пневмоторакс.

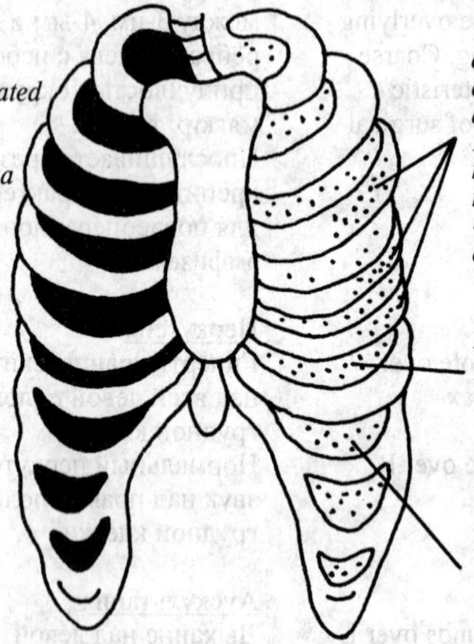

Plan	План
nil by mouth	ничего не принимать через рот
intravenous infusion	внутривенные инфузии
full blood count	полный анализ крови
urea and electrolytes	мочевина и электролиты
group and save	определить группу крови и резус-фактор и сохранить эти данные *(для возможного переливания крови)*
arterial blood gases	артериальные газы крови
electrocardiogram	ЭКГ
chest x-ray	рентгенограмма грудной клетки
- posteroanterior	- переднезадняя проекция
- oblique	- косая проекция

underwater seal chest drain if L pneumothorax on chest x-ray	подводный дренаж грудной полости слева при рентгенологическом подтверждении пневмоторакса
Refer to Cardiothoracic Surgeons	Направление к кардиоторакальному хирургу

<u>Vocabulary</u> — <u>Словарь</u>

'hit and run driver'	водитель, совершивший наезд и скрывшийся с места происшествия
bystanders	свидетели (происшествия)
high-velocity road traffic accident	серьёзное дорожно-транспортное происшествие
shattered windscreen	разбитое вдребезги ветровое стекло
car dashboard	приборная доска автомобиля
rear seat passenger	пассажир, сидящий на заднем сиденье
pillion passenger	пассажир, едущий на заднем сиденье мотоцикла
crash helmet	защитный шлем
breathalyser	индикаторная [алкогольно-респираторная] трубка *(для определения алкоголя в выдыхаемом воздухе)*
triage	сортировка раненых
stretcher case	носилочный больной
tyre tread marks	следы протекторов шин
indrawing of costal margin	втяжение рёберного края
open 'sucking' chest wound	открытый пневмоторакс
flail segment	патологически подвижный сегмент
paradoxical respiration	парадоксальное дыхание
hypoxia	гипоксия
traumatic asphyxia	травматическая асфиксия
haemodynamic instability	гемодинамическая нестабильность
multiple rib fractures	множественные переломы рёбер

fractured costochondral junction	перелом рёберно-хрящевых соединений
internal injuries	внутренние повреждения
haemothorax	гемоторакс
tension pneumothorax	напряжённый пневмоторакс
pulmonary contusion	контузия лёгкого
ruptured diaphragm	разрыв диафрагмы
ruptured bronchus	разрыв бронха
ruptured aorta	разрыв аорты
cardiac contusion	закрытая травма сердца
cardiac tamponade	тампонада сердца
gastric dilatation	расширение желудка
tracheal toilet	туалет трахеи
intermittent positive pressure ventilation	искусственная вентиляция лёгких под переменным давлением

Descriptive Words for the Airway	Слова для описания дыхательных путей
adequate	свободны, проходимы
blocked	заблокированы
clear	чистые
compromised	изменены
inadequate	несвободны, частично непроходимы
occluded	закупорены
oedematous	отёчны
patent	свободны, проходимы
plugged with mucus	закупорены слизью
safe	сохранены

Descriptive Words for the Tracheal Position	Слова для описания положения трахеи
central	центральное
deviated to the left	смещена влево
shifted to the right	смещена вправо

Descriptive Words for a Percussion Note	Слова для описания перкуторного звука
tympanitic	тимпанический
hyperresonant	гиперрезонантный
resonant	резонантный

impaired	ослабленный
dull	тупой
stony dull	каменистой тупости

Descriptive Words for Breath Sounds/Breathing	Слова для описания дыхательных шумов/дыхания
'amphoric'	«амфорическое»
bronchial	бронхиальное
deep	глубокое
shallow	поверхностное
quiet	спокойное
noisy	шумное
rhythmic	ритмичное
laboured	затруднённое
stertorous	стерторозное
forced	принудительное, форсированное

Descriptive Words for Crepitations	Слова для описания крепитаций
coarse	грубые
fine	нежные
localised	локализованные
scattered	рассеянные
widespread	распространённые
sparse	редкие
dense	частые, густые

Descriptive Words for Rhonchi	Слова для описания хрипов
high-pitched	высокого тона
low-pitched	низкого тона
monophonic	монофонические
polyphonic	полифонические

CASE 11 : PARANOID PSYCHOSIS

Male: Age 50

History

D: Hello, I am Dr Anderson. What can I do for you?

P: Nothing, thank you very much. It's not me who needs help. It's those youngsters out there.

D: Why did the Police bring you here?

P: They seized me outside the casino. Their behaviour was quite outrageous.

D: But the Police said that you were throwing stones through the windows.

P: I wasn't aiming at the windows. I was destroying the gambling machines.

D: Why do you want to destroy them?

P: Because the youngsters must be saved from the sin of gambling. God told me to leave no stone unturned and so I threw all the stones I could find.

D: But you might have hurt someone.

P: Nonsense! I am one of God's disciples on Earth and it is my duty to save the young people from the evils of drink, drugs, sex and gambling.

СЛУЧАЙ 11: ПАРАНОИДНЫЙ ПСИХОЗ

Мужчина 50 лет

Анамнез

В. : Добрый день. Я доктор Андерсон. Чем могу Вам помочь?

Б. : Ничем, спасибо. Я не нуждаюсь в помощи. Помогите лучше тем молодым людям на улице.

В. : Почему Вас доставила сюда полиция?

Б. : Они схватили меня возле казино. Их поведение совершенно незаконно и вопиюще.

В. : Но полицейский сказал, что Вы швыряли камни в окна.

Б. : Я не собирался бить окна. Я разрушал их игральные автоматы.

В. : Почему Вы хотели их сломать?

Б. : Потому что молодёжь должна быть ограждена от греха азартных игр. Бог велел мне сровнять их с землёй, и я бросал все камни, которые мог найти.

В. : Но Вы могли кого-нибудь поранить.

Б. : Ерунда! Я один из апостолов Бога на Земле, и мой долг спасти молодых людей от пороков: пьянства, наркотиков, секса и азартных игр.

D: How do you know that it is your duty?
P: Because God has told me. I hear his voice loud and clear.

В. : Откуда Вы знаете, что это Ваш долг?
Б. : Бог сказал мне. Я слышал его голос громко и отчётливо.

D: O. K. You certainly seem concerned about the dangers facing young people today but you must try not to let the problem upset you.

В. : Хорошо. Вы, конечно, обеспокоены такой опасностью, стоящей перед молодёжью сегодня, но эта проблема не должна Вас так расстраивать.

P: I am not upset. People don't realise how serious the situation is. They don't know that the corruption of our young people is part of a grand communist plot. And when our youngsters are ruined the Reds will control us forever.

Б. : Я не расстраиваюсь. Люди не понимают всей серьёзности положения. Они не знают, что разложение молодёжи есть часть огромного коммунистического заговора. И когда наша молодёжь будет развращена, красные смогут контролировать нас.

D: You certainly have some interesting ideas. There is another doctor in the hospital who would be particularly interested to hear your ideas. Please wait a minute and I will ask him to speak to you.

В. : У Вас, конечно, есть интересные идеи. Здесь в больнице есть другой врач, который ими заинтересуется и выслушает Вас. Пожалуйста, подождите минуту, и я приглашу его поговорить с Вами.

Mental State Examination

Исследование психического состояния

Appearance and Behaviour- rather unkempt, fatigued, restless, distractible.

Внешний вид и поведение- довольно неопрятен, изнурён, возбуждён, встревожен

Talk - rapid, copious and rambling.

Разговор - быстрый, многословный и бессвязный

Mood - Appears elated but agitated.	**Настроение** приподнятое, но излишне возбуждённое
Thought - (a) Flow - demonstrates pressure of thought. (b) Form - exhibits thought disorder with evidence of concrete thinking. (c) Content - delusional with grandiose, religious and persecutory themes. ? delusions secondary to auditory hallucinations.	**Мышление** а) Течение мыслей - преобладание навязчивой идеи. б) Форма - нарушение мышления с проявлением конкретного мышления. в) Содержание - мании величия, преследования и религиозный бред. Бред возникает после слуховых галлюцинаций(?)
Perception - Experiencing command, second person auditory hallucinations.	**Перцепция (восприятие)** Получает команды от другого лица, страдает слуховыми галлюцинациями.
Cognitive Function - Orientated in time and space. Attention span limited.	**Познавательная функция** Ориентирован во времени и пространстве. Объём внимания ограничен.
Insight - No insight into nature of condition.	**Самооценка** Не может оценить своё состояние.
<u>Impression</u> Paranoid psychosis ? manic-depressive psychosis ? paranoid schizophrenia ? toxic confusional state ?? drug-induced psychosis	<u>Предварительный диагноз</u> Параноидный психоз маниакально-депрессивный психоз(?) параноидная шизофрения(?) психоз, вызванный отравлением(?) наркотический или лекарственный психоз(??)

Plan	План
Refer to psychiatrists.	Направление к психиатру

Vocabulary	Словарь
informal admission	неофициальное признание
compulsory admission	принудительное признание
flight of ideas	скачка идей
neologism	неологизм
derailment of the train of thought	расстройство мыслей
verbigeration (word salad)	вербигерация («словесная окрошка»)
clang associations	ассоциация слов по звуковому сходству
assonance	1. созвучие 2. неполное, приблизительное соответствие
punning	каламбур
poverty of speech content	бедность речевого содержания
incongruity of affect	несоответствие эмоциональной реакции
blunted affect	притупленная эмоциональная реакция
perplexity	растерянность, замешательство
delusional system	систематизированный бред
Schneider's first rank symptoms of schizophrenia	первичные симптомы Шнейдера при шизофрении
to act on a persecutory delusion	влиять на бред преследования
to abscond from a psychiatric unit	скрываться от врачей психиатрической больницы
to barricade oneself in a house	забаррикадироваться в доме
clouding of consciousness	помутнение сознания
psychedelic drug	наркотический препарат
flashback	«стоп-кадр» *(непроизвольное повторение галлюцинаторных переживаний, искажение восприятия)*

akathisia	акатизия, неусидчивость
tardive dyskinesia	поздняя дискинезия
temper tantrum	вспышка раздражения, злости
shopping spree	страсть к покупкам
malingerer	симулянт
intelligence quotient	коэффициент умственного развития (IQ)
A paranoid patient may believe that someone is trying to. . .	Параноик может вообразить, что кто-то пытается. . .
(the equivalent colloquial expressions have been placed within brackets).	*(эквивалентные разговорные выражения даны в скобках)*
abduct her children	похитить её детей
accuse him of tax-evasion (accuse him of tax-dodging)	обвинить его в уклонении от уплаты налогов
act as a decoy	заманить его в ловушку
add alcohol to her drinks (spike her drinks)	добавить ей в питьё алкоголь
ambush him	напасть на него из засады
antagonise him	противодействовать ему
attack her (get at her)	напасть на неё
belittle his achievements at work	преуменьшить его успехи на работе
betray her	соблазнить её
bewitch her using a ouija board	околдовать её с помощью магических сил
blackmail him	шантажировать его
blame him for the difficulties of the company	обвинить его в трудностях, возникших в компании
brainwash her	«промывать ей мозги»
brand her a prostitute	заклеймить её как проститутку
break into her flat	вломиться в её квартиру
burgle his house	обворовать его дом
cast a wicked spell on her	навести на неё порчу
castigate him for old misdemeanours	наказывать его за прошлые проступки
cause strife within her family	вызвать ссору в её семье
chastise her for past sins	наказывать её за прошлые грехи

cheat her out of her inheritance	надуть её в отношении наследства
collude with the Mafia to extort money from him	тайно сговориться с мафией, чтобы отнять у него деньги
command her to do things using signals from a radio transmitter	приказывать ей выполнять определённые действия по сигналам из радиоприёмника
concoct a false charge against him whilst being in league with the police (frame him)	сфабриковать против него ложные обвинения, находясь в сговоре с полицией
condemn him as a paedophile	обвинить его в педофилии
conduct a dirty tricks campaign against his business	вести грязную кампанию против его бизнеса
conspire with the local authorities to evict her from the house	сговориться с местными властями, чтобы выгнать её из дома
contaminate his water supply	отравить воду в его водопроводе
control his thoughts with a transmitter implanted in his head	контролировать его мысли с помощью датчика, имплантированного в его голову
creep up on her when she is in bed	заползти на неё в постели
damage his standing in the community	разрушить его положение в обществе
deceive her	обмануть её
defame his character	опорочить его репутацию
defraud him of some of his salary	выманить у него часть зарплаты
demolish his home	разрушить его дом
denigrate his reputation	запятнать его репутацию
deride her activities at the Women's Institute	высмеять её активность в женских организациях
desecrate her father's grave	осквернить могилу его отца
devise a scheme to cause his dismissal from work (devise a scheme to get him the sack)	подстроить его увольнение с работы

discredit him publicly (smear him)	публично дискредитировать его (запятнать его)
discriminate against him on the grounds of race	дискриминировать его по расовому признаку
discuss her disparagingly (slag her off)	обсуждать её с пренебрежением
disturb him by reving up a car engine outside his house	беспокоить его, заводя автомобиль около дома
drive her mad	свести её с ума
drug and gas him	отравить его наркотиками и газом
eavesdrop on her conversations	подслушивать её разговоры
embezzle money from him	присвоить его деньги
entice her to break the law	вынудить её нарушить закон
exhume her mother's dead body	эксгумировать тело её матери
exploit him	эксплуатировать его
extract secret information from his mind	извлечь из его головы секретную информацию
flash lights at him	ослепить его вспышками света
follow her movements closely	точно следовать его движениям
force him to leave his house	заставить его покинуть свой дом
forge her signature on various documents	подделать её подпись на различных документах
frighten her	напугать её
gang up on him with his old enemies	напасть на него вместе с его старыми врагами
give her AIDS	заразить её СПИДом
goad him into retaliation	разжигать в нём чувство мести
gossip maliciously about her	злобно сплетничать о ней
grope her	объединяться против неё
harass her	не давать ей покоя
harm her with laser beams	вредить ей с помощью лазерных лучей
have an affair with her husband	заводить интрижку с её мужем

hide in the bushes at the back of her house	прятаться в кустах позади её дома
hinder her efforts to meet a famous actor	помешать ей встретиться с известным актёром
hire a private detective to investigate his activities	нанять частного детектива для расследования его деятельности
hound him out of his job	травить его на работе
humiliate her at the local bridge club	унижать её в местном бридж-клубе
impersonate him	выдавать себя за него
impregnate her	оплодотворить её
imprison her	заключить её в тюрьму
indecently expose himself (flash)	выставить его в плохом свете
infiltrate his organisation	проникнуть в его организацию
inflict suffering on her	навлечь на неё страдания
influence him with radio waves	воздействовать на него радиоволнами
inject lethal chemicals into him	впрыскивать ему смертельные дозы лекарств
insinuate that she is scrounging from the state	намекать, что она выклянчивает пособие от государства
install a hidden microphone in his house (bug his house)	установить в его доме скрытый микрофон (установить «жучок»)
intercept her mail	перехватывать её почту
interfere with his thoughts using x-rays	вмешиваться в его мысли с помощью рентгеновских лучей
intimidate her	запугивать её
intrude on her privacy	вторгаться в её частную жизнь
invoke malevolent spirits	вызывать злых духов
irradiate his house, giving him radiation sickness	облучать его дом, чтобы вызвать у него лучевую болезнь
irritate her with a succession of innuendoes	раздражать её косвенными намёками
jeer at him	насмехаться над ним

join forces with hostile aliens from another planet	объединяться с враждебными силами с другой планеты
keep her under surveillance	держать её под наблюдением
kidnap her children	похитить её детей
kill her pets	убить её любимых домашних животных
lace her food with poison	добавить яд ей в пищу
lead him into making a serious mistake (set him up)	заставить его совершить серьёзную ошибку
leer at her	злобно смотреть на неё
lock her up in an asylum forever	запереть её навсегда в психиатрической больнице
loiter outside her gate	слоняться без дела вокруг её ворот
lure her into a forest	завлечь её в лес
lurk in an alley-way by the side of her bungalow	подстеречь её на дорожке возле её бунгало
lust after her body	испытывать вожделение к её телу
make a fool of him	одурачить его
make deprecatory remarks about her	делать неодобрительные замечания на её счёт
meddle in his love affair	вмешиваться в его любовные дела
mesmerize her with telepathy	влиять на неё путём телепатии
mislead her	вводить её в заблуждение
mock his whole family	насмехаться над всей его семьёй
molest his daughter	приставать к его дочери
observe him with concealed cameras	вести наблюдение за ним скрытой камерой
obstruct his attempts to get compensation for an occupational injury	препятствовать его попыткам получить компенсацию за производственную травму
ogle at her	строить ей глазки
ostracise her	подвергать её остракизму
outmanoeuvre him in his financial dealings	перехитрить его в финансовых сделках

overlook him in his quest for promotion	игнорировать его продвижение по службе
patronise her	покровительствовать ей
peddle drugs on his street	торговать наркотиками на его улице
perpetrate an offence against her	оскорблять её
persecute him for crimes he did not commit	преследовать его за преступления, которых он не совершал
pester him	надоедать ему
pillory him	выставлять его на посмешище
play tricks on her	обмануть её, сыграть с ней шутку
plot against him at work	организовать заговор против него на службе
pose as her husband	прикинуться её мужем
program other people to watch him using coded messages from a computer	программировать других людей с помощью закодированных сигналов компьютера следить за ним
prosecute him for non-payment of a fine	преследовать его в судебном порядке за неуплату штрафа
provoke him	провоцировать его
prowl in the hospital grounds	прокрадываться (к нему) в больницу
pry into her private life	совать нос в её личную жизнь
pursue and punish her for having an abortion	преследовать и наказывать её за аборт
put a slur on his reputation	порочить его репутацию
put bleach in her tea	вливать хлорную известь в её чай
ransack her flat	обыскать её квартиру
rape his wife	изнасиловать его жену
read her mind	читать её мысли
record his conversations with a tape-recorder	записывать его разговоры на плёнку
refuse to associate with her (send her to Coventry)	отказаться от общения с ней

reject his offer of friendship	отказаться от дружбы с ним
report her to the Department of Social Security	сообщить о ней в Министерство общественной безопасности
revile him in the local pub	ругать его в местном пабе
ridicule him behind his back	высмеивать его за глаза
rob him of his valuables	украсть его ценности
ruin his career	разрушить его карьеру
sabotage his holiday plans	сорвать его планы на отдых
scoff at his attempts to find a job	насмехаться над его усилиями найти работу
seduce her common law husband	соблазнить её законного мужа
set a trap for him	подстроить ему ловушку
slight her	игнорировать её
sneak about his house looking for incriminating material (snoop on him)	тайком обыскивать его дом в поисках компрометирующих материалов
sneer at her	глумиться над ней
sodomise him (bugger him)	содомировать его (заниматься мужеложством)
spoil his garden	испортить его сад
spread scandalous rumours about her	распространять о ней скандальные слухи
spy on him for the intelligence services	шпионить за ним, работая на разведку
stalk her in the street	преследовать её на улице
steal his life savings	украсть все его сбережения
stigmatize her	заклеймить её позором
subject her to a terrible ordeal	подвергать её тяжёлым испытаниям
sully his reputation	запятнать его репутацию
summon up the Devil to possess her soul	призывать дьявола похитить её душу
swindle him out of a large sum of money (con him out of a large sum of money)	выманить у него большую сумму денег (надуть его на большую сумму)
take advantage of her good nature	воспользоваться его хорошим характером
take him to court	отдать его под суд

talk about her in a derogatory way	говорить о ней унизительно
tamper with the brakes of his car	испортить тормоза в его автомобиле
tap her phone	прослушивать её телефон
taunt him about his homosexuality	насмехаться над его склонностью к гомосексуализму
tease him about his small stature	издеваться над его маленьким ростом
tell her lies	обмануть её
tell tales about him to the police (grass on him)	оговорить его в полиции
tempt her into being unfaithful to her husband	искушать её изменой мужу
terrorise her	терроризировать её
torment him by constantly reminding him of his infidelity	мучить его постоянными напоминаниями о его неверности
torture him	пытать его
treat her with contempt	обращаться с ней с презрением
turn the neighbours against her	настраивать соседей против неё
undermine his authority at work	подрывать его авторитет на службе
upset her with gibes about her religion	расстраивать её насмешками над её религиозными убеждениями
use Black Magic to put a curse on her	воспользоваться чёрной магией, чтобы навести на неё порчу
utter slander about him	распускать сплетни вокруг него
vandalise his property	уничтожить его собственность
victimise her	подвергнуть её преследованию
wage a vendetta against his family	объявить кровную месть его семье
wake her up by banging on the wall next-door	будить её стуком в стену

wish her evil	желать ей зла
wreck his marriage	разрушить его брак
<u>During a psychiatric consultation a patient may.. .</u>	<u>Во время консультации с психиатром пациент может...</u>
assume a statuesque posture	принимать позу статуи
avoid eye contact	избегать взгляда врача
be in the throes of a depressive illness	быть в состоянии депрессии
blether at great length	нести вздор
blubber	громко рыдать
bow his head	склонить голову
brace her fingers together	сплетать пальцы рук
brandish his walking stick	размахивать своей тростью
bristle with aggression	быть агрессивным
burst into tears	заливаться слезами
bury his face in a pillow	зарываться лицом в подушку
chain-smoke	курить одну сигарету за другой
clutch at his head and tear his hair out	хвататься за голову и рвать на себе волосы
communicate a sense of distress	находиться в расстроенных чувствах
confabulate	дружески беседовать
crave for an alcoholic drink	просить выпить
dart sideways glances at his family	искоса поглядывать на своих родственников
display signs of delirium tremens	проявлять признаки белой горячки
dither	находиться в крайнем возбуждении
drivel	бессмысленно болтать, нести околесицу
engage in attention-seeking behaviour	привлекать внимание своим поведением
excrete wilfully on the floor	преднамеренно испражняться на пол
exhibit a marked degree of thought disorder	проявлять явные признаки умственного расстройства

express her old rigmarole about how the doctors and nurses have persecuted her	заводить свою старую песню о том, как врачи и медсёстры преследуют её
fiddle with objects on the doctor's desk	теребить предметы на столе врача
flounce out of the consultation room	рваться из кабинета
gabble	невнятно бормотать
gaze into open space	уставиться в пространство
gesticulate wildly	неистово жестикулировать
gibber	бормотать
giggle inappropriately	неадекватно хихикать
glare menacingly	бросать угрожающие взгляды
guess his date of birth	гадать о дате своего рождения
gulp air during a panic attack	задыхаться во время приступа паники
have a puzzled look on his face	иметь смущённое *или* озадаченное выражение лица
ignore the doctor's questions	игнорировать вопросы врача
intertwine her fingers continually	постоянно переплетать пальцы рук
jabber at a chair	тараторить, говорить быстро и невнятно
knead the cloth of her skirt	мять ткань своей юбки
lack repose	быть в напряжении
lash out angrily	внезапно рассердиться, разразиться бранью
laugh explosively	взрываться смехом
maintain a smiling exterior despite being depressed	сохранять улыбку несмотря на депрессию
make a fist	сжать кулак
make a joke of everything said	превращать в шутку всё сказанное
masquerade as someone suffering from psychotic symptoms	симулировать психическое расстройство
masturbate under the bedclothes	мастурбировать под простынёй

mumble	бормотать
mutter to himself	разговаривать невнятно сам с собой
overbreathe	дышать с усилием
pace up and down the room	мерить шагами комнату
perseverate	проявлять упорство
pluck repetitively at her clothing	постоянно теребить свою одежду
posture strangely	принимать странные позы
radiate an infectious good humour	излучать хорошее настроение
rant and rave at the doctor	напыщенно и бессвязно говорить с врачом
remain speechless, but nod or shake his head in response to some questions	оставаться безмолвным, но кивать или качать головой в ответ на некоторые вопросы
repeat a phrase many times	повторять одну и ту же фразу несколько раз
resist attempts to move his arms	сопротивляться попыткам убрать (от лица) руки
respond monosyllabically to the questions	отвечать односложно на вопросы
run amok through the ward	возбуждённо бегать по палате
shift around continually in his chair	постоянно вертеться на своём стуле
sigh frequently	часто вздыхать
simulate total loss of memory	симулировать полную потерю памяти
slide her wedding ring on and off her finger whilst talking about her marital problems	снимать и надевать обручальное кольцо во время обсуждения своих брачных проблем
smile incongruously	улыбаться не к месту
snarl at the nursing staff	ругаться с медицинским персоналом
snigger	хихикать, посмеиваться
snivel	1. хныкать, ныть 2. всхлипывать
sob	рыдать
stare blankly	смотреть тупо, безучастно

stare fixedly in one direction	пристально смотреть в одну точку
stifle her sobbing	задыхаться от рыданий
strain to hear what the doctor is saying	напряжённо вслушиваться в то, что говорит врач
strip off without warning	раздеваться без предупреждения
tag onto anyone near him	следовать по пятам за любым человеком поблизости
talk past the point	говорить не по теме
thump the desk with his fist	колотить по столу кулаком
use wide expansive gestures	экспансивно жестикулировать
utter meaningless noises	издавать бессвязные звуки
wail throughout the interview	вопить, причитать во время беседы
walk on the spot	шагать на месте
wander aimlessly about the ward	бесцельно бродить по палате
weep readily	легко разрыдаться
whisper to herself as though she was hearing voices	шептать самой себе, как будто бы она слышит голоса
withdraw into himself	замыкаться в себя
wring her hands continually	постоянно заламывать руки

<u>Descriptive Words for a Patient's Manner</u>	<u>Слова для описания манер, обращения больного</u>
abrasive	устойчивое, «отшлифованное»
abrupt	грубое, «крутое»
accommodating	уступчивое; услужливое
affected	притворное
aloof	отчуждённое, равнодушное
authoritative	властное, авторитарное
bland	вежливое, ласковое
blithe	беспечное
blunt	резкое, прямое
brusque	грубое, бесцеремонное

bumptious	самоуверенное
casual	небрежное; легкомысленное
charming	обаятельное
civil	вежливое, корректное
closed	замкнутое
cold	холодное, равнодушное
composed	сдержанное, спокойное
condescending	снисходительное
constrained	напряжённое, неестественное
courteous	вежливое, учтивое
cultured	культурное
deferential	почтительное
demure	серьёзное; скромное, сдержанное
detached	независимое
diffident	робкое, неуверенное в себе
dignified	достойное
effeminate	женственное, изнеженное
facetious	шутливое, весёлое
forceful	сильное, убедительное
formal	формальное; официальное
forthright	откровенное
forward	1. решительное 2. нахальное, дерзкое
genial	сердечное, радушное
gentle	мягкое, спокойное
guarded	бдительное, настороженное
harsh	резкое, жёсткое
haughty	высокомерное, надменное
hesitant	нерешительное
imposing	внушительное, производящее сильное впечатление
insipid	вялое, безжизненное
irritating	раздражительное
jocular	весёлое, шутливое
lofty	высокомерное, надменное
obliging	любезное, услужливое
oblique	странное, отклоняющееся от нормы
open	открытое

oppressive	1. тягостное; суровое 2. жестокое, деспотичное
over-effusive	несдержанное, чрезмерно экспансивное
pleasant	приятное
poised	уравновешенное
polite	вежливое
pompous	напыщенное
prim	1. чопорное, официальное 2. строгое, правильное
quaint	странное, эксцентричное
refined	изысканное, утончённое
relaxed	расслабленное
reserved	сдержанное
rough	грубое
rude	грубое, невоспитанное
rustic	невоспитанное, неотёсанное
shifty	хитрое, нечестное
slovenly	нечистоплотное, небрежное
suave	учтивое, обходительное
supercilious	высокомерное, презрительное
tense	возбуждённое; напряжённое
tentative	непонятное
unassuming	непритязательное, скромное
uncouth	грубое, странное
urbane	вежливое, изысканное
warm	сердечное, тёплое
winsome	обаятельное, привлекательное

<u>Descriptive Words for a Patient's Behaviour</u>	<u>Слова для описания поведения больного</u>
aberrant	отклоняющееся от нормы
absurd	нелепое, глупое
abusive	оскорбительное
active	активное, энергичное
aggressive	злобное, агрессивное
aimless	бесцельное
alcoholic	пьяное

amenable	сговорчивое, послушное
amorous	влюбчивое, любвеобильное
antagonistic	враждебное, противодействующее
antisocial	1. антиобщественное 2. необщительное, замкнутое
assaultive	оскорбительное
assertive	напористое, самоуверенное
avolitional	безвольное
belligerent	воинственное, агрессивное
bisexual	бисексуальное
boorish	невоспитанное, грубое
brutal	грубое, жестокое
buffoonish	шутовское
capricious	капризное, своенравное
careful	внимательное, заботливое
careless	беззаботное, беспечное, легкомысленное
catatonic	кататоническое, ступорозное
cautious	осторожное, осмотрительное
chaotic	хаотическое, беспорядочное
chaste	1. целомудренное 2. простое, скромное
childish	детское, ребяческое
civilised	культурное, цивилизованное
combative	воинственное, драчливое
communicative	общительное
compulsive	обязательное
contumacious	упрямое, непослушное
conventional	1. приличное, вежливое 2. общепринятое
cowardly	трусливое
cranky	капризное; эксцентричное
crazy	безумное
creative	созидательное
deceitful	обманчивое, лживое
deeply ingrained	с закоренелыми привычками
dependent	зависимое
depraved	безнравственное

destructive	разрушительное; пагубное
devious	хитрое, неискреннее
discreet	осторожное; осмотрительное
disharmonious	несоответствующее
dishonest	нечестное
disinhibited	расторможенное
disorderly	беспокойное, необузданное
domineering	властное, деспотическое
drunken	пьяное
earnest	1. серьёзное 2. искреннее
eccentric	странное, эксцентричное
egotistical	самовлюблённое, эгоистичное
enigmatical	загадочное
enthusiastic	восторженное
erratic	неуверенное, неустойчивое
evasive	уклончивое
exhibitionistic	показное; эксгибиционистское
extravagant	нелепое, экстравагантное
exuberant	многословное
facetious	шутливое, весёлое
faithful	преданное
fanatical	фанатичное
fatuous	глупое, бессмысленное
feckless	1. беспомощное 2. нерадивое
fetishistic	фетишистское
flamboyant	вычурное
flirtatious	кокетливое
foolish	глупое, безрассудное
frenetic	безумное
frenzied	бешеное
friendly	дружеское, благосклонное
frigid	равнодушное, холодное
frivolous	легкомысленное
garrulous	болтливое, говорливое
greedy	скупое, жадное
hard-working	работоспособное
hedonistic	жизнелюбивое
heterosexual	гетеросексуальное

histrionic	неестественное, лицемерное
homosexual	гомосексуальное
honest	правдивое, честное
honourable	благородное
hospitalised	требующее госпитализации
hostile	враждебное
hurtful	вредное
idle	бездеятельное
idiosyncratic	идиосинкразическое
idiotic	идиотское
ill-judged	неблагоразумное, неосмотрительное
immodest	нескромное
immoral	аморальное
impetuous	необдуманное, порывистое
importunate	назойливое, настойчивое
improper	неподобающее
impulsive	порывистое, импульсивное
inane	бессмысленное; глупое
inconsequential	нелогичное
inconsiderate	невнимательное (к другим)
inconsistent	неустойчивое, противоречивое
indecent	неприличное
indiscreet	неблагоразумное; неосмотрительное
industrious	прилежное, трудолюбивое
ineffectual	безрезультатное
inflexible	негибкое, прямолинейное
inhibited	заторможенное
institutionalised	заданное, установленное
insular	замкнутое, сдержанное
intrusive	навязчивое, назойливое
irresponsible	безответственное
isolative	уединённое
kinky	со странностями
lackadaisical	1. жеманное 2. вялое; равнодушное
languid	вялое; безжизненное
lecherous	распутное
lethargic	вялое; сонное; апатичное
loquacious	болтливое

ludicrous	нелепое, смешное
maladaptive	плохо адаптирующееся
manipulative	нечестное
masochistic	мазохистское
materialistic	материалистическое
maternal	материнское
meddlesome	надоедливое, докучное
menacing	угрожающее
meticulous	педантичное; дотошное
moralistic	нравоучительное, моралистическое
negativistic	склонное к отрицанию, нигилизму
obscene	непристойное, неприличное
obsequious	заискивающее
odd	странное, необычное
offensive	оскорбительное
officious	навязчивое, назойливое
opportunistic	оппортунистическое, противостоящее
oppositional	противодействующее
outgoing	«выводящее из себя»
outrageous	1. оскорбительное, возмутительное 2. жестокое, неистовое
outspoken	прямое, откровенное
over-active	сверхактивное, чрезмерно активное
over-organised	«заорганизованное»
passive	пассивное, инертное
paternal	отеческое
pathetic	трогательное, жалостное
peculiar	1. своеобразное, необычное 2. эксцентричное, странное
pedantic	педантичное
perfectionist	взыскательное; достойное
petty	мелочное
plausible	внушающее доверие
pointless	бессмысленное, бесцельное
practical	практичное
premeditated	умышленное, преднамеренное

promiscuous	беспорядочное
provocative	вызывающее
prudent	1. (благо)разумное, рассудительное 2. осторожное, предусмотрительное
prudish	1. стыдливое, жеманное 2. ханжеское
puerile	ребяческое
punctilious	педантичное; скрупулёзное
purposeful	1. целеустремлённое 2. умышленное, преднамеренное
querulous	брюзгливое, недовольное
rash	поспешное, опрометчивое
reasonable	(благо)разумное, рассудительное
reckless	безрассудное, опрометчивое
reclusive	затворническое, склонное к уединению
regressive	регрессивное
reprehensible	предосудительное
reticent	сдержанное
rigid	строгое, непреклонное
ritualistic	ритуалистическое
sadistic	садистское
scheming	интригующее, замышляющее недоброе
seductive	обольстительное
selfish	эгоистичное, себялюбивое
selfless	бескорыстное
self-caring	самовлюблённое
self-destructive	самоубийственное
self-indulgent	потворствующее, потакающее
self-injuring	саморазрушительное
self-mutilating	склонное к членовредительству
self-neglectful	бескорыстное
self-reliant	полагающееся только на себя; уверенное в себе

servile	подобострастное, раболепное
severe	строгое, суровое
sexy	сексофильное, чрезмерно сексуальное
sexually deviant	с сексуальными отклонениями
sexually inappropriate	сексуально неадекватное
sexually perverted	сексуально извращённое
sexually unresponsive	сексуально инертное
shocking	шокирующее, возмутительное
socially inept	недееспособное
spendthrift	расточительное
strange	странное
stuporous	ступорозное
submissive	послушное, смиренное
symbolic	«символическое»
tactless	бестактное
theatrical	неестественное, напыщенное
threatening	угрожающее
thrifty	бережливое, экономное
torpid	вялое, апатичное
transsexual	транссексуальное
truculent	свирепое, жестокое
uncharacteristic	нетипичное, нехарактерное
uncommunicative	необщительное
uncontrollable	неконтролируемое, неуправляемое
unconventional	вольное, развязное
unfaithful	вероломное
unpredictable	непредсказуемое
unusual	необычное
verbose	многословное
vicious	порочное, ошибочное
vindictive	мстительное
violent	буйное; несдержанное; вспыльчивое
vulgar	грубое, вульгарное
whimsical	капризное, причудливое
zealous	усердное

Descriptive Words for the Voice	Слова для описания голоса
aphonic	афонический, пониженной звучности
breathy	с придыханием
creaky	скрипучий
croaky	каркающий
deep	низкий; глубокий
diplophonic	с двойным звучанием
dulcet	приятный
dysphonic	дисфонический, с нарушением голосообразования
grating	скрипучий
gravely	мрачный, печальный
gruff	грубый
grunting	ворчащий
guttural	гортанный
harsh	резкий, неприятный
hoarse	хриплый
husky	сиплый, охрипший
inaudible	невнятный
muffled	приглушённый
quavering	дрожащий
quivering	дрожащий, трепещущий
raspy	дребезжащий
raucous	хриплый
rough-sounding	грубый
shrill	пронзительный
soft	тихий
squeaky	писклявый
steady	ровный, устойчивый
strangled	сдавленный
strident	резкий, скрипучий
strained	напряжённый, неестественный
tinny	резкий, звенящий
tremulous	дрожащий
warbling	щебечущий
well-modulated	хорошо модулированный.
whispered	шепчущий

Descriptive Words for Speech	Слова для описания речи
adenoidal	«аденоидная», гнусавая
anecdotal	анекдотичная, изобилующая шутками
articulate	членораздельная
bradylalic	замедленная; скандированная
circumlocutory	1. многословная 2. уклончивая
circumstantial	подробная, обстоятельная
clear	внятная; чёткая
coherent	1. связная 2. понятная; разборчивая
copious	многословная
desultory	бессвязная, беспорядочная
digressive	отвлекающаяся (от темы)
disconnected	отрывистая
discursive	сбивчивая; непоследовательная
disjointed	бессвязная
distractible	рассеянная; сбивчивая
dysfluent	1. дезинтегрированная 2. замедленная
echolalic	эхолалическая
eloquent	яркая, выразительная
excessive	излишняя, чрезмерная
expatiating	длинная и скучная, пространная
expressionless	невыразительная
faulty	неправильная, испорченная
fluent	1. плавная 2. быстрая
fragmented	обрывочная
garbled	искажённая; спутанная
glib	бойкая
grammatically poor	грамматически обеднённая
halting	спотыкающаяся; речь с заминками и паузами
hesitant	заикающаяся, запинающаяся
hurried	торопливая
hypernasal	гиперназальная *(при нёбноглоточных нарушениях)*

hyponasal	«в нос» *(как при простуде)*
impoverished	обеднённая, скудная
inarticulate	нечленораздельная, невнятная
incoherent	1. бессвязная 2. непоследовательная
indistinct	неясная, невнятная
intelligible	понятная, вразумительная
irrelevant	неуместная
laconic	лаконичная
long-winded	1. скучная, тягучая 2. многословная
measured	сдержанная, неторопливая
monotonous	монотонная
mumbled	невнятная, бормочущая
nonsensical	бессмысленная
over-inclusive	перенасыщенная
palilalic	палилалическая *(с непроизвольными повторениями слов и фраз)*
pedantic	педантичная
pressurized	напористая
prosy	скучная, утомительная
punctuated by pauses	прерываемая паузами
rambling	бессвязная
rapid	быстрая
relevant	уместная; логичная
retarded	замедленная
rushed	стремительная, торопливая
scanning	скандированная
slow	медленная
slurred	небрежная, невнятная, с проглатыванием звуков
smooth	плавная, спокойная
sparse	скудная, обеднённая
staccato	скандированная
stammering	заикающаяся, запинающаяся
stilted	высокопарная, чопорная
tangential	поверхностная
tardy	медлительная
tediously wordy	утомительно многословная

thickened	усложнённая, запутанная
trite	банальная, избитая
unintelligible	непонятная, невразумительная
voluble	1. многословная 2. гладкая

<u>Descriptive Words for a Patient's Thought Content</u>	<u>Слова для описания мышления больного</u>
abstract	абстрактное
asyndetic	асиндетическое *(при котором мысли и идеи не способны соединяться в понятие)*
besotted with religion	одурманенное религией
bigoted	фанатичное
bizarre	причудливое; эксцентричное
blasphemous	богохульное
bleak	унылое, мрачное
confused	спутанное
cynical	циничное
delirious	бредовое
delusional	маниакальное
depressive	угнетённое, депрессивное
deranged	расстроенное; ненормальное
dereistic	нереальное, фантастическое
dismal	угнетённое, мрачное
disorganised	беспорядочное; расстроенное
distorted	искажённое, извращённое
distracted	безумное
dream-like (oneiroid)	состояние мозгового автоматизма *(сновидения после пробуждения)*
dreary	мрачное, унылое
elliptical	эллиптическое *(с пропусками)*
embellished	приукрашенное
engrossed with business matters	поглощённое служебными делами

fanciful	причудливое, обладающее живым воображением
fantastic	фантастическое, нереальное
fixated on the medication	«зацикленное» на лекарствах и лечении
fixed	сосредоточенное
gory	«жаждущее крови»
grandiose	претенциозное, напыщенное
grim	угрюмое; зловещее
haunted by feelings of guilt	преследуемое чувством вины
hypochondriacal	ипохондрическое
illogical	нелогичное
impractical	непрактичное
imprecise	неточное, непунктуальное
inaccessible	недоступное, недосягаемое
incorrigible	неисправимое
inculcated	внушаемое
infatuated with a young woman	увлечённое молодой женщиной
insistent	настойчивое
involuntary	непроизвольное
irrational	неразумное, иррациональное
jumbled	беспорядочное; спутанное
logical	логичное
mad	безумное
magical	магическое, волшебное
metaphorical	метафорическое
mood-congruent	соответствующее настроению
mood-incongruent	не соответствующее настроению
morbid	болезненное, нездоровое
muddled	путаное, беспорядочное
nebulous	смутное; затуманенное
obscene	непристойное, неприличное
obscure	1. мрачное 2. неясное; смутное
obsessed with cleanliness	одержимое манией чистоплотности

overloaded with irrelevant information	перегруженное ненужной информацией
over-optimistic	чрезмерно оптимистичное
paranoid	параноидное
perplexed	смятённое, растерянное
perverted	извращённое, искажённое
precise	пунктуальное, педантичное
prejudiced	предубеждённое
pre-occupied with ideas of persecution	охваченное манией преследования
presumptuous	самонадеянное, бесцеремонное
puzzled	запутанное
rational	разумное, рациональное
realistic	реалистическое
recurrent	возвратное
religious	религиозное
repugnant	противоречивое
ribald	неприличное, непристойное
sane	здравое, нормальное
sceptical	скептическое
self-absorbed	эгоцентричное
self-centred	эгоцентричное, эгоистичное
self-critical	самокритичное
self-defeating	саморазрушающее
senseless	бессмысленное
stereotyped	стереотипное
suicidal	суицидальное
superstitious	суеверное
suspicious	подозрительное
tinged with grandiosity	с оттенком претенциозности, напыщенности
turbulent	беспокойное
unrealistic	нереалистическое
unwelcome	неприятное
unwholesome	нездоровое
vague	неясное, неопределённое
wishful	жаждущее сделать что-либо

CASE 12 : FLAME BURN

Female: Age 40

D: Hello, I am Dr O'Brien, one of the Casualty Officers. Please tell me what happened.

P: I was watching television at about midnight when I thought I could smell smoke. I went upstairs and saw smoke coming out of the airing cupboard. I opened the door and suddenly I was engulfed by smoke and flames.

D: Did your nightdress catch fire?

P: Yes, and the fumes almost overwhelmed me. I staggered downstairs and managed to smother my flaming nightie out with a blanket. By this time the house was full of smoke and so I ran outside, coughing and spluttering. My neighbours heard the noise and came out to help me immediately.

D: How do you feel now?

P: I think both my legs are burnt. My right leg is quite painful.

D: Do you feel short of breath?

P: My chest feels tight. My mouth is very dry and tastes of soot.

СЛУЧАЙ 12: ОЖОГ ПЛАМЕНЕМ

Женщина 40 лет

В. : Здравствуйте, я доктор О'Брайен, сотрудник службы несчастных случаев. Пожалуйста, расскажите мне, что случилось.

Б. : Я смотрела телевизор примерно в полночь и почувствовала запах дыма. Я поднялась наверх и увидела дым, идущий из вытяжного шкафа. Я открыла дверь и внезапно была окутана дымом и охвачена пламенем.

В. : На Вас загорелась ночная рубашка?

Б. : Да, и дым почти окутал меня. Я с трудом спустилась по лестнице, и мне удалось потушить моё горящее бельё одеялом. В это время весь дом заполнился дымом, и я выбежала наружу, кашляя и задыхаясь. Соседи услышали шум и немедленно пришли мне на помощь.

В. : Как Вы сейчас себя чувствуете?

Б. : Мне кажется, я обожгла обе ноги. Моя правая нога очень болит.

В. : Вам трудно дышать?

Б. : У меня ощущение сдавленности в груди, во рту сухость и привкус сажи.

D: When was your last tetanus injection?	В. : Когда Вам в последний раз делали прививку против столбняка?
P: About 7 years ago.	Б. : Примерно 7 лет назад.
D: You have obviously been through an awful experience. I will give you an injection for the pain and then assess the burns. Just relax.	В. : Вы пережили тяжёлое испытание. Я сейчас сделаю Вам обезболивающий укол и обследую ожоги. Расслабьтесь.
<u>On examination</u>	<u>При обследовании</u>
Weight 65kg Axillary temperature 37. 2 degrees C	Масса тела 65 кг. Температура под мышкой 37, 2° С.
Fully conscious	Больная в сознании.
Slightly wheezy	Дыхание затруднено.
<u>CVS</u>	<u>Сердечно-сосудистая система</u>
Pulse 110/minute regular	Пульс 110 ударов в минуту, ритмичный
BP 95/65 mm Hg	Кровяное давление 95/65 мм рт. ст.
HS I + II + O	Тоны сердца ясные, шумов нет
<u>RS</u>	<u>Дыхательная система</u>
BS - scattered inspiratory and expiratory rhonchi	При аускультации хрипы на вдохе и на выдохе.
<u>Diagnosis</u>	<u>Диагноз</u>
Flame Burn to both lower limbs	Ожог пламенем обеих нижних конечностей
? Inhalation burn	Ожог дыхательных путей(?)
<u>Plan</u>	<u>План</u>
full blood count including haematocrit	полный анализ крови, включая гематокрит
urea and electrolytes	мочевина и электролиты
blood sugar	сахар крови
group and X match 4 units	определить группу крови перекрёстным методом для 4 объёмов крови (4 х 0,5 л)

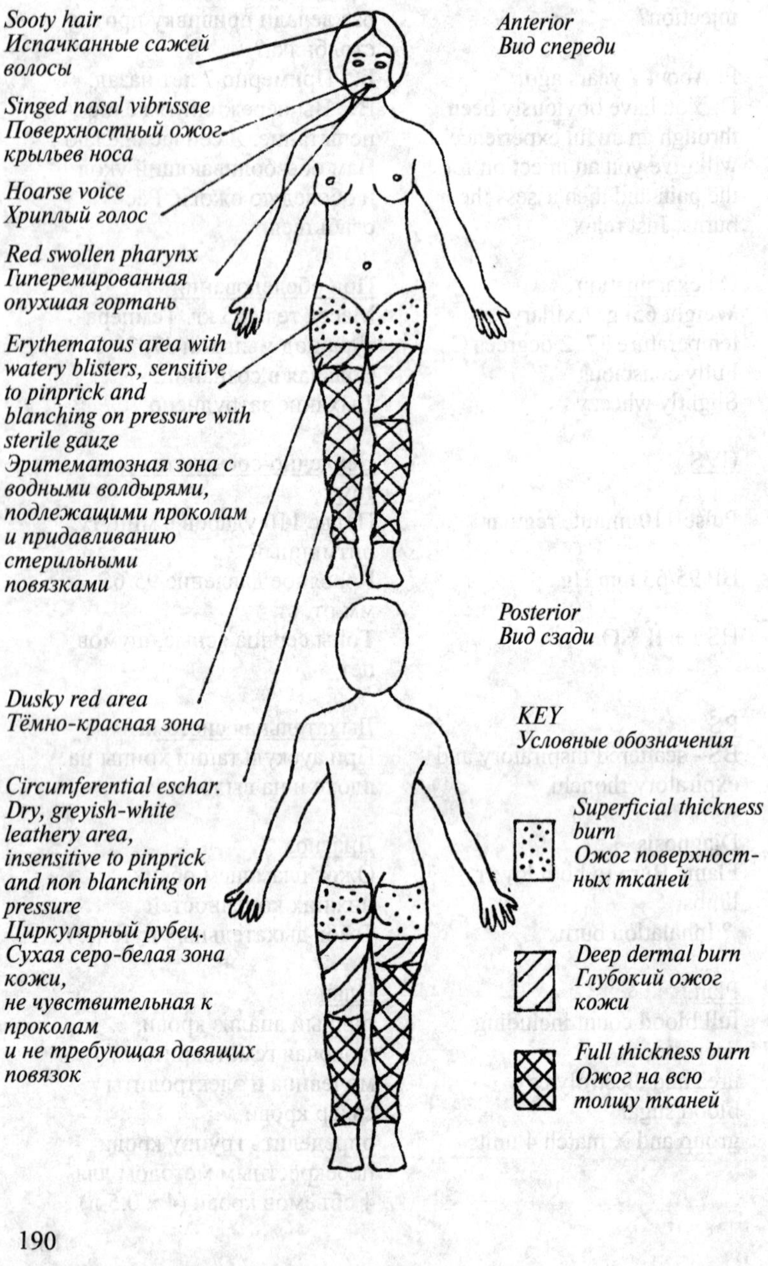
Sooty hair
Испачканные сажей волосы
Singed nasal vibrissae
Поверхностный ожог крыльев носа
Hoarse voice
Хриплый голос
Red swollen pharynx
Гиперемированная опухшая гортань
Erythematous area with watery blisters, sensitive to pinprick and blanching on pressure with sterile gauze
Эритематозная зона с водными волдырями, подлежащими проколам и придавливанию стерильными повязками
Dusky red area
Тёмно-красная зона
Circumferential eschar. Dry, greyish-white leathery area, insensitive to pinprick and non blanching on pressure
Циркулярный рубец. Сухая серо-белая зона кожи, не чувствительная к проколам и не требующая давящих повязок
Anterior
Вид спереди
Posterior
Вид сзади
KEY
Условные обозначения
Superficial thickness burn
Ожог поверхностных тканей
Deep dermal burn
Глубокий ожог кожи
Full thickness burn
Ожог на всю толщу тканей

arterial blood gases	артериальные газы крови
arterial carbon monoxide level	артериальный уровень CO
chest x-ray	рентгенография грудной клетки
urethral catheter followed by hourly urine volumes	катетеризация мочевого пузыря для сбора почасового объёма мочи
tetanus booster	активная противостолбнячная иммунизация
28% oxygen via mask	28-% кислород маской
swab skin sites for culture and sensitivity	взять мазки с кожи на культуру и чувствительность
start intravenous infusion of Haemaccel	начать внутривенную инфузию желатиновой плазмы *(фирм. «Гемацель»)*
Weight 65kg	Масса тела 65 кг
Percentage burns 32%	Поверхность ожога 32%
Colloid fluid requirement =	Потребность в коллоидной жидкости =
$\frac{65 \times 32}{2}$ = 1040 mls Haemaccel over next 4 hrs = 260mls Haemaccel per hour	$\frac{65 \times 32}{2}$ = 1040 мл желатиновой плазмы в течение следующих 4 часов = 260 мл желатиновой плазмы в час
Refer to plastic surgeons for escharotomies and ? intubation and intermittent positive pressure ventilation later	Направление к пластическому хирургу для иссечения рубцов и затем интубация (?) с последующей искусственной вентиляцией лёгких под переменным давлением

Vocabulary	Словарь
hypovolaemic shock	гиповолемический шок
pharyngeal oedema	отёк гортани
charred skin	обугленная кожа
coagulum	сгусток
a 'pointing' abscess	«точечный» абсцесс

scald	ожог *(кипящей жидкостью или паром)*
friction burn	ожог от трения
flash burn	ожог от мощного кратковременного теплового воздействия
chemical burn	химический ожог
electrical burn	ожог электротоком
a bomb blast	взрыв бомбы
missile track	следы поражения снарядом
sunburn	солнечный ожог
heatstroke	тепловой удар
radiation sickness	лучевая болезнь
absorptive dressing	впитывающая повязка
vaseline impregnated gauze	марлевая повязка с вазелином
flamazine	фламазин *(сульфаниламид, антибактериальный препарат)*
debridement of burnt skin	хирургическая обработка ожога кожи
split skin grafting	пластика кожи расщеплённым лоскутом
tracheostomy	трахеостомия

Descriptive Words for Skin	Слова для описания кожи
anaesthetic	анестезированная, онемевшая
blackened	1. потемневшая 2. загорелая
calloused	огрубелая, мозолистая; жёсткая
chafed	раздражённая, натёртая
chapped	растрескавшаяся, обветренная
cracked	потрескавшаяся
damp	влажная
dead	1. онемевшая 2. омертвевшая
desquamated	шелушащаяся
desiccated	высушенная; сухая
devitalised	девитализированная, нежизнеспособная

discoloured	обесцвеченная
dry	сухая
elastic	эластичная
excoriated	1. расцарапанная, в ссадинах 2. шелушащаяся
flaky	слоистая; чешуйчатая
freckled	веснушчатая
greasy	сальная, жирная
hairless	лишённая волос
hairy	покрытая волосами
hyperaesthetic	сверхчувствительная
hyperextensile	перерастянутая
hyperkeratotic	гиперкератозная
hypersensitive	сверхчувствительная
inelastic	неэластичная
insensitive	нечувствительная
irradiated	облучённая
lax	вялая
lichenified	лихенизированная, поражённая лишаём
macerated	мацерированная
moist	влажная
numb	онемевшая
oedematous	отёчная
oily	сальная, жирная
peeling	шелушащаяся
pliable	податливая; эластичная
reddened	покрасневшая
rugose	морщинистая
scaly	чешуйчатая
scarred	покрытая рубцами, шрамами
senseless	нечувствительная
sensitive	чувствительная
shiny	лоснящаяся
shrivelled	ссохшаяся, сморщенная, увядшая
slack	вялая; повисшая
smooth	гладкая
stretched	1. растянутая 2. натянутая
supple	податливая
taut	упругая

thickened	утолщённая
thin	тонкая
tough	1. упругая 2. жёсткая, грубая
velvety	бархатистая
wrinkled	сморщенная; морщинистая

Descriptive Words for Hair	Слова для описания волос
bleached	обесцвеченные
brittle	ломкие, хрупкие
close-cropped	коротко остриженные
coarse	жёсткие
curly	вьющиеся, кудрявые
dishevelled	взъерошенные; растрёпанные
downy	1. мягкие 2. пушистые
dyed	окрашенные
fine	тонкие
frizzled	завитые; курчавые
in good condition	в хорошем состоянии
infested with lice	завшивленные
lank	гладкие, прямые
matted	спутанные
prematurely grey	преждевременно поседевшие
ruffled	всклокоченные
shaggy	лохматые, косматые
shoulder-length	длиной до плеч
singed	опалённые
sleek	прилизанные, приглаженные
sooty	испачканные сажей
tousled	взъерошенные
unruly	непослушные
wavy	волнистые
wispy	редкие растрёпанные

Descriptive Words for a Scar	Слова для описания рубца
almost imperceptible	почти незаметный
conspicuous	видимый, заметный
dense	плотный
depigmented	депигментированный

disfiguring	обезображивающий, уродующий
hideous	страшный, ужасный
horizontal	горизонтальный
hypertrophic	гипертрофический
inconspicuous	незаметный
keloid	келоидный
longitudinal	продольный
obtrusive	выступающий
pigmented	пигментированный
puckered	сморщенный, складчатый
transverse	поперечный
unsightly	некрасивый, уродливый
vertical	вертикальный

CASE 13 : SMALL BOWEL OBSTRUCTION

Female: Age 65

D: Good afternoon Madam. I am Dr Jones. What can I do for you?

P: I have got terrible pains in my stomach.

D: Where exactly are the pains?

P: All over my stomach but mainly in the centre.

D: How would you describe the pain?

P: It is a 'griping' pain and it seems to come in waves.

D: Does it fluctuate in severity?

P: Yes.

D: Have you been sick?

P: Yes I have vomited 6 times since the pain started.

D: What did you bring up?

P: At first I brought up some undigested food but now it is just greenishblue fluid.

D: When did you last open your bowels?

P: 3 days ago.

D: Is this unusual for you?

P: Yes, I usually pass a motion every day.

D: Was your last motion normal?

P: Yes.

D: Have you ever noticed a lump in your groin before?

P: No.

СЛУЧАЙ 13: ТОНКОКИШЕЧНАЯ НЕПРОХОДИМОСТЬ

Женщина 65 лет

В. : Добрый день, мадам. Я доктор Джонс. Чем могу помочь?

Б. : У меня ужасные боли в животе.

В. : Уточните, в каком месте боли?

Б. : Болит весь живот, но больше всего в центре.

В. : Как Вы можете описать эти боли?

Б. : Они схваткообразные, наступают как бы волнами.

В. : Боли меняются по степени тяжести?

Б. : Да.

В. : Вас тошнило?

Б. : Да, у меня 6 раз была рвота с момента начала болей.

В. : Чем Вас рвало?

Б. : Сначала непереваренной пищей, а сейчас только зеленовато-голубой жидкостью.

В. : Когда у Вас был последний раз стул?

Б. : 3 дня назад.

В. : Это для Вас необычно?

Б. : Да, обычно у меня стул бывает ежедневно.

В. : Последний раз стул был нормальным?

Б. : Да.

В. : Не замечали ли Вы раньше припухлости в паховой области?

Б. : Нет.

D: Have you had any abdominal operations in the past?	В. : Не было ли раньше у Вас операций на животе?
P: Yes. I had an appendicectomy 12 years ago and a hysterectomy last year.	Б. : Мне удалили аппендицит 12 лет назад и матку в прошлом году.
D: Have any of your family or friends suffered from abdominal pains recently?	В. : Не было ли у Ваших родных или друзей в последнее время болей в животе?
P: No.	Б. : Нет.
D: Fine. Please make yourself comfortable on the couch and I will examine you.	В. : Хорошо. Пожалуйста, лягте поудобнее на кушетку, я Вас осмотрю.
<u>On examination</u>	<u>При обследовании</u>
Distressed. Dehydrated. Pale. Sweating. Apyrexial.	Больная расстроена. Обезвожена. Бледна. Покрыта потом. Температура не повышена.
No evidence of jaundice, lymphadenopathy or cyanosis.	Признаков желтухи, лимфаденопатии или цианоза нет.
<u>Impression</u>	<u>Предварительный диагноз</u>
Small bowel obstruction probably due to strangulated left femoral hernia. Intraperitoneal adhesions?.	Тонкокишечная непроходимость, возникшая вследствие ущемления левосторонней бедренной грыжи. Спайки брюшной полости(?)
<u>Plan</u>	<u>План</u>
nil by mouth	ничего не принимать через рот
nasogastric tube	назогастральный зонд
intravenous saline infusion	внутривенное вливание физиологического раствора
full blood count	полный анализ крови
urea and electrolytes	мочевина и электролиты

AS
Пищеварительная система

Liver, spleen and both kidneys not palpable
Печень, селезёнка и обе почки не пальпируются

No shifting dullness.
No succussion splash
Нет притупления перкуторного звука и шума плеска

Appendicectomy scar
Шрам после аппендэктомии

Hysterectomy scar
Шрам после гистерэктомии

PR-Empty rectum
Per rectum: прямая кишка пуста

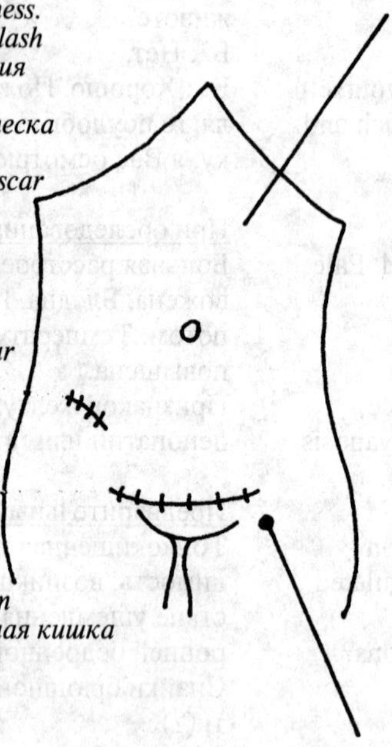

Moderately distended generally tender abdomen
Умеренное вздутие и болезненность живота

No guarding
Нет напряжения мышц живота

No rebound tenderness
Нет симптомов раздражения брюшины

Visible gut peristalsis.
High pitched continious obstructive bowel sounds
Видимая на глаз перистальтика кишечника.
Постоянные звуки кишечной непроходимости высокого тона

Tense, tender, irreducible, left femoral hernia with no expansile cough impulse
Напряжённая болезненная невправляемая левосторонняя бедренная грыжа, не увеличивающаяся при кашле

group and save	определить группу крови и резус-фактор и сохранить эти данные *(для возможного переливания крови)*
chest x-ray	рентгенография грудной клетки
abdominal x-rays	обзорная рентгенография живота
- erect	- стоя
- supine	- лёжа
urethral catheter	мочеточниковый катетер
consent for laparotomy	согласие на лапаротомию
refer to General Surgeons	направление к хирургу

Vocabulary	Словарь
borborygmi	урчание кишечника
coffee-ground vomitus	рвота в виде «кофейной гущи»
absolute constipation	полное отсутствие стула
gaseous abdominal distension	вздутие живота газами
ascites	асцит
mesenteric vascular occlusion	мезентериальный тромбоз
diverticulitis	дивертикулит
sigmoid volvulus	заворот сигмовидной кишки
intussusception	инвагинация
peritonism	перитонизм
chemical peritonitis	химический перитонит
faeculent peritonitis	каловый перитонит
an 'upset stomach'	«расстроенный желудок»
manual evacuation of faeces	ручное пособие при каловом завале
enema	клизма
rectal washout	ректальный лаваж
sips of fluid	1. маленькие глотки жидкости 2. небольшие количества жидкости

Possible Findings on Anorectal Examination	Возможные данные аноректального обследования
imperforate anus	неперфорированный анус
patulous anus	анальное недержание
stenosed anus	стеноз ануса

fissure-in-ano	трещина заднего прохода
fistula-in-ano	анальный свищ
perianal haematoma	перианальная гематома
perianal warts	перианальные кондиломы
third degree haemorrhoids	геморрой третьей стадии
rectal carcinoma	рак прямой кишки
empty rectum	пустая прямая кишка
ballooned rectum	раздутая прямая кишка
prolapsed rectum	выпадение прямой кишки
hypertrophic prostate gland	гипертрофия предстательной железы
an obliterated prostatic median sulcus	облитерированная средняя простатическая бороздка
'a floating prostate'	«плавающая простата»
'a frozen pelvis'	«застывший таз»

Descriptive Words for Vomitus	Слова для описания рвоты
acid-tasting	имеющая кислый вкус
bile-stained	окрашенная жёлчью
faeculent	каловая
foul-smelling	дурнопахнущая
watery	водянистая

Descriptive Words for Bowel Sounds	Слова для описания кишечных шумов
absent	отсутствуют
active	активные
continuous	постоянные
diminished	ослабленные
frequent	частые
gurgling	булькающие
hyperactive	гиперактивные
infrequent	редкие
loud	громкие
obstructive	обструктивные
present	прослушиваются, имеются
quiet	тихие
tinkling	звенящие
tympanitic	тимпанические

Descriptive Words for Faeces	Слова для описания экскрементов
Colour	**Цвет**
black	чёрный
brown	коричневый
clay-coloured	глинистый
pale	почти бесцветный
porridge-like	серый
putty-like	серовато-коричневый; жёлто-серый
redcurrant jelly-like	красноватый
rice water-like	рисового отвара
tarry	дёгтеобразный
yellow	жёлтый
Form and Consistency	**Форма и консистенция**
bloody	кровавая
bulky	больших объёмов
fatty	жирная, маслянистая
greasy	сальная, жирная
hard	твёрдая
impacted	уплотнённая
indentable	«зазубренная»
ribbon-like	лентовидная
slimy	слизистая
sloppy	жидкая
soft	мягкая
watery	водянистая
well-formed	хорошо сформированная
Amount	**Количество**
copious	обильное
profuse	профузное
scanty	скудное
Odour	**Запах**
disgusting	отвратительный
nauseous	тошнотворный
odourless	без запаха
offensive	неприятный

Descriptive Words for a Colostomy	Слова для описания колостомы
temporary	временная
permanent	постоянная
defunctioning	нефункционирующая
loop	петлевая
terminal	терминальная
end	концевая
leaking	подтекающая
necrosed	некротизированная
oedematous	отёчная
prolapsing	выпадающая
receding	скошенная
stenosed	суженная
troublesome	причиняющая беспокойство

CASE 14 : ACUTE PYOGENIC MENINGITIS

Female: Age 30

D: Hello, I am Dr Sayers. Your GP has written in his referral letter that you have a headache. Is that correct?

P: Yes the pain is excruciating.

D: Where exactly is the headache?

P: It is at the back of my head and the pain seems to go down the back of my neck.

D: Does anything make the pain worse?

P: Yes, moving about. I try to lie still as much as possible.

D: When did the headache start?

P: I felt unwell all day yesterday but the actual headache started about 8 hours ago .

D: Can you see all right?

P: My vision is reasonably clear but I can't stand the light and so I have been keeping my eyes closed.

D: Do you feel sick?

P: Yes. I have been sick twice today.

D: Have you banged your head recently?

P: No.

СЛУЧАЙ 14: ОСТРЫЙ ГНОЙНЫЙ МЕНИНГИТ

Женщина 30 лет

В. : Здравствуйте, я доктор Сейерс. Ваш лечащий врач написал в направлении, что Вы страдаете головной болью. Это верно?

Б. : Да, боль мучительная.

В. : Где именно она локализуется?

Б. : В затылочной области, и боль как будто спускается вниз на шею.

В. : Что-либо усиливает боль?

Б. : Да, боль усиливается при малейшем движении. Я пытаюсь лежать как можно спокойнее.

В. : Когда боли начались?

Б. : Я чувствовала себя плохо вчера весь день, но по-настоящему сильно голова заболела примерно 8 часов назад.

В. : Вы хорошо видите?

Б. : Я вижу хорошо, но я не могу выносить яркий свет, поэтому я стараюсь не открывать глаза.

В. : Вас тошнит?

Б. : Да, сегодня тошнило дважды.

В. : Не ударялись ли Вы головой в последнее время?

Б. : Нет.

D: Do you suffer from tension headaches, migraine or hypertension?	В. : Не страдаете ли Вы головными болями напряжения, мигренью или гипертонией?
P: No.	Б. : Нет.
D: O. K. just relax and I'll examine you.	В. : Хорошо. Расслабьтесь, и я Вас осмотрю.
On examination	При обследовании
Axillary temperature 38. 6 degrees C. Toxic. Irritable.	Температура под мышкой 38,6° С. Интоксикация. Болезненная чувствительность.
Widespread skin rash with irregular petechiae.	Распространённая кожная петехиозная сыпь.
No tenderness over temporal arteries.	Болезненности над височными артериями нет.
CVS	Сердечно-сосудистая система
Pulse 110/minute regular	Пульс 110 ударов в минуту, ритмичный
BP 110/70mm Hg	Кровяное давление 110/70 мм рт. ст.
HS I + II + O	Тоны сердца ясные, шумов нет
RS	Дыхательная система
BS - vesicular	В лёгких дыхание везикулярное
NS	Нервная система
Fundi - no papilloedema (difficult to assess as patient is photophobic)	Глазное дно: отёка диска зрительного нерва нет (обследование затруднено из-за фотофобии больной)
Cranial nerves intact	Черепные нервы интактны
Sensory system - light touch and pain sensation is normal	Сенсорная система: тактильная и болевая чувствительность в норме.

Motor system - Power and tone normal in upper limbs. Increased tone in both lower limbs.	Опорно-двигательный аппарат: сила и тонус мышц верхних конечностей нормальные. Увеличен тонус мышц обеих нижних конечностей.
Marked neck stiffness	Выраженная ригидность шеи
Bilateral positive Kernig's sign	Симптом Кернига с обеих сторон положительный
<u>Impression</u>	<u>Предварительный диагноз</u>
Meningococcal Meningitis	Менингококковый менингит
<u>Plan</u>	<u>План</u>
full blood count	полный анализ крови
urea and electrolytes	мочевина и электролиты
liver function tests	функциональные пробы печени
blood sugar	сахар крови
blood cultures	гемокультура
chest x-ray	рентгенография грудной клетки
skull x-ray	рентгенография черепа
refer to physicians	направление к врачам-специалистам
<u>Differential Diagnosis</u>	<u>Дифференциальная диагностика</u>
Tension headache	Головная боль напряжения
Migraine	Мигрень
Malignant hypertension	Злокачественная гипертензия
Post-traumatic headache	Посттравматическая головная боль
Brain tumour	Опухоль головного мозга
Viral encephalitis	Вирусный энцефалит
Subarachnoid haemorrhage	Субарахноидальное кровоизлияние
Temporal arteritis	Артериит височных артерий

In response to an illness a patient may . . .	Заболев, пациент может. . .
adopt the sick role	смириться с ролью больного
bear up well	стойко держаться
convalesce at a nursing home	выздороветь при домашнем уходе
decompensate to become dependent on his family	декомпенсироваться и стать в семье иждивенцем
deteriorate rapidly	состояние может быстро ухудшиться
die of complications	умереть от осложнений
fare better than the doctors expected	чувствовать себя лучше, чем ожидали врачи
follow a downhill course before reaching a plateau	состояние может ухудшиться перед наступлением стойкой стабилизации
improve after a course of antibiotics	пойти на поправку после лечения антибиотиками
incur permanent brain damage	подвергаться опасности постоянных церебральных нарушений
languish in a hospital bed	слабеть, чахнуть на больничной койке
lapse into a severe depressive illness	впадать в тяжёлую депрессию
mope at home	хандрить дома
perish	погибнуть
rally quickly	быстро оправиться от болезни
recover fully to lead a normal life	полностью выздороветь и вернуться к нормальной жизни
recuperate physically and mentally	восстановиться физически и психически
regain consciousness four days after going into a coma	прийти в сознание после четырёх дней пребывания в коме
retreat to bed for long periods	быть надолго прикованным к постели
revive slowly	медленно восстанавливаться

show an upward trend	иметь тенденцию к улучшению состояния
slacken in her activities	ослабить свою активную деятельность
succumb despite intensive medical care	умереть несмотря на самое интенсивное лечение
take several weeks to get her strength back	восстановить силы в течение нескольких недель
try hard to stave off depression	пытаться изо всех сил побороть депрессию
waste away	зачахнуть, умереть
weaken and contract another illness	ослабеть и «подхватить» другую болезнь
while away his time smoking and watching television	проводить всё своё время за курением у телевизора
worsen gradually	иметь тенденцию к постепенному ухудшению состояния
<u>Following an illness a patient may . . .</u>	<u>После болезни пациент может. . .</u>
accept his disability with good grace	достойно воспринимать свою недееспособность
adapt well to her new circumstances	хорошо приспособиться к своему новому положению
adopt a positive attitude towards the programme of psychosocial rehabilitation	положительно воспринимать программу психосоциальной реабилитации
age badly	сильно постареть
be able to manage at home with the help of relatives and friends	приспособиться к домашним условиям с помощью родственников и друзей
be advised to acquire a less strenuous job	получить совет сменить работу на менее напряжённую
be deemed unfit to drive	быть признанным негодным к вождению автомобиля
be unable to cope on his own	быть неспособным обслуживать себя сам
become bitter about his permanent loss of mobility	мучиться по поводу потери подвижности

brood over his physical incapacities	погрузиться в размышления о своей физической неполноценности
develop a compensation neurosis	приобрести пенсионный [инвалидный] невроз
dread the stigma of unemployment	бояться призрака безработицы
drift down the social scale	скатиться вниз по социальной лестнице
enjoy life in spite of her difficulties	наслаждаться жизнью несмотря на все свои трудности
fail to come to terms with its enduring effects	не примириться с тяжёлыми последствиями болезни
fall ill again within 3 months	снова заболеть в течение ближайших 3 месяцев
harbour some anger towards the doctor who mismanaged her case	затаить злобу на врача, который неправильно её лечил
have to attend hospital for regular check-ups	быть вынужденным посещать больницу для регулярных обследований
have unrealistic expectations regarding his eventual level of functioning	иметь нереалистичное представление относительно возможного уровня своей деятельности
lose the will to live	потерять желание жить
meet most of his needs unaided	справляться со своими потребностями без посторонней помощи
need help to reintegrate in the community	нуждаться в помощи вновь стать полноценным членом общества
overcome her problems with great determination	преодолеть свои проблемы с большой решимостью
qualify for invalidity benefit	готовиться к существованию на пособие по инвалидности
rankle about the poor quality of his life	мучиться от плохого качества своей жизни
reconcile herself to chronic pain	смириться с постоянными болями

repine at his residual handicap	сетовать на свои (физические) недостатки
require long term nursing care	требовать длительного сестринского ухода
resign from her job on the grounds of ill-health	уйти с работы по состоянию здоровья
resign himself to life in a wheelchair	смириться с жизнью в инвалидной коляске
return to her previous occupation	вернуться к своей прежней профессии
seek solace in alcohol	пытаться утопить своё горе в вине
sink into a listless existence	погрузиться в апатию
suffer from low self-esteem and social isolation	страдать от ощущения сниженного чувства собственного достоинства и социальной изоляции
take early retirement	рано уйти в отставку

<u>Descriptive Words for a Patient's General Condition</u>	<u>Слова для описания общего состояния больного</u>
appalling	ужасающее
bad	плохое
critical	критическое
dire	крайне тяжёлое
dreadful	ужасное
excellent	отличное, вполне удовлетворительное
fair	благоприятное
good	хорошее
grave	серьёзное, тяжёлое
healthy	здоровое
in extremis (at the point of death)	экстремальное (почти терминальное)
poor	плохое
precarious	неопределённое
satisfactory	удовлетворительное
septic	септическое
serious	серьёзное
stable	стабильное
terminal	терминальное
toxic	токсическое

unhealthy	болезненное
vegetative	прозябающее; растительное
<u>Descriptive Words for a Fever</u>	<u>Слова для описания лихорадки</u>
continuous	постоянная
factitious	искусственная
high	сильная
intermittent	интермиттирующая
irregular	непостоянная
low-grade	небольшая
quartan	четырёхдневная, повторяющаяся каждые четыре дня
quotidian	ежедневная
relapsing	возвратная
remittent	перемежающаяся
swinging	колеблющаяся
undulant	ундулирующая
<u>Descriptive Words for Nystagmus</u>	<u>Слова для описания нистагма</u>
first degree	первой степени
second degree	второй степени
third degree	третьей степени
coarse	выраженный
dissociated (ataxic)	диссоциированный (атаксический)
fine	невыраженный
horizontal	горизонтальный
jerk	клонический, толчковый
pendular	качательный, маятниковый
rotatory	ротаторный, вращательный
vertical	вертикальный
<u>Descriptive Words for a Neurological Examination Finding</u>	<u>Слова для описания данных неврологических исследований</u>
anomalous	аномальные
cardinal	кардинальные
conclusive	убедительные
correct	определённые

doubtful	неясные, сомнительные
erroneous	ошибочно определённые
'hard'	тяжёлые, сильные
inconclusive	неубедительные
incorrect	ошибочные, неверные
localizing	локализованные
negative	отрицательные, негативные
non-localizing	нелокализованные
obvious	очевидные, явные
pathognomic	патогномоничные, характерные для данной болезни
permanent	постоянные
persistent	стойкие, устойчивые
positive	положительные, позитивные
spurious	ложные
'soft'	лёгкие, слабые
subtle	неуловимые, невыраженные
transient	кратковременные; переменчивые

<u>Descriptive Words for a Rash</u>	<u>Слова для описания сыпи</u>
butterfly	кожная бабочка
changing	изменяющаяся
eczematous	экзематозная
evanescent	исчезающая, пропадающая
evolving	полностью развившаяся
exfoliative	эксфолиативная
follicular	фолликулярная
irritant	воспалительная
itchy	вызывающая зуд
localised	локализованная
macular	макулярная, пятнистая
maculopapular	макулопапулёзная
measles-like (morbilliform)	кореподобная
non-descript	неопределённого вида
papular	папулёзная
petechial	петехиальная
pruritic	вызывающая зуд
purpuric	относящаяся к пурпуре
pustular	пустулёзная, гнойничковая
scaly	чешуйчатая

scattered	рассеянная
serpiginous	серпигинозная, ползучая
static	статичная, нераспространяющаяся
telangiectatic	телеангиэктатическая
unchanging	неизменяющаяся
urticarial	уртикарная
vesicular	везикулярная
widely dispersed	широко распространённая

CASE 15 : ACUTE RETENTION OF URINE

Male: Age 70

D: Hello, I am Dr Gardner. What can I do for you?

P: I can't pass water. It feels as though my bladder is about to burst.

D: When did you last pass urine?

P: Last night before I went to bed.

D: Do you usually have difficulty passing urine?

P: Yes, my stream has got much weaker during the last year. I have to wait a while before it starts and I dribble at the end.

D: Do you have to get up in the night to pass water?

P: Yes, sometimes several times.

D: Have you passed any blood, stones or debris in your urine?

P: No.

D: Have you wet yourself recently?

P: No.

D: Have you had pains in your back or pelvis recently?

P: No.

СЛУЧАЙ 15: ОСТРАЯ ЗАДЕРЖКА МОЧИ

Мужчина 70 лет

В. : Здравствуйте, я доктор Гарднер. Чем могу помочь?

Б. : Я не могу помочиться. У меня такое ощущение, что мой мочевой пузырь сейчас лопнет.

В. : Когда Вы мочились последний раз?

Б. : Вчера вечером, перед сном.

В. : Вы обычно испытываете затруднения при мочеиспускании?

Б. : Да, в течение последнего года у меня струя мочи становится всё слабее, приходится ждать, пока она начнется, и в конце мочеиспускания моча выделяется каплями.

Б. : Вам приходится вставать ночью, чтобы помочиться?

Б. : Да, иногда несколько раз.

В. : Вы не замечали крови, камней или песка в моче?

Б. : Нет.

В. : Не было ли в последнее время неконтролируемого выделения мочи?

Б. : Нет.

В. : Не было ли у Вас в последнее время болей в пояснице или в области таза?

Б. : Нет.

D: Have you lost weight recently?	В. : Вы не похудели за последнее время?
P: No.	Б. : Нет.
D: Have you noticed any discharge from your penis?	В. : Не замечали ли Вы каких-либо выделений из пениса?
P: No.	Б. : Нет.
D: Have you ever suffered from venereal disease?	В. : Венерическими болезнями Вы не болели?
P: Certainly not!	Б. : Конечно, нет!
D: Have you ever been catheterized or had an operation on your "waterworks"?	В. : Вас когда-нибудь катетеризировали или оперировали по поводу нарушений мочеиспускания?
P: No.	Б. : Нет.
D: O. K. Now would you like to move down the bed a little so that I can examine your abdomen.	В. : Хорошо. Теперь подвиньтесь, пожалуйста, вниз на кушетке, чтобы я мог обследовать Ваш живот.
<u>On examination</u>	<u>При обследовании</u>
Overweight. Afebrile	Избыточная масса тела. Температура нормальная.
No pallor. No cyanosis. No lymphadenopathy.	Побледнения кожи и цианоза нет. Лимфоузлы не увеличены.
No sacral or ankle oedema.	Отёков в области крестца или голеностопных суставов нет.
<u>NS</u>	<u>Нервная система</u>
Lower limbs.	Нижние конечности
Sensory system - normal sensation: light touch/pin prick/vibration	Сенсорная система: чувствительность не нарушена: есть реакция на касание, булавочный укол и вибрацию.
Motor system - normal power and tone	Опорно-двигательный аппарат: сила и тонус мышц нормальные
Reflexes - normal	Рефлексы нормальные

AS
Пищеварительная система

Liver, spleen and kidneys not palpable
Печень, селезёнка и почки не пальпируются

Tense tender swelling arising from the pelvis which is dull to percussion
Напряжённая болезненная припухлость в полости таза с тупым перкуторным звуком

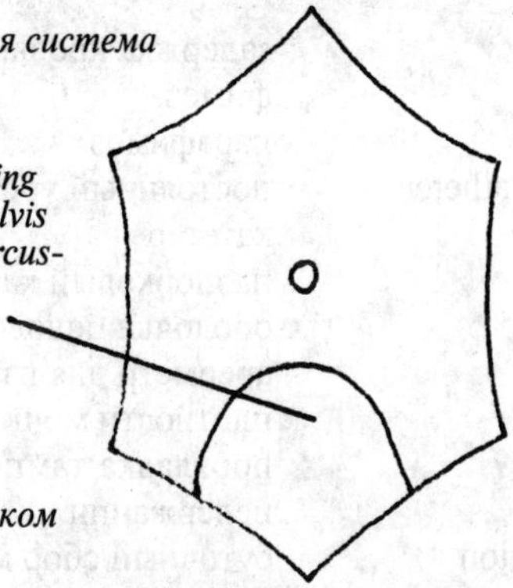

Pressure on swelling exacerbates desire to micturate
Давление на припухлость вызывает позыв на мочеиспускание

PR (after catheterization)- enlarged, firm, rubbery homogenous prostate gland
Per rectum (после катетеризации): увеличенная плотная эластичная гомогенная предстательная железа

Diagnosis	Диагноз
Acute Retention of Urine due to Benign Prostatic Hyperplasia	Острая задержка мочи, связанная с доброкачественной гиперплазией простаты

Plan	План
urethral catheterization and hourly urine volumes	уретральная катетеризация и почасовой сбор мочи
urine for culture and sensitivity	посев мочи на культуру и на чувствительность
refer to urologists	направление к урологу

Vocabulary	Словарь
dwindling urine output	снижение выделения мочи
non-retractile foreskin	несдвигающаяся крайняя плоть
bladder spasm	спазм мочевого пузыря
chronic retention of urine	хроническая задержка мочи
prostatic cancer	рак предстательной железы
urethral stricture	стриктура уретры

blood clot retention	задержка кровяных сгустков
phimosis	фимоз
paraphimosis	парафимоз
indwelling urethral catheter	постоянный уретральный катетер
suprapubic catheter	надлобковый катетер
penile sheath	оболочка полового члена
urinometer	ареометр для измерения плотности мочи
incontinence pad	прокладка-тампон при недержании
24 hour urine collection	суточный сбор мочи
fluid balance sheet	запись водного баланса
bladder drill	дренирование мочевого пузыря
residual urine volume	объём остаточной мочи
trial without catheter	попытка мочеиспускания без катетера
palpable bimanually	пальпируемый бимануально
palpable 2 finger-breadths below the costal margin	пальпируемый на два пальца ниже рёберного края
ballottable	баллотируемый
present as an area of resistance to palpation	наличие зоны напряжения при пальпации
With regard to urine output a patient may be	При оценке выделения мочи у больного может быть
anuric	анурия
oliguric	олигурия
polyuric	полиурия
glycosuric	гликозурия
ketonuric	кетонурия
proteinuric	протеинурия
<u>Descriptive Words for an Abdominal Mass</u>	<u>Слова для описания опухоли в животе</u>
<u>Position</u>	<u>Локализация</u>
superficial	поверхностная
deep	глубокая
<u>Shape</u>	<u>Форма</u>
ovoid	овоидная, яйцевидная
hemi-ovoid	полуовоидная

pyriform	грушевидная
sausage-shaped	колбасовидная
spherical	сферическая
hemi-spherical	полусферическая
Surface	Поверхность
bosselated	бугорчатая, шишковатая
bumpy	неровная
even	ровная
irregular	неровная
knobbly	шишковатая, бугорчатая
nodular	узловатая
notched	зазубренная
regular	ровная
rough	шероховатая
smooth	гладкая
uneven	неровная
Edge	Край
discrete	прерывистый
distinct	отчётливый
indistinct	неотчётливый
poorly-defined	плохо определяемый
well-defined	хорошо определяемый
Mobility	Подвижность
fixed deeply	сильно ограниченная
immobile	иммобильная, неподвижная
mobile in all directions	подвижная во всех направлениях
mobile in transverse direction	подвижная в поперечном направлении
Pulsatility	Пульсирование
pulsatile	пульсирующая
non-pulsatile	непульсирующая
Descriptive Words for Urine	Слова для описания мочи
Colour	Цвет
amber	янтарный
green	зелёный
orange	оранжевый
pink	розовый

straw-coloured	соломенно-жёлтый
yellow	жёлтый
Character	Характеристика
clear	прозрачная
crystal clear	полностью прозрачная
cloudy	мутная
concentrated	концентрированная
dilute	разбавленная
frothy	пенистая
murky	тёмная
turbid	мутная
Odour	Запах
ammoniacal	аммиачный
fishy	рыбный
foetid	зловонный
pungent	едкий, острый
sweet	сладкий
Descriptive Words for a Patient's Diet	Слова для описания диеты больного
appetizing	возбуждающая аппетит
balanced	сбалансированная
bland	щадящая
exclusion	необычная
gluten-free	аглютеновая
high calorie	высококалорийная
high fibre	с повышенным содержанием клетчатки
high protein	высокобелковая
liquidised	жидкая
low fat	с низким содержанием жира
low residue	бесшлаковая
low salt	бессолевая
minced	измельчённая, пропущенная через мясорубку
staple	основная *(из основных продуктов питания)*
varied	разнообразная
vegetarian	вегетарианская
weight reducing	снижающая вес

CASE 16: ASTHMATIC ATTACK IN A CHILD
Male: Age 7

D: Hello Mrs Hunter. I am Dr Mitchell. How long has your son been wheezing like this?

Mother: He started to wheeze about tea-time and he has gradually got worse since then.

D: Does he suffer from asthma?

M: Yes. He had his first asthmatic attack when he was 2.

D: Has he had a chest infection recently?

M: No, but he has had a cold during the last few days and I think that it must have gone to his chest. The cold weather certainly hasn't helped.

D: Has he been running around today?

M: No.

D: Is Nigel allergic to anything?

M: Yes, he's allergic to house dust mite and he also suffers from eczema.

D: Is he on any medication to prevent these asthmatic attacks?

СЛУЧАЙ 16: ПРИСТУП АСТМЫ У РЕБЁНКА
Мальчик 7 лет

В. : Добрый день, миссис Хантер, я доктор Митчел. С какого времени Ваш сын задыхается так, как сейчас?

Мать: Он начал задыхаться примерно в 5 часов вечера, и ему становится всё хуже.

В. : Он страдает астмой?

М. : Да, первый приступ астмы был у него в 2 года.

В. : Были ли у него в последнее время инфекционные заболевания органов грудной клетки?

М. : Нет, но он был простужен в последние дни, и я думаю, что простуда, должно быть, опустилась с горла на грудь. Холодная погода также не способствует улучшению состояния.

В. : Он сегодня много бегал?

М. : Нет.

В. : У него есть аллергия на что-нибудь?

М. : Да, у него аллергия на клещей из домашней пыли, и он также часто страдает от экземы.

В. : Принимает ли он какие-либо лекарства для предотвращения приступов астмы?

M: Yes, he uses a little Intal spinhaler 4 times a day.	M. : Да, он использует небольшой ингалятор с инталом 4 раза в день.
D: Right young man, let's listen to your chest.	В. : Ну, молодой человек, давай послушаем твою грудь.
On Examination	При обследовании
Frightened. Wheezy. Slightly cyanosed.	Испуган. Задыхается. Слегка цианотичен
Respiratory rate 44 breaths/minute	Частота дыхания 44 вдоха/выдоха в минуту
Using accessory muscles of respiration	Дыхание с участием мышц грудной клетки
CVS	Сердечно-сосудистая система
Pulse 130/minute	Пульс 130 ударов в минуту
HS. difficult to hear	Тоны сердца приглушены
RS	Дыхательная система
Trachea central	Трахея расположена центрально
Some recession of intercostal spaces	Небольшое втяжение межрёберных промежутков
Widespread high-pitched rhonchi most marked in prolonged expiration	Распространённые хрипы высокого тона, особенно заметные при длинном выдохе
Diagnosis	Диагноз
Acute asthmatic attack	Острый приступ бронхиальной астмы
Plan	План
Peak flow rate	Максимальная скорость тока жидкости
2. 5mgs nebulised salbulamol	Ингаляция распылённого сальбуламола, 2, 5 мг
25mgs oral prednisolone (soluble tablets)	Перорально 25 мг преднизолона (растворимые таблетки)

Refer to Paediatricians	Направление к педиатру
<u>Differential Diagnosis</u>	<u>Дифференциальная диагностика</u>
status asthmaticus	астматический статус
croup	круп
acute epiglottitis	острый эпиглоттит
lobar pneumonia	долевая пневмония
stridor	стридор
influenza	грипп
bronchitis	бронхит
bronchiolitis	бронхиолит
inhaled foreign body	инородное тело, которое вдохнул ребёнок

<u>Vocabulary</u>	<u>Словарь</u>
an attack of asthma	приступ астмы
an attack of Ménière's disease	приступ болезни Меньера
a sneezing attack	приступ чихания
a 'heart attack'	«сердечный приступ»
a hypertensive crisis	гипертонический криз
an episode of chest pain	приступ боли в груди
a vertiginous episode	приступ головокружения, приступ «дурноты»
a 'funny turn'	«приступ смешливости»
a dizzy spell	приступ головокружения
a spell of hay fever	приступ сенной лихорадки
a crying spell	приступ плача
an allergic reaction	аллергическая реакция
a bout of depression	депрессивное состояние
a bout of influenza	гриппозная инфекция
a bout of heavy drinking	запой
an 'alcoholic binge'	«алкогольная эйфория»
a period of weight loss	цикл (лечебного) похудания
a menstrual period	менструальный цикл
an adverse drug reaction	отрицательная реакция на лекарство
the prodromal stage of an infectious disease	продромальный период инфекционного заболевания
the aftermath of a depressive illness	последствия депрессивного состояния
a fit of coughing	приступ кашля

an epileptic fit	эпилептический припадок
a grand mal convulsion	большой эпилептический припадок
a petit mal seizure	малый эпилептический припадок
a relapse of leukaemia	рецидив лейкемии
a remission of multiple sclerosis	ремиссия при рассеянном склерозе
an exacerbation of chronic obstructive airways disease	обострение хронической обструктивной болезни дыхательных путей
a tumour recurrence	рецидив опухоли
a recrudescence of a psychotic illness	обострение психического заболевания
a phase of bed wetting	стадия ночного недержания мочи
a hypomanic phase of a bipolar affective disorder	гипоманиакальная фаза биполярного аффективного расстройства
the tonic and clonic phases of a fit	тоническая и клоническая фазы припадка
the residual phase of schizophrenia	резидуальный период шизофрении
a nervous disposition	нервозное состояние
an accentuation of a personality trait	акцентирование личностных особенностей
a series of chest infections	комплекс инфекций органов грудной клетки
a cluster of headaches	1. мигрень 2. «гистаминовая» головная боль
a spate of violent outbursts	серия вспышек ярости
<u>On examination a child may...</u>	<u>При обследовании ребёнок может...</u>
avert his eyes when the Doctor looks directly into them	избегать прямого взгляда врача
babble	болтать
bang his head against a wall	биться головой о стену
be ticklish	быть смешливым *или* обидчивым

blow a foreign body from his nose	высморкать инородное тело из носа
busy herself with the toys	заниматься своими игрушками
cling to her mother's clothes	цепляться за мамину одежду
create havoc	устраивать беспорядок
cry	плакать
doze off	дремать, клевать носом
fail to exhibit reciprocal play	не отвечать на предлагаемую игру
fight the onset of sleep	бороться со сном
flap her arms	хлопать в ладоши
flick her fingers in front of her eyes	щёлкать пальцами перед своими глазами
flinch	вздрагивать
fly into a rage	прийти в ярость
glower	сердито смотреть
gnash her teeth	скрежетать зубами
grind his teeth	скрежетать *или* скрипеть зубами
grizzle	капризничать, хныкать
hop	прыгать, скакать
howl	1. завывать 2. истошно вопить
imitate the doctor	имитировать врача
jump up and down	прыгать вверх и вниз
look round warily	осторожно оглядываться
manifest abnormal social play	необычно вести себя
mimic the nurse	передразнивать медсестру
misbehave	плохо себя вести
mispronounce many words	неправильно выговаривать многие слова
play-act	актёрствовать, ломать комедию
pull at her right ear	тянуть себя за правое ухо
pull faces	кривляться
pull up her knees	становиться на колени
recoil in fear	в страхе отшатнуться
roar with laughter	оглушительно хохотать
rock to and fro	качаться туда и сюда

scowl	хмуриться, сердито смотреть
scream	визжать
search for a sound with his eyes	искать глазами, откуда идёт звук
shout	громко кричать
show a poor attention span	проявлять невнимание
show off	красоваться, рисоваться
shriek	вопить, орать
shuffle on his bottom	ёрзать на стуле
simper	глупо улыбаться
slaver	пускать слюни
smirk	ухмыляться
sniff frequently	часто фыркать, сопеть
squall	пищать, визжать, вопить
squawk	пронзительно кричать
squeal	визжать, вопить
squirm when cuddled	корчиться, изгибаться (на руках)
stammer	заикаться
stay still	вести себя спокойно
stutter	запинаться, заикаться
suck her thumb	сосать свой большой палец
sulk	дуться, сердиться
swear at the doctor	ругать врача
tap his feet	топать ногами
twiddle her fingers	вертеть пальцами
twirl her body	вертеться
vie for attention with his sister	соперничать со своей сестрой за внимание (взрослых)
walk on tiptoe	ходить на цыпочках
whimper	хныкать, ныть
whine	скулить, хныкать
whinge	1. скулить, хныкать 2. тихо ржать
wriggle	извиваться, корчиться
yell with pain	кричать от боли

<u>Prescribing Information about a Drug</u>	<u>Информация по выписыванию лекарства</u>
Name of Product	Название

Presentation	Пропись
Pharmacological properties	Фармакологические свойства
Pharmacokinetics	Фармакокинетика
Indications	Показания
Mode of administration	Метод применения
Dosage:	Дозировка
a) initial dose	а) начальная доза
b) minimal effective dose	б) минимальная эффективная доза
c) optimal dose regimen	в) оптимальный режим применения
d) upper limit of dose range	г) верхняя граница дозировки
e) frequency	д) частота приёма
Profile of Clinical Actions	Характер клинических действий
Clinical Experience	Клинические испытания
Contra-indications	Противопоказания
Use in Pregnancy and Lactation	Применение при беременности и лактации
Precautions	Предостережения
Side-effects and adverse reactions	Побочные действия и отрицательные реакции
Drug interactions	Взаимодействие лекарств
Effect of overdosage	Передозировка (лекарств)
Treatment of overdosage	Лечение при передозировке
Cost	Стоимость

<u>Modes of Drug Administration</u>	<u>Способы приёма лекарства</u>
A drug may be administered:	Лекарство может быть введено:
orally	через рот
parenterally	парентерально
sublingually	под язык
subcutaneously	подкожно
intramuscularly	внутримышечно
intravenously	внутривенно
rectally	интраректально
topically	местно

by aerosol inhalation	путём аэрозольной ингаляции
by inhalation of a nebulised solution	путём ингаляции распылённого раствора
by depot injection	путём инъекции веществ замедленного всасывания

Descriptive Words for a Patient's Cough	Слова для описания кашля больного
barking	лающий
bovine	глухой («бухающий»)
brassy	громкий с металлическим оттенком
croupy	характерный для крупа
dry	сухой
echoing	повторяющийся эхом
explosive	приступообразный («взрывной»)
hacking	сухой отрывистый
hawking	с отхаркиванием
irritating	раздражающий
paroxysmal	пароксизмальный, приступообразный
persistent	упорный, постоянный
productive	продуктивный
spasmodic	спазматический
suppressed	сдавленный, сдерживаемый
tickly	першение
violent	сильный, мучительный
whooping	характерный для коклюша, спазматический

Descriptive Words for a Patient's Sputum	Слова для описания мокроты больного
blood-flecked	с пятнами крови
blood-stained	окрашенная кровью
blood-streaked	с прожилками крови
carbonaceous	угольно-чёрная
frothy	пенистая
rusty-brown	ржаво-коричневая
thick	густая

Descriptive Words for a Child's Nutritional/Metabolic State	Слова для описания статуса питания и метаболизма ребёнка
anabolic	анаболический
atopic	атопический *(склонный к гиперчувствительности, аллергии)*
bandy-legged	рахитичный, кривоногий
bare-boned	истощённый, «кожа да кости»
cachexic	кахектичный
catabolic	катаболический
catarrhal	катаральный
dainty	разборчивый, привередливый (в еде)
delicate	слабый, болезненный
emaciated	изнурённый, истощённый
malnourished	недостаточный *(недоедание)*
precocious	преждевременный, рано развившийся
rickety	рахитичный, ослабленный
scrawny	недостаточный
sickly	болезненный, нездоровый
stunted	задержанный
thriving	хорошо развитый, цветущий
undernourished	недостаточный *(недоедание)*
undersized	недоразвитый
wasted	истощённый («чахнущий»)
well nourished	упитанный

Descriptive Words for Cyanosis	Слова для описания цианоза
central	центральный
peripheral	периферический
differential	дифференцированный
deep	сильный
faint	слабый
marked	выраженный
profound	сильный
slight	незначительный

Descriptive Words for a Child's Mental State or Behaviour	Слова для описания психического состояния или поведения ребёнка
accident-prone	вызванное несчастным случаем
acquiescent	непротестующее
adventurous	1. смелое, предприимчивое 2. опасное, безрассудное
affectionate	нежное, ласковое
autistic	аутистическое *(погружённое в мир личных переживаний)*
attentive	внимательное
awkward	неловкое, неуклюжее
babyish	детское, ребяческое
backward	умственно отсталый
bashful	робкое, застенчивое
bewildered	смущённое
boisterous	бурное, шумливое
bored	надоедливое
bothersome	беспокойное, докучливое
cheeky	наглое, дерзкое; развязное
compliant	уступчивое, податливое
cocky	нахальное, самоуверенное
co-operative	общительное; контактное
coy	застенчивое
curious	любознательное
deferential	почтительное
defiant	вызывающее
delinquent	виноватое
demanding	требовательное
demonstrative	несдержанное, экспансивное
disciplined	дисциплинированное
disobedient	непослушное
disruptive	разрушительное
distractible	рассеянное
endearing	ласковое, нежное
excitable	легко возбудимое
fidgety	неугомонное, беспокойное
flippant	легкомысленное, ветреное

fractious	капризное, раздражительное; беспокойное
fretful	раздражительное, капризное
frightened	испуганное
frolicsome	резвое, шаловливое
fun-loving	весёлое; забавное
gauche	1. бестактное 2. неуклюжее, неповоротливое
gawky	застенчивое, глуповатое
giggly	смешливое, «хихикающее»
good-humoured	добродушное
gregarious	общительное
happy	весёлое, счастливое
headstrong	своевольное
heedful	1. внимательное, заботливое 2. осторожное, предусмотрительное
helpful	услужливое
highly-strung	чувствительное, легко возбудимое
horrid	неприятное, противное
hyperactive	гиперактивное
imaginative	с богатым воображением
imitative	подражательное
impassive	бесстрастное, апатичное
impertinent	дерзкое, наглое
impetuous	порывистое, бурное
impressionable	восприимчивое, впечатлительное
impudent	дерзкое, бесстыдное
inattentive	невнимательное
indomitable	неукротимое, необузданное
inquisitive	пытливое, любознательное
insecure	небезопасное, ненадёжное
insolent	высокомерное, надменное, презрительное
irksome	утомительное, раздражающее
irritable	1. легко возбудимое 2. раздражительное
jaunty	весёлое, беспечное

likeable	приятное, располагающее
listless	равнодушное, безразличное
lively	оживлённое, весёлое
maladjusted	плохо контролируемое
mischievous	1. вредное 2. озорное, шаловливое
moody	угрюмое
naughty	непослушное, капризное
noisy	шумное
obedient	покорное, послушное
obstreperous	беспокойное, буйное
overawed	смиренное
panicky	паническое
perky	1. весёлое, бойкое 2. самоуверенное, дерзкое
pert	развязное, нахальное
pettish	обидчивое; вздорное
petulant	раздражительное, обидчивое
placid	мирное, спокойное
playful	игривое
plucky	смелое, отважное
quarrelsome	вздорное, драчливое
quiet	спокойное
rebellious	непокорное, недисциплинированное
recalcitrant	непослушное; неподатливое
respectful	вежливое, уважительное
restive	упрямое, беспокойное
rowdy	буйное, хулиганское
sad	печальное, унылое
savage	грубое, дикое
scared	напуганное, паническое
scholarly	эрудированный, образованный
sexually aware	сексуально озабоченное
shame-faced	стыдливое, робкое
sheepish	1. застенчивое, робкое 2. глуповатое
shy	робкое, нерешительное
silent	тихое, молчаливое
solitary	уединённое

sportive	весёлое, игривое
studious	прилежное, усердное, старательное
subdued	подавленное
suggestible	внушаемое, поддающееся внушению
sulky	мрачное, хмурое
sullen	угрюмое, замкнутое, сердитое
talkative	болтливое
terrified	устрашающее
thoughtful	глубокомысленное, внимательное
timid	робкое
troublesome	беспокойное
trying	утомительное, невыносимое
uncooperative	необщительное; неконтактное
undemonstrative	скрытное
underachieving	занимающийся хуже своих способностей
unhappy	несчастное, грустное
unruly	неуправляемое
vociferous	крикливое, шумное
vulnerable	уязвимое
wary	осторожное, осмотрительное
watchful	настороженное
wayward	капризное
well-adjusted	хорошо контролируемое
well-behaved	с хорошим поведением
wild	необузданное, дикое
wilful	своенравное, капризное
withdrawn	замкнутое, нелюдимое

CASE 17 : PROLAPSED INTERVERTEBRAL DISC

Female: Age 25

D: Hello. I am Dr Rose. What's the problem?

P: I've hurt my back.

D: Whereabouts?

P: Low down. I am sorry that I can't turn over but it makes the pain worse.

D: When did the pain start?

P: I was lifting a piece of furniture when I suddenly felt this terrible pain in my back. The pain was so bad that I couldn't straighten my back. I was in agony.

D: Does the pain go anywhere else?

P: Yes I've got pain in my left buttock and the pain seems to go down the back of my left leg.

D: Have you noticed any tingling or numbness in your left leg?

P: Yes, I've got a sensation like «pins and needles» on the outside of my left foot.

D: Have you jarred or strained your back recently?

P: Yes I twisted my back awkwardly whilst playing hockey last Saturday but the pain didn't last long at all.

D: Have you ever had back pain before?

P: No.

СЛУЧАЙ 17: ВЫПАДЕНИЕ МЕЖПОЗВОНОЧНОГО ДИСКА

Женщина 25 лет

В. : Добрый день, я доктор Роуз. Что случилось?

Б. : У меня болит спина.

В. : Где именно?

Б. : Внизу. Извините, что я не могу перевернуться, но это из-за того, что боль при этом усиливается.

В. : Когда началась боль?

Б. : Я переставляла мебель и вдруг почувствовала ужасную боль в спине, такую сильную, что я не могла выпрямиться. Я просто измучилась.

В. : Отдают ли боли ещё куда-нибудь?

Б. : Да, в левую ягодицу и в заднюю поверхность левой ноги внизу.

В. : Вы ощущали покалывание или онемение в левой ноге?

Б. : Да, у меня было ощущение покалывания снаружи левой ноги.

В. : Не перенапрягали ли Вы спину за последнее время?

Б. : Да, я повредила спину в прошлую субботу, когда играла в хоккей, но боль быстро прошла.

В. : Когда-нибудь раньше спина болела?

Б. : Нет.

D: Have you ever had tuberculosis or any problems with your joints?	В. : У Вас не было туберкулёза или каких-либо поражений суставов?
P: No	Б. : Нет.
On examination	При обследовании
Distressed. Lying supine. Apyrexial.	Расстроена. Лежит на спине. Температура тела нормальная
LS	Опорно-двигательная система
Back movements severely restricted by pain	Движения в спине резко ограничены из-за болей
Minimal tenderness over lower lumbar vertebrae	Небольшая болезненность над нижними поясничными позвонками
Marked paravertebral muscle spasm	Выраженный спазм паравертебральной мышцы
Left knee held bent	Левое колено держит согнутым
NS	Нервная система
Sensory system - sensation normal in right lower limb	Сенсорная система - чувствительность в правой нижней конечности нормальная
- diminished pain and light touch sensation along lateral border of left foot	- небольшая болезненность и слегка повышенная тактильная чувствительность вдоль латерального края левой нижней конечности
- no sensory loss over sacrum	- чувствительность над крестцом сохранена
Motor system	Двигательная система
- Normal tone and power in right lower limb	Тонус и сила мышц правой нижней конечности нормальные
- weak eversion of left foot	- небольшой выворот левой ноги

- normal extension and flexion of left hallux

- сгибание и разгибание большого пальца левой стопы нормальные

Reflexes Рефлексы	Knee Коленный	Ankle Голеностоп-ный	Plantar Подошвенный
R Правая	+	+	↓
L Левая	+	-	↓

Straight leg raising
- right leg unrestricted
- left leg restricted to 20 degrees
Dorsiflexion of left foot accentuates pain

Поднятие вытянутой ноги
- движения правой ноги не ограничены
- поднятие левой ноги ограничено до угла в 20 градусов
Сгибание левой ноги усиливает боль

<u>Diagnosis</u>
Prolapsed Interverebral Disc with compression of left S1 root

<u>Диагноз</u>
Выпадение межпозвоночного диска с компрессией левого корешка S1

Plan
x-ray lumbar spine
- anteroposterior
- lateral
Bed rest on firm mattress
Refer to Orthopaedic Surgeons

<u>План</u>
Рентгенограмма поясничного отдела позвоночника
- переднезадняя
- боковая
Лежать в постели на жёстком матраце
Направление к хирургу-ортопеду

<u>Differential Diagnosis</u>

chronic lower lumbar ligamentous strain (postural back pain)
ankylosing spondylitis
spondylolisthesis

<u>Дифференциальная диагностика</u>

хроническое растяжение связок нижнего отдела позвоночника (постуральные боли в спине)
анкилозирующий спондилит
спондилолистез

tuberculosis of spine	туберкулёз позвоночника
spinal stenosis	сужение спинномозгового канала
lumbar spondylosis	поясничный спондилёз
secondary vertebral tumour deposit	метастатическая опухоль позвоночника

Descriptive Words for a Patient's Mobility	Слова для описания подвижности больного
able-bodied	крепкий, здоровый
agile	подвижный
akinetic	страдающий акинезией
ambulant	ходячий *(о больном)*
bedbound	постельный *(о больном)*
bedfast with contractures	прикованный к постели из-за контрактур
confined to a chair	прикованный к инвалидному креслу
crippled	искалеченный
cumbersome	нескладный
disabled	нетрудоспособный
helpless	беспомощный
hemiplegic	с парализованными мышцами одной половины тела
housebound	ограниченный пребыванием в доме
immobile	неподвижный
incapacitated	ограниченный в дееспособности; недееспособный
independent	независимый, самостоятельный
inert	вялый, бездеятельный
kinetic	динамичный
lame	хромой
leaden-limbed	чувствующий тяжесть в ногах
lithe	гибкий, податливый
mobile	подвижный
motionless	неподвижный
nimble	проворный, ловкий
paralysed from the neck downwards	парализованный от шеи донизу
paraplegic	с парализованными верхними *или* нижними конечностями

supple	гибкий, податливый
tetraplegic	с парализованными всеми четырьмя конечностями
unwieldy	громоздкий; неуклюжий
wheelchair bound	прикованный к инвалидной коляске

<u>Descriptive Words for a Patient's Spine</u>	<u>Слова для описания позвоночника больного</u>
angulated	согнутый
bent	наклонённый
curved	искривлённый
straight	прямой
tilted sideways	склонённый набок
twisted	искривлённый
kyphotic	кифотический
lordotic	лордотический
scoliotic	сколиотический

<u>Descriptive Words for a Muscle</u>	<u>Слова для описания мышцы</u>
atrophic	атрофичная
bulky	увеличенная в объёме
contractile	сокращённая
dystonic	дистоническая *(с пониженным тонусом)*
fasciculating	пучкообразная
fibrotic	фиброзно изменённая
flaccid	дряблая, отвислая
floppy	гибкая
functioning	функционирующая
hypertonic	гипертоничная
hypertrophic	гипертрофированная
hypotonic	гипотоничная
limp	слабая, вялая
non-functioning	нефункционирующая
paralysed	парализованная
powerful	мощная
spastic	судорожная
strong	крепкая, сильная
tense	напряжённая
twitching	судорожно подёргивающаяся

wasted	истощённая
weak	слабая
<u>Descriptive Words for a Reflex</u>	<u>Слова для описания рефлекса</u>
absent	отсутствует
present	определяется
brisk	живой
depressed	сниженный
delayed	запаздывающий, замедленный
exaggerated	повышенный
hyperactive	гиперактивный
impaired	ослабленный
sluggish	замедленный
pendular	неустойчивый
A plantar response may be	Подошвенная реакция может быть
- downgoing	- с опусканием вниз
- equivocal	- рефлекс неясный
- upgoing	- с поднятием вверх

CASE 18: ACUTE SALPINGITIS	**СЛУЧАЙ 18: ОСТРЫЙ САЛЬПИНГИТ**
Female: Age 19	**Женщина 19 лет**
D: Hello, I am Dr Littlewood. How can I help you?	В. : Добрый день, я доктор Литтлвуд. Чем могу быть полезен?
P: I've got a pain in the lower part of my stomach.	Б. : У меня боли в нижней части живота.
D: When did the pain start?	В. : Когда они начались?
P: This Morning	Б. : Сегодня утром.
D: Does the pain go anywhere else such as your groin, thigh or shouldertip?	В. : Боли отдают куда-нибудь, скажем, в пах, бедро, в плечо?
P: No.	Б. : Нет.
D: Does anything make the pain worse?	В. : Что-нибудь усиливает боли?
P: No, not particularly.	Б. : Нет, особенно ничего.
D: Have you ever had a pain like this before?	В. : Были у Вас раньше такие боли?
P: Yes, 3 years ago. The Doctor said that I had appendicitis and so they took my appendix out.	Б. : Да, три года назад. Тогда врачи обнаружили у меня аппендицит и удалили мне аппендикс.
D: Do you experience a burning sensation on passing urine?	В. : Вы не чувствуете жжения во время мочеиспускания?
P: No.	Б. : Нет.
D: Are you passing urine more often than usual?	В. : Не стали ли Вы мочиться чаще, чем обычно?
P: No.	Б. : Нет.
D: Have you noticed any vaginal discharge?	В. : Вы не замечали каких-либо выделений из влагалища?
P: No, but I haven't checked today.	Б. : Нет, но сегодня я не проверяла.
D: Are your periods regular?	В. : Менструации регулярны?
P: Yes, I am on the pill.	Б. : Да, я принимаю таблетки.
D: When was the first day of your last period?	В. : Назовите первый день последней менструации.
P: One week ago exactly.	Б. : Точно неделю назад.

D: Have you noticed any bleeding between periods?	В. : Были ли кровотечения между менструациями?
P: No.	Б. : Нет.
D: When did you last have sexual intercourse?	В. : Когда было последнее половое сношение?
P: Last night.	Б. : Прошлой ночью.
D: Are you having protected intercourse?	В. : Вы предохраняетесь?
P: No.	Б. : Нет.
D: Have you ever had a genital infection before, for example venereal disease?	В. : Вы не болели женскими инфекционными болезнями, например, венерическими?
P: No, never.	Б. : Нет, никогда.
D: Have you ever had tuborculosis?	В. : Не было ли у Вас туберкулёза?
P: No.	Б. : Нет.
D: O. K. just relax now. I will come back and examine your abdomen as soon as I have found a chaperon.	В. : Хорошо. Теперь расслабьтесь. Я сейчас вернусь и обследую Вас, как только найду медсестру. *(Примечание. Доктор-мужчина может проводить обследование половых органов пациентки только в присутствии медсестры.)*

<u>On examination</u>	<u>При обследовании</u>
Oral temperature 38. 8 degrees C. Slightly flushed.	Оральная температура 38,8°C. Небольшая гиперемия (лица)
Not clinically shocked. No lymphadenopathy.	Клинических признаков шока нет. Лимфаденопатии нет.
No LKKS	Печень, почки, селезёнка не пальпируются
Bowel sounds normal	Кишечные шумы обычные

	R Правая	L Левая
Hernial orifices Грыжевые отверстия	v	v

AS
Пищеварительная система

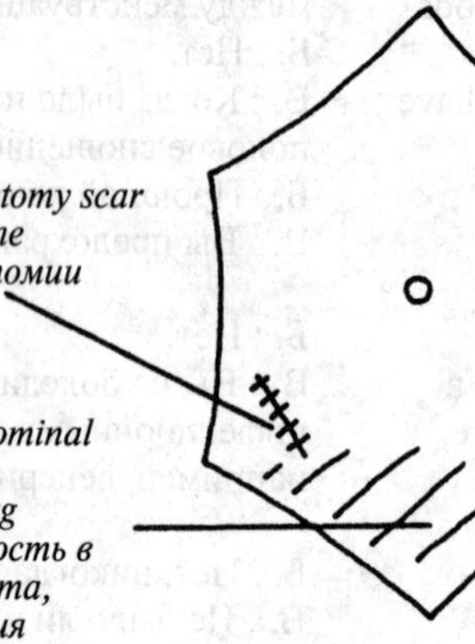

Appendicectomy scar
Шрам после аппендэктомии

Lower abdominal tenderness.
No guarding
Болезненность в низу живота, напряжения брюшной стенки нет

PR - right sided rectal tenderness	Per rectum: болезненность в области правой стенки прямой кишки
No guarding	Напряжения мышц нет
<u>PV</u>	Per vaginam:
- Introitus normal	Вход во влагалище не изменён
- Bilateral forniceal tenderness	Свод болезнен с обеих сторон
Excitation tenderness on-moving the cervix	Болезненность при баллотировании шейкой матки
- Purulent foul-smelling green discharge seen passing through the os	Гнойные, с неприятным запахом, зелёного цвета выделения из матки
- No adnexal masses felt	Опухолевидно изменённые придатки не определяются
<u>Impression</u>	<u>Предварительный диагноз</u>
Pelvic Inflammatory Disease	Воспалительное поражение тазовых органов
? Trichomonas	Трихомонадная инфекция (?)
<u>Plan</u>	<u>План</u>
High vaginal swab	Высокий влагалищный мазок
Cervical swab	Мазок из шейки матки
Urethral swab	Мазок из уретры

Mid-stream specimen of urine	Анализ мочи из средней струи
Refer to Gynaecologists	Направление к гинекологу
<u>Differential Diagnosis</u>	<u>Дифференциальная диагностика</u>
non-specific abdominal pain	неспецифические боли в животе
ruptured ovarian cyst	разрыв кисты яичника
ruptured ectopic pregnancy	разрыв (трубы) при внематочной беременности
incomplete abortion	неполный аборт
urinary tract infection	инфекция мочевыводящих путей
<u>Vocabulary</u>	<u>Словарь</u>
menarche	менархе
menopause	менопауза
premenstrual tension	предменструальное напряжение
dilation of the uterine os	расширение маточного зева
vaginal blood spotting	небольшое влагалищное кровотечение
products of conception	содержимое матки, удаляемое при аборте
coitus	коитус
a miscarriage	выкидыш
stillbirth	мертворождение
the 22nd week of gestation	22-я неделя беременности
third trimester	третий триместр
amniocentesis	амниоцентез
parturition	роды
puerperium	послеродовый период
lactation	лактация
the primigravid patient	женщина, имеющая первую беременность
sanitary towel (tampon)	женская прокладка (тампон)
vaginal speculum	влагалищное зеркало
cervical smear	мазок из шейки матки
laparoscopy	лапароскопия
birth control	ограничение [контроль] рождаемости

the sheath (condom)	презерватив
the contraceptive pill	противозачаточная таблетка
the intrauterine contraceptive device (the coil)	внутриматочное контрацептивное устройство (спираль)
the cap	маточный колпачок
a family planning service	служба планирования семьи
incest	инцест
prostitute	проститутка

<u>Some Obstetric Terms</u> — <u>Некоторые акушерские термины</u>

The cervix may be	Шейка матки может быть в
- anteverted	- антеверсии
- retroverted	- ретроверсии
- closed	- закрыта
- open	- открыта
The uterus may be	Матка может быть в
- anteflexed	- антефлексии
- retroflexed	- ретрофлексии
The Fetal attitude	Положение плода
(a) flexion	а) флексия
(b) extension of the legs	б) с вытянутыми ногами
The Fetal lie	Плод лежит
(a) longitudinal	а) продольно
(b) transverse	б) поперечно
The Fetal presentation	Предлежание плода
(a) cephalic	а) головное
(b) podalic	б) ножное
The Presenting part	Предлежащая часть
(a) vertex	а) темя
(b) face	б) лицо
(c) brow	в) лоб
(d) breech	г) ягодица
(e) shoulder	д) плечо

<u>Descriptive words for a Discharge</u> — <u>Слова для описания выделений</u>

<u>Colour</u>	<u>Цвет</u>
clear	прозрачные
colourless	бесцветные
brownish-yellow	коричневато-жёлтые

creamy white	беловатые
green	зелёные
limpid	прозрачные
yellow	жёлтые
Volume	Объём
abundant	обильные
copious	обильные
exiguous	скудные
profuse	профузные
scanty	скудные
slight	незначительные
Type	Характер выделений
blood-stained	окрашенные кровью
colloid	вязкие
faeculent	мутные
flocculent	густые
gelatinous	желеобразные
glairy	в виде яичного белка
glutinous	клейкие
inspissated	густые, плотные
mattery	гнойные
milky	молочные
mucoid	слизистые
pulsating	пульсирующие
purulent	гнойные
sanguinous	кровянистые
serosanguinous	серознокровянистые
serous	серозные
slimy	слизистые
stagnant	застойные
sticky	липкие, клейкие
stringy	тягучие, густые
tenacious	вязкие
viscous	вязкие; липкие
watery	водянистые
Odour	Запах
ammoniacal	аммиачный
fishy	рыбный
foetid	зловонный
foul-smelling	дурно пахнущий

fusty	затхлый
malodourous	плохо пахнущий
mouldy	с запахом плесени
nauseating	тошнотворный
offensive	раздражающий
pungent	едкий
putrid	гнилостный
rank	тухлый
sickly	тошнотворный
smelly	зловонный
unpleasant	неприятный
vile	отвратительный

Descriptive Words for the Female Breast	Слова для описания молочной железы
atrophic	атрофичная
bulky	массивная
fatty	ожиревшая
glandular	гландулярная, дольчатая
heavy	тяжёлая, большая
immature	недоразвитая
light	лёгкая, нетяжёлая
lumpy	бугристая
mature	зрелая, развитая
nodular	узловатая
pendulous	отвисшая
smooth	гладкая
well developed	хорошо развитая

Descriptive Words for the Nipple	Слова для описания соска
depressed	вдавленный
destroyed	повреждённый
deviated	отклонённый
discoloured	обесцвеченный
displaced	смещённый
disrupted	разорванный
distorted	искривлённый
everted	вывернутый наружу
inverted	инвертированный, вывернутый наизнанку
retracted	втянутый
turgid	опухший

CASE 19 : HAEMATEMESIS

Male : Age 60

D: Hello, I am Dr Owen. What's the problem?

P: I have been vomiting up blood.

D: How much have you vomited?

P: About 2 jugfuls.

D: Is it fresh or altered blood?

P: Fresh blood.

D: When did you start vomiting?

P: Not long ago. I was boozing with my mate when I suddenly felt sick and started bringing up blood all over the pavement.

D: Have you got any pain in your tummy?

P: No.

D: Have you passed any tarry black stools recently?

P: No.

D: Have you ever been in hospital before?

P: Yes, I have been under Dr Andrews for my booze problem but I just can't seem to give it up.

D: O. K. just relax and I'll put this drip up so that we can replace some of the blood you have lost.

СЛУЧАЙ 19. ГЕМАТЕМЕЗИС (КРОВАВАЯ РВОТА)

Мужчина 60 лет

В. : Здравствуйте, я доктор Оуэн. Что случилось?

Б. : У меня была рвота с кровью.

В. : Обильная ли была рвота?

Б. : Около двух полных кувшинов.

В. : Кровь свежая или изменённая?

Б. : Кровь свежая.

В. : Когда началась рвота?

Б. : Недавно. Я выпивал с другом, внезапно почувствовал тошноту, и меня вырвало с кровью прямо на тротуар.

В. : Болел ли у Вас живот?

Б. : Нет.

В. : Не было ли в последнее время дёгтеобразного чёрного стула?

Б. : Нет.

В. : Вы лечились когда-нибудь в больнице до этого?

Б. : Да, меня лечил доктор Эндрюс по поводу алкоголизма, но, мне кажется, я не могу совсем бросить пить.

В. : Хорошо, теперь расслабьтесь, и я поставлю Вам капельницу, чтобы мы могли возместить Вашу кровопотерю.

On Examination	При обследовании
Afebrile. Unkempt. Tattooed. Smells of alcohol.	Температура не повышена. Больной неопрятен. Татуирован. Изо рта запах алкоголя.
Pale. Cool clammy peripheries.	Бледен. Конечности холодные и липкие
Early clubbing of finger nails	Начальные изменения ногтей по типу барабанных палочек
Nicotine-stained fingers	Пальцы рук окрашены никотином
Palmar erythema and spider naevi on both arms and upper parts of body	Эритема ладоней и паукообразные родимые пятна на обеих руках и верхней части тела
Bilateral pitting ankle oedema	Двусторонний пастозный отёк голеностопных суставов
CVS	Сердечно-сосудистая система
Pulse 120/minute, regular, thready	Пульс 120 ударов в минуту, ритмичный, нитевидный
BP 90/60 mm Hg	Кровяное давление 90/60 мм рт. ст.
HS I + II + 0	Тоны сердца ясные, шумов нет
RS BS - vesicular	В лёгких везикулярное дыхание
Impression	Предварительный диагноз
Hypovolaemic shock secondary to haematemesis in a 60 year old man with a history of alcohol abuse and showing signs of liver disease and portal hypertension.	Гиповолемический шок, последовавший за кровавой рвотой у 60-летнего мужчины, лечившегося от алкоголизма, и указывающий на поражение печени и портальную гипертензию.
? oesophageal varices	Варикоз вен пищевода(?)
? acute gastric erosions	Острые эрозии желудка(?)
? bleeding peptic ulcer	Кровоточащая пептическая язва(?)

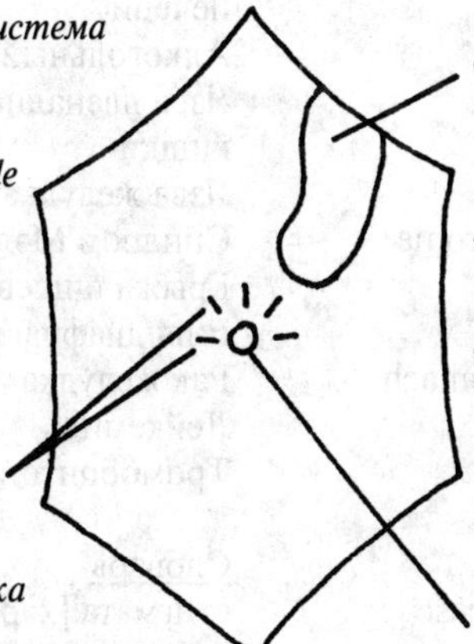

<u>Plan</u>	<u>План</u>
Full blood count	Полный анализ крови
Urea and electrolytes	Мочевина и электролиты
Liver function tests	Функциональные пробы печени
Coagulation screen	Тест на свёртываемость крови
Group and x match 6 units of whole blood	Перекрёстное определение группы крови и резус-фактора и подбор 6 ампул крови
2 intravenous cannulae	2 внутривенные канюли
Commence Plasma Protein Fraction infusion	Начать инфузию фракции белковой плазмы
Central venous pressure line	Измерить центральное венозное давление с помощью катетера
Refer to physicians	Направление на обследование врачами-специалистами
<u>Differential Diagnosis</u>	<u>Дифференциальная диагностика</u>
Oesophageal varices due to	Варикоз вен пищевода

portal hypertension secondary to micronodular cirrhosis	вследствие портальной гипертензии, вызванной мелкоузелковым циррозом печени
Alcohol gastritis	Алкогольный гастрит
Duodenal ulcer	Язва двенадцатиперстной кишки
Gastric ulcer	Язва желудка
Mallory-Weiss syndrome	Синдром Мэллори - Вейса
Hiatal hernia	Грыжа пищеводного отверстия диафрагмы
Carcinoma of the stomach	Рак желудка
Leukaemia	Лейкемия
Thrombocytopenia	Тромбоцитопения

Vocabulary	Словарь
stigmata of liver disease	стигмата [характерные признаки] поражения печени
fatty infiltration of the liver	жировое перерождение печени
hepatocellular failure	гепатоцеллюлярная недостаточность
unit of alcohol	единица *(объём выпитого)* алкоголя
hangover	похмелье
excessive consumption of alcohol	чрезмерное употребление алкоголя
alcohol-related disability	недееспособность, вызванная пьянством
problem drinking	пьянство
alcohol dependence	алкогольная зависимость
withdrawal symptoms	абстинентный синдром
delirium tremens	белая горячка
thiamine	тиамин
pyruvate assay	исследование пирувата *(соли пирувиноновой кислоты)*
pathological jealousy	патологическая ревность
alcoholic hallucinosis	алкогольные галлюцинации
abstinence	абстиненция

sobriety	трезвость
detoxification unit	детоксикационная доза
to render the alcoholic teetotal	помогать избавиться от алкогольной зависимости

<u>On examination a patient may...</u>	<u>Во время обследования пациент может ...</u>
be unable to bear weight on her left leg	быть не в состоянии опереться на свою левую ногу
bear signs of torture	иметь следы пыток
belch frequently	часто рыгать
blink on menace in both eyes	угрожающе сверкать глазами
blush with embarrassment	краснеть от смущения
choke on a piece of bread	поперхнуться куском хлеба
clear the throat repeatedly	постоянно прочищать горло
convulse	корчиться в судорогах
dribble from the corners of the mouth	капать слюной из уголков рта
drool saliva	распускать слюни
faint	падать в обморок
feign abdominal tenderness	симулировать боли в животе
froth at the mouth	пускать пену изо рта
gasp for breath	задыхаться
go berserk	приходить в неистовство
grimace with pain	скривиться от боли
groan	стонать
grunt	ворчать
hawk and snort to get rid of the catarrh	отхаркиваться и храпеть, стремясь прокашляться
heave	поворачиваться
hiccup	икать
hobble	запинаться
hyperventilate	чрезмерно глубоко дышать
lapse into unconsciousness	терять сознание
lean heavily to one side whilst walking	клониться при ходьбе на одну сторону
limp	прихрамывать
make lip-smacking movements	причмокивать губами
moan	стонать, жаловаться

neglect the right field of vision	не видеть правое поле зрения
panic	паниковать
pant	тяжело дышать
peer at the Doctor's face	уставиться в лицо врача
pretend to be unconscious	притворяться потерявшим сознание
quiver with fear	дрожать от испуга
reek of alcohol	издавать запах алкоголя
reel to and fro like a drunken man	шататься, как пьяный
retch ineffectually	тщетно тужиться при рвоте
roll around in agony	кататься по полу в агонии
shake the sides of the hospital bed	раскачивать больничную кровать
shudder	содрогаться
smell of perspiration	издавать запах пота
snore loudly	громко храпеть
spit out blood	кашлять кровью
sport a prominent facial scar	щеголять глубоким рубцом на лице
squat while pressing on his abdomen	свёртываться в клубок при надавливании на живот
strain to void urine	напрягаться при мочеиспускании
struggle to get out of bed	стремиться вскочить с кровати
thrash about the bed	биться о кровать
toss and turn in bed	крутиться и вертеться в кровати
totter	шататься, ковылять
tremble	дрожать
twitch involuntarily	непроизвольно подёргиваться
wince with pain	морщиться от боли
writhe in acute pain	корчиться от острой боли
yawn	зевать

<u>During a consultation a patient may...</u> — <u>Во время консультации пациент может...</u>

accept the diagnosis of cancer calmly	спокойно воспринять диагноз рака

accuse the doctor of neglecting her case	обвинять врача в недостаточном к себе внимании
admit to having AIDS	допускать возможность заражения СПИДом
agree grudgingly to undergo the operation	неохотно соглашаться на операцию
air her worries about her husband's fidelity	высказывать свои подозрения в неверности мужа
answer questions to the point	отвечать на вопросы по существу
apologise for being two hours late	извиняться за опоздание на два часа
argue with the Doctor about his choice of treatment	спорить с врачом о выборе метода лечения
avail herself of the opportunity to receive treatment in hospital	воспользоваться удобным случаем для получения лечения в стационаре
be adamant that she has not defaulted from the medication	быть твёрдо уверенной в том, что она не отказалась от курса лечения
be bemused by the Doctor's jargon	поражаться врачебному жаргону
be heartened by the news that her breast lump was benign	воспрянуть духом при известии, что её опухоль груди доброкачественная
be imprecise with his answers	быть неточным в своих ответах
be reluctant to accept the Doctor's advice	не воспринимать советы врача
be unable to recall the events before the accident	быть не в состоянии вспомнить события до несчастного случая
be unwilling to comply with the treatment schedule	не соглашаться с назначенным лечением
believe the doctor's explanation of her symptoms	верить объяснению врача по поводу своих симптомов
blame the surgeon for not operating earlier	обвинять хирурга в том, что не был прооперирован ранее
claim unconvincingly that he feels better	неубедительно утверждать, что чувствует себя лучше

clamour for admission to hospital	шумно требовать госпитализации
complain about the standard of care	жаловаться на уровень ухода
compliment the hospital staff for their efficiency	делать комплименты больничному персоналу за эффективную работу
conceal the fact that his headaches pre-dated the head injury	скрывать, что головным болям предшествовала травма головы
concede that she is an erratic pill-taker	соглашаться, что она неправильно принимала таблетки
concur with the doctor's leading questions	сходиться во мнении с врачом по главным вопросам
confide in the Doctor about her addiction to heroin	поверять врачу секрет о том, что употребляла героин
converse freely	свободно беседовать
criticise the medical staff for their lack of compassion	критиковать медицинский персонал за недостаточное сочувствие
decline the offer of treatment	отказываться от предлагаемого лечения
demand a second opinion	требовать второе (врачебное) мнение
digress repeatedly	постоянно отвлекаться
disclose that he has actually come on account of impotence	признаваться, что на самом деле он пришёл по поводу импотенции
dismiss the doctor's recommendations	отвергать врачебные рекомендации
dupe the police surgeon by pretending to be mentally ill	одурачивать полицейского врача, притворяясь психически больным
elect to receive private health care	выбирать лечение у частного врача
entreat the general practitioner to refer him to a specialist	упрашивать лечащего врача направить его к специалисту
exaggerate the severity of his symptoms	чрезмерно подчёркивать тяжесть своих симптомов

fail a hearing test	не пройти проверки слуха
fake an illness to avoid work	симулировать болезнь, чтобы уклоняться от работы
feel pressurised by her relatives to consent to the operation	ощущать давление своих родственников по поводу согласия на операцию
file a complaint	подавать жалобу
flatter the examining physician	льстить врачу при обследовании
forget to mention that he had Hepatitis B in the past	забыть упомянуть, что в прошлом перенёс гепатит B
grumble about his painful joints	жаловаться на боли в суставах
have unrealistic expectations about the efficacy of the treatment	иметь нереальное представление об эффективности лечения
indicate that she has serious marital problems	считать, что она имеет серьёзные проблемы в браке
infer that her previous GP was unhelpful	считать, что её предыдущий лечащий врач ей не помог
insist on seeing a specialist	настаивать на осмотре специалистом
interrupt repeatedly	постоянно прерывать (врача)
lie about the number of his sexual partners	лгать о количестве своих половых партнёров
lip-read quite effectively	хорошо читать по губам
list a number of symptoms indicative of depression	перечислять симптомы, указывающие на депрессию
maunder	бормотать
mention that he and his wife have recently separated	упомянуть, что он и его жена недавно разъехались
misconstrue what the Doctor said	неправильно истолковывать слова врача
object to the presence of medical students	возражать против присутствия студентов-медиков
over-react to the examination	неадекватно реагировать на обследование
pass an eye test	пройти тест на остроту зрения
play the sick role	играть роль больного

plead for a medical certificate to excuse him from work	просить медицинскую справку об освобождении от работы
present with a 3 month history of dysphagia	заявлять, что в течение 3 месяцев страдает дисфагией
profess to be well, despite her serious weight loss	заявлять, что чувствует себя хорошо, несмотря на резкую потерю веса
promise to take the drug regularly	обещать принимать лекарство регулярно
quote what another doctor said	ссылаться на мнение другого врача
raise questions pertaining to the proposed treatment	поднимать вопросы относительно предложенного лечения
rebuff any suggestions to change his daily routine	отказываться от любых предложений изменить образ жизни
refuse to allow a vaginal examination	не соглашаться на влагалищное исследование
reject all offers of help	отказываться от любой помощи
seek reassurance constantly	искать постоянной поддержки
show abnormal illness behaviour	вести себя ненормально для данного заболевания
somatise her mental distress	соматизировать своё психическое расстройство
speak highly of her general practitioner	хорошо отзываться о своём лечащем враче
state that he cannot afford private health care	утверждать, что он не может позволить себе лечиться у частного врача
storm out of the room and slam the door	выбегать из комнаты, хлопнув дверью
take offence at the doctor's brusque manner	обижаться на грубое обращение врача
threaten to sue the plastic surgeon	угрожать судом пластическому хирургу
unburden her worries onto the Doctor	перекладывать свои проблемы на врача

understand the rationale of the treatment	понимать необходимость и правильность лечения
understate the severity of his symptoms	преуменьшать тяжесть симптомов своего заболевания
withhold important information about her obstetric history	скрывать важную информацию о своей акушерской патологии

<u>Descriptive Words for a Patient's General Assessment</u>	<u>Слова для описания общего состояния больного</u>
afebrile	безлихорадочный, апиретический
anaemic	анемичный, малокровный
apnoeic	задыхающийся
apyrexial	безлихорадочный, апиретический
bald	лысый, плешивый
blind	слепой
clammy	потный, липкий
covered with bruises	покрытый синяками
cyanosed	цианотичный
deaf	глухой
dehydrated	обезвоженный
diaphoretic	потливый
difficult to assess	труднодоступный
dumb	немой
dyspnoeic	страдающий одышкой
edentulous	беззубый
febrile	лихорадочный
feverish	лихорадочный
fluid-overloaded	отёчный, пастозный
hard of hearing	плохо слышащий, тугоухий
hirsute	с избыточным оволосением, гирсутизмом
hypothermic	гипотермичный, с пониженной температурой
icteric	желтушный; иктерический
intubated	интубированный
jaundiced	желтушный
mute	немой
oedematous	отёчный

over-hydrated	отёчный
pale	бледный
partially sighted	с частичной потерей зрения
plethoric	гиперволемичный, относящийся к плеторе
pregnant	беременная
pyrexial	с повышенной температурой
shivery	дрожащий
shocked	поражённый; находящийся в шоке
snuffly	раздражительный
stridulous	хриплый
sweaty	потный
tanned	загорелый
tattooed	татуированный
tremulous	дрожащий, робкий
ventilated	1. находившийся под искусственным дыханием 2. с насыщенной кислородом кровью
well-oxygenated	хорошо оксигенированный
wheezy	задыхающийся

Descriptive Words for Bleeding	Слова для описания кровотечения
brisk	свежей кровью
catastrophic	катастрофическое
controlled	контролируемое
external	наружное
heavy	тяжёлое, опасное для жизни
internal	внутреннее
intractable	не поддающееся лечению
light	небольшое, слабое
occult	скрытое
overt	открытое, явное
reactionary	реактивное *(в ответ на воздействие)*
torrential	струйное
uncontrolled	неконтролируемое, неостанавливаемое

<u>Descriptive Words for a Patient's Blood Pressure</u>	<u>Слова для описания кровяного давления больного</u>
constant	устойчивое
falling	снижающееся, падающее
high	высокое
labile	лабильное, неустойчивое
low	низкое
normal	нормальное
rising	повышающееся, возрастающее
spuriously high	с ложными подъёмами
stable	стабильное
static	устойчивое
unrecordable	неизмеряемое
variable	изменяемое, переменчивое
A patient may be	Больной может быть
normotensive	нормотоник
hypotensive	гипотоник
hypertensive	гипертоник

<u>Descriptive Words for Nails</u>	<u>Слова для описания ногтей</u>
bitten to the quick	обкусанные
brittle	ломкие
clubbed	с утолщениями, в виде барабанных палочек
dystrophic	дистрофичные
hypoplastic	недоразвитые
ingrowing	вросшие
nicotine-stained	окрашенные никотином
onychogryphotic	утолщённые и искривлённые
painted	окрашенные
pitted	вогнутые
spoon-shaped	ложковидные
well-manicured	с хорошим маникюром

<u>Descriptive Words for a Patient's Attire</u>	<u>Слова для описания одежды больного</u>
attractive	элегантная, привлекательная
barefoot	босиком
bedraggled	испачканная

blood-spattered	в пятнах крови
casually dressed	небрежно одетый
clothed in black leather	одетый в чёрную кожу
colourful	яркая, красочная
conservative	строгая, скромная
conventional	общепринятая
covered with manure	испачканная навозом
crumpled	измятая
dapper	щёгольская, франтоватая
decorous	приличная, пристойная
dilapidated	ветхая
dishevelled	растрёпанная
dowdy	неряшливая, безвкусная
drab	грязноватая
dressed in a nightgown	одетая в ночную сорочку
emblazoned with swastikas	расписанная свастиками
fashionable	модная
filthy	грязная
flamboyant	яркая, вычурная
flashy	дешёвая, кричащая
formal	официальная; вечерняя
fully dressed	хорошо одетый
garish	слишком яркая, кричащая
gaudy	слишком яркая, кричащая
grimy	грязная, запачканная
grubby	неряшливая, неопрятная
ill-assorted	плохо подобранная
ill-fitting	плохо пригнанная
immaculate	чистая
immodest	нескромная
inappropriate	несоответствующая
indecent	неприличная, неподобающая
messy	грязная
muddy	испачканная грязью
neglected	запущенная, небрежная
nude	слишком обнажающая, откровенная
old-fashioned	старомодная
outrageous	вызывающая, неприличная
overdressed	слишком нарядная, кричащая

plain	простая, без претензий
provocatively dressed	вызывающая
ragged	изорванная
rumpled	в беспорядке
scantily clad	убогая
scruffy	неряшливая
shabby	затасканная, изношенная
skimpy	скудная
sloppy	мокрая, забрызганная грязью
slovenly	неряшливая
smart	изящная, щёгольская
smeared with blood	в пятнах крови
soaked with rain	промокшая под дождём
soberly dressed	солидная
spruce	нарядная
stark naked	совершенно обнажённая
stylish	стильная
suitably dressed	соответствующая, подходящая
tattered	изношенная
tawdry	яркая, безвкусная
threadbare	изношенная, потёртая
tidy	опрятная, аккуратная
torn	изорванная
trendy	тенденциозная
trim	хорошая
unbecoming	неподобающая, неуместная
unkempt	неопрятная
unseemly	неподобающая, непристойная
vulgar	вульгарная
well-groomed	ухоженная, аккуратная
well made-up	хорошо пошитая
worn	изношенная
wrapped in a blanket	завернутый в одеяло

<u>Descriptive Words for a Patient's Character</u>	<u>Слова для описания характера больного</u>
affable	приветливый, вежливый
amiable	любезный, дружелюбный
approachable	доступный

arrogant	высокомерный, нахальный
avaricious	скупой, жадный
bad-tempered	раздражительный
benevolent	доброжелательный
boastful	хвастливый
bombastic	напыщенный
boring	надоедливый
brash	нежный, хрупкий
brave	храбрый, смелый
brazen-faced	наглый, бесстыдный
busy	деятельный, беспокойный
callous	чёрствый, грубый
captious	придирчивый
caring	заботливый, внимательный
changeable	изменчивый, непостоянный
charming	обаятельный, очаровательный
chatty	болтливый
chauvinistic	шовинистический
choleric	раздражительный, желчный
competitive	конкурирующий, соперничающий
conceited	тщеславный, самодовольный
conscientious	добросовестный
considerate	тактичный, деликатный
corrupt	испорченный, развращённый
courageous	мужественный
covetous	алчный, жадный
crotchety	капризный, своенравный
cruel	жестокий, тяжёлый
decent	скромный, приличный
decisive	решительный
determined	решительный, непреклонный
difficult	трудный
diligent	усердный, прилежный
disagreeable	сварливый, с тяжёлым характером
dispassionate	спокойный, бесстрастный
dissolute	распущенный, беспутный

dogmatic	догматический
dominant	властный
dour	суровый, мрачный
dull	тупой, скучный
ebullient	кипучий, полный энтузиазма
egocentric	эгоцентричный
emotional	эмоциональный
enigmatic	загадочный, таинственный
even-tempered	ровный, беспристрастный
evil	злой, зловредный
fair	справедливый, честный
fastidious	привередливый, требовательный
fickle	непостоянный, изменчивый
fierce	1. неистовый 2. свирепый, жестокий
fiery	вспыльчивый
finicky	утончённый, изысканный
flighty	капризный, взбалмошный
forceful	сильный, волевой
frank	открытый, прямой
fussy	беспокойный
generous	благородный, великодушный
good-natured	добродушный
grasping	скупой, жадный
grouchy	брюзжащий, обидчивый
hard	крепкий, твёрдый
hearty	искренний, сердечный
heavy-hearted	печальный, унылый; с тяжёлым сердцем
homeloving	скромный; «домашний»
hospitable	гостеприимный
humble	скромный, застенчивый; смиренный
humorous	забавный, весёлый
humourless	лишённый чувства юмора; скучный, сухой
hypocritical	лицемерный, ханжеский
idle	ленивый
ill-natured	грубый, злобный

impressionable	впечатлительный
indecisive	нерешительный
insatiable	жадный, ненасытный
inscrutable	таинственный, непостижимый
interesting	интересный
intolerant	нетерпимый
introspective	интроспективный; занимающийся самоанализом
irascible	вспыльчивый, раздражительный
kind	добрый
lazy	ленивый
light-hearted	беззаботный, беспечный; весёлый
loyal	верный, преданный
magnanimous	великодушный
malicious	злобный
mean	1. низкий, подлый 2. мелочный, придирчивый
meek	мягкий, кроткий
melancholic	меланхолический, унылый
modest	скромный, сдержанный
naive	наивный, простоватый
nasty	злобный, недоброжелательный
niggardly	скупой; скаредный
obdurate	чёрствый; ожесточённый
objectionable	вызывающий возражения, нежелательный
obnoxious	противный, несносный
obstinate	упрямый
opinionated	самоуверенный
outgoing	непостижимый
over-confident	самонадеянный
over-particular	особенный
over-sexed	гиперсексуальный
passionate	пылкий
peculiar	странный, особенный
peevish	сварливый, неуживчивый
persevering	настойчивый, упорный
phlegmatic	флегматичный, вялый

poorly-motivated	плохо мотивированный
possessive	собственнический
pretentious	претенциозный
profane	непристойный
proud	гордый, надменный
prudish	1. стыдливый; жеманный 2. ханжеский, пуританский
pugnacious	драчливый, сварливый
queer	странный, чудаковатый
quick-tempered	вспыльчивый
resourceful	находчивый, изобретательный
romantic	романтический
rugged	1. сильный, стойкий 2. тяжёлый
sanctimonious	ханжеский, лицемерный
saturnine	мрачный
scrupulous	щепетильный, добросовестный
secretive	скрытный
self-assured	самоуверенный
self-conscious	застенчивый, смущающийся
self-effacing	тушующийся
self-important	с высоким самомнением
self-righteous	самодовольный, уверенный в своей правоте
sensible	разумный, здравомыслящий
sensitive	чувствительный; впечатлительный
sentimental	сентиментальный
serious	серьёзный
single-minded	1. целеустремлённый 2. прямодушный, прямой
skittish	1. игривый, живой 2. своенравный, капризный
slothful	ленивый, нерадивый
sly	1. хитрый, ловкий 2. лукавый
smug	самодовольный
snappish	придирчивый, раздражительный
snobby	снобистский, чванливый

sociable	общительный
soft	мягкий, уступчивый
spirited	живой, энергичный; пылкий
spiteful	злобный; недоброжелательный
squeamish	привередливый, разборчивый
stable	устойчивый
staid	степенный, уравновешенный
starchy	чопорный, церемонный
stern	строгий, суровый
stingy	скупой, скаредный
stoical	стоический
stolid	флегматичный, вялый
straightforward	1. прямой, честный 2. простой
strict	строгий, точный
stubborn	упрямый
surly	угрюмый, сердитый
sympathetic	симпатичный
taciturn	молчаливый
temperamental	темпераментный
tenacious	упорный
tender-minded	чувствительный, отзывчивый
tetchy	обидчивый, раздражительный
thrifty	бережливый
thoughtless	беспечный, бездумный
tolerant	терпимый
touchy	обидчивый
tough	грубый, упрямый
trustworthy	заслуживающий доверия, надёжный
uncomplaining	терпеливый
unemotional	неэмоциональный, бесстрастный
unfeeling	бесчувственный
unforgiving	непрощающий
unprincipled	беспринципный
unscrupulous	бессовестный

vain	самодовольный, тщеславный
venerable	почтенный
virtuous	добродетельный, целомудренный
volatile	непостоянный, ветреный
weak-willed	слабовольный
well-balanced	ровный, уравновешенный
well-motivated	хорошо мотивированный
wicked	злобный; безнравственный
work-shy	уклоняющийся от работы; ленивый

CASE 20: KNEE INJURY

Male: Age 22

D:Good afternoon. I am Dr Richards. What is the trouble?

P: I have hurt my right knee while playing football.

D: What time did you get injured?

P: About half-past three. Almost exactly an hour ago.

D: What exactly happened?

P: I was trying to turn with the ball when someone tackled me from the side.

D: Did you manage to carry on playing?

P: No, I can't bear any weight on my right leg. The coach and trainer helped me off the pitch.

D: Have you had any problems with your knee before, such as "locking" or "giving way"?

P: No, this is my first bad injury.

D: Do you suffer from a bleeding disorder?

P: No.

D: O. K. let's have a look at your knee.

СЛУЧАЙ 20: ТРАВМА КОЛЕНА

Мужчина 22 лет

В. : Добрый день. Я доктор Ричардс. Что с Вами случилось?

Б. Я ушиб правое колено, когда играл в футбол.

В. : Когда это произошло?

Б. : Около половины четвёртого, почти точно час назад.

В. : Что же произошло?

Б. : Я хотел развернуться с мячом, когда кто-то ударил меня сбоку.

В. : Вы смогли продолжить игру?

Б. : Нет, я не мог наступить на правую ногу. Тренер и инструктор помогли мне уйти с поля.

В. : Были ли у Вас раньше проблемы с этим коленом, например, его «блокирование» или «подворачивание»?

Б. : Нет, это моя первая серьёзная травма.

В. : Вы не страдаете кровотечениями?

Б. : Нет.

В. : Хорошо, давайте посмотрим Ваше колено.

On Examination

При обследовании

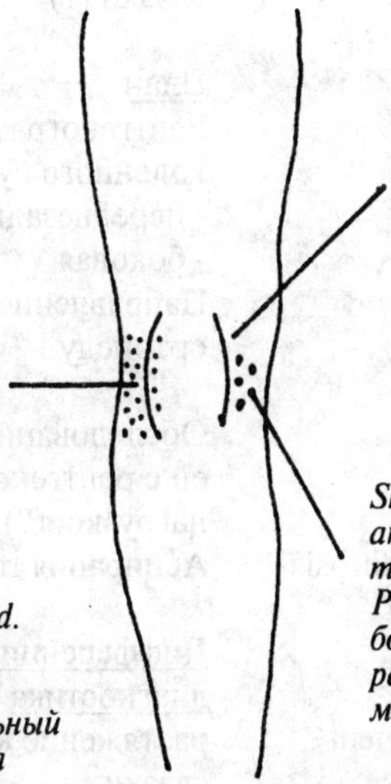

Right Lower Limb (Anterior Aspect)
No bruising or oedema over patella
Extension mechanism of knee appears intact
Valgus strain with knee flexed at 30 degrees caused no movement but a considerable amount of pain on the medial side of the knee joint. No anteroposterior glide.

Правая нижняя конечность (вид спереди)
Кровоизлияния или отёка над надколенником нет
Распрямление колен безболезненно
Вальгусное напряжение колен под углом 30 градусов не вызывает движения ноги, но возникают сильные боли по средней линии коленного сустава. Переднезадние движения невозможны.

No rotary instability or varus instability

Ограничений ротирования или варусных движений нет

Diagnosis
Haemarthrosis of right knee joint

Диагноз
Гемартроз правого коленного сустава

? Partial tear of right medial collateral ligament	Частичный разрыв правой медиальной коллатеральной связки (?)
<u>Plan</u>	<u>План</u>
x-rays of right knee	Рентгенограмма правого коленного сустава:
- anteroposterior	- переднезадняя
- lateral	- боковая
Refer to Orthopaedic Surgeons	Направление к хирургу-ортопеду
? Examination under anaesthesia with stress radiographs	Обследование под анестезией с рентгенограммой под нагрузкой(?)
? aspiration of haemarthrosis	Аспирация гемартроза(?)
<u>Differential Diagnosis</u>	<u>Дифференциальная диагностика</u>
sprained collateral ligament	растяжение коллатеральной связки
completely torn collateral ligament	полный разрыв коллатеральной связки
damaged cruciate ligament	травма крестообразной связки
torn meniscus	повреждение мениска
ruptured quadriceps tendon	разрыв сухожилия четырёхглавой мышцы
fractured patella	перелом надколенника
avulsed tibial tubercle	отрыв бугорка большеберцовой кости
traumatic synovial effusion	травматическое синовиальное кровоизлияние
<u>Vocabulary</u>	<u>Словарь</u>
pressure bandage	давящая повязка
heavily padded crepe bandage	тугая эластическая повязка
backslab	задняя гипсовая лонгета
ankle to groin plaster of Paris cast	гипсовая повязка от голеностопа до паха
posterior splint	задняя шина
crutches	костыли

brace	бандаж, корсет
minimal access surgery	минимально инвазивная хирургия
arthroscopy	артроскопия
meniscectomy	менискэктомия
hamstring exercises	гимнастика для коленных сухожилий
physiotherapy	физиотерапия
hydrotherapy	водолечение, гидротерапия
rehabilitation	реабилитация
A plaster case may be	Гипсовая повязка может быть
- well moulded	- хорошо наложенная
- comfortably fitting	- удобно пригнанная
- too tight	- слишком тугая
- too slack	- слишком свободная
- inadequately padded	- неадекватно мягкая

<u>Descriptive Words for an Injury</u>	<u>Слова для описания травмы/раны</u>
major	серьёзная
intermediate	средней тяжести
minor	небольшая, лёгкая
open	открытая
closed	закрытая
severe	тяжёлая
trivial	обычная, тривиальная
blunt	тупая
penetrating	проникающая
missile	огнестрельная
direct	прямая
indirect	непрямая
tangential	касательная
oblique	косая

<u>Descriptive Words for Injured Body Tissue</u>	<u>Слова для описания травм тканей тела</u>
abraded	ссадина
bereft of blood supply	нарушение кровообращения
bruised	кровоподтёк
burnt	ожоговая *(исключая ожог кипятком)*

contused	контузионная
coagulated	коагуляционная
crushed	размозжённая
denuded	открытая
devitalised	с девитализированными участками
diseased	болезненная
gangrenous	гангренозная
gashed	глубокая
grazed	потёртость
injured	раневая
ischaemic	ишемическая
lacerated	рваная
mangled	рубленая
macerated	мацерированная
non-viable	нежизнеспособная
ripped open	разорванная
stripped of skin cover	с повреждением поверхности кожи
scalded	ожоговая *(кипящей жидкостью или паром)*
scratched	царапина
scuffed	потёртость
split	трещина
slashed	резаная
traumatised	травматическая
torn	разрыв

Descriptive Words for a Joint	Слова для описания сустава
flexed	согнутый
extended	разогнутый
abducted	приведённый
adducted	отведённый
internally rotated	вывернутый внутрь
externally rotated	вывернутый наружу
hyperextended	переразогнутый
clicking	щёлкающий
crepitant	крепитирующий
crooked	искривлённый
deformed	деформированный
dislocated	дислоцированный, смещённый

disorganised	патологический
flail	разболтанный
flexible	гибкий
hyperextensible	перерастянутый
knobbly	бугристый
lax	расхлябанный
locked	фиксированный
mechanically deranged	механически повреждённый
misshapen	деформированный
sound	здоровый, неизменённый
sprained	растянутый
stable	устойчивый, стабильный
stiff	тугоподвижный
subluxed	подвывихнутый
swollen	опухший
unsound	изменённый; травмированный
unstable	неустойчивый
Two joint surfaces may be congruous or incongruous	Поверхности сустава могут быть конгруэнтны или неконгруэнтны

Descriptive Words for a Deformity	Слова для описания деформации
bony	костная
conspicuous	заметная, бросающаяся в глаза
gross	выраженная
grotesque	нелепая, причудливая
fixed	стойкая
ugly	уродливая
valgus	вальгусная
varus	варусная

CASE 21: DRUG OVERDOSE

Male: Age 45

D: Hello, I am Dr Redding. Can you tell me what has brought you to hospital?
P: I have just tried to take my own life.
D: How?
P: I took an overdose.
D: What did you actually take?
P: 50 Prothiaden tablets and a bottle of paracetamol.
D: Did you think that that would be enough to kill yourself?
P: Yes, I couldn't face another day. I just wanted to sleep and not wake up.
D: Have you been drinking alcohol tonight?
P: No.
D: When did you take the tablets?
P: Earlier this evening. I can't remember exactly. If it hadn't been for my mother they might have done the trick. She probably realised I had taken the phone off the hook and called the emergency services.
D: Aren't you relieved that she called for help?
P: No, I can't say that I am.
D: Were you alone when you took the tablets?
P: Yes.

СЛУЧАЙ 21: ПЕРЕДОЗИРОВКА ЛЕКАРСТВА

Мужчина 45 лет

В. : Здравствуйте, я доктор Реддинг. Скажите, что привело Вас в больницу?
Б. : Я пытался свести счёты с жизнью.
В. : Каким образом?
Б. : Я принял большую дозу лекарства.
В. : Что именно Вы приняли?
Б. : 50 таблеток протиадена и флакон парацетамола.
В. : Вы думали, что этого было бы достаточно, чтобы убить себя?
Б. : Да, я не мог видеть наступающий день. Я хотел заснуть и не проснуться.
В. : Вы пили спиртное сегодня вечером?
Б. : Нет.
В. : Когда Вы приняли таблетки?
Б. : Сегодня вечером. Я точно не помню. Если бы не моя мать, они бы меня не подвели. Она, вероятно, поняла, что я снял трубку с телефона и вызвала спасателей.
В. : Вы не испытываете чувства облегчения от того, что она позвала на помощь?
Б. : Нет, я не могу сказать этого.
В. : Вы были один, когда принимали таблетки?
Б. : Да.

D: Did you leave a letter?	В. : Вы оставили какое-нибудь письмо?
P: Yes, I left a little note for my mother.	Б. : Да, небольшую записку для матери.
D: Have you made a will recently?	В. : Вы оставили завещание?
P: I made a will some time ago. Not that I have anything that is worth much.	Б. : Я составил завещание раньше. К тому же у меня нет ничего ценного.
D: Are you married?	В. : Вы женаты?
P: Divorced. My wife ran off with another man 2 years ago. She said I was a nonentity. She has turned the kids against me as well.	Б. : Разведён. Моя жена убежала от меня с другим два года назад. Она сказала, что я ничтожество. Она настроила против меня детей.
D: Are you working at the moment?	В. : Вы сейчас работаете?
P: No, I was made redundant at about the same time. Life can be difficult sometimes.	Б. : Нет, я был уволен почти в то же время. Жизнь иногда бывает трудной.
D: How have you felt in your spirits recently?	В. : Как у Вас с настроением в последнее время?
P: Low. My GP says that I am depressed. That's why he prescribed the Prothiaden.	Б. : Плохо. Мой лечащий врач говорит, что у меня депрессия. Поэтому он и прописал мне протиаден.
D: Have you tried to harm yourself before?	В. : Вы пытались нанести себе вред до этого?
P: No, but I have been thinking about it for a while.	Б. : Нет, но я об этом думал какое-то время.
D: Has your doctor referred you to a psychiatrist?	В. : Ваш врач направлял Вас к психиатру?
P: No.	Б. : Нет.
D: How do you feel physically at the moment?	В. : Как Вы себя чувствуете сейчас?
P: A bit weak and tired.	Б. :Я немного ослаб и устал.
D: I would like to examine you now. Just make yourself comfortable on the couch.	В. : Я хотел бы Вас обследовать. Устраивайтесь поудобней на кушетке.

On Examination	При обследовании
P. E.	Физикальное обследование
Well-built man. No evidence of external injuries. Not dehydrated. Slightly drowsy. Axillary temperature 36. 5 degrees C.	Хорошо развитый мужчина. Признаков наружных повреждений нет. Не обезвожен. Слегка сонлив. Температура тела под мышкой 36,5°С.
CVS	Сердечно-сосудистая система
Pulse 80/min regular - good volume	Пульс 80 ударов в минуту, ритмичный, хорошего наполнения
BP 130/80 mm Hg	Кровяное давление 130/80 мм рт. ст.
HS I + II + 0	Тоны сердца ясные, шумов нет
Peripheries well perfused	Периферическое кровообращение нормальное
RS	Дыхательная система
BS - vesicular	В лёгких везикулярное дыхание
AS	Пищеварительная система
No abdominal tenderness	Живот безболезнен
Bladder not distended	Мочевой пузырь не увеличен
NS	Нервная система
Both pupils dilated but reactive to light and accommodation	Оба зрачка расширены, но реагируют на свет, аккомодация не нарушена
Cranial nerves intact	Черепные нервы интактны
No sensory or motor deficit	Чувствительных и двигательных расстройств нет
No hyperreflexia	Гиперрефлексии нет

MSE	Психическая сфера
Appearance and Behaviour - crumpled clothing. Hunched shoulders. Unshaven. Eyes moist with unshed tears. Poor eye contact.	Вид и поведение - одежда измята, плечи сгорблены, небрит, глаза с невыплаканными слезами, избегает прямого взгляда.
Speech - monotonous, low in volume.	Речь монотонная, тихая.
Mood (a) Subjective - 'low'	Настроение а) Субъективно: подавленное
(b) Objective - severely depressed with persistent suicidal ideation. Decreased reactivity.	б) Объективно: сильно выраженная депрессия со стойкой суицидальной направленностью. Реактивность понижена.
Thought - Preoccupied with adverse life circumstances. Expressed feelings of hopelessness and worthlessness.	Мышление: озабочен неудачными жизненными обстоятельствами. Явное чувство безнадёжности и никчёмности.
Perception - no abnormalities.	Перцепция: без отклонений.
Cognitive Function - oriented in time and place. Memory not formally assessed.	Когнитивная функция: ориентирован во времени и пространстве. Память формально не нарушена.
Insight - seems to accept that he is depressed.	Самооценка: осознаёт своё депрессивное состояние.
Impression	Предварительный диагноз
Overdose of Dothiepin and paracetamol with suicidal intent in a severely depressed 45 year old man.	Передозировка дотиепина и парацетамола с намерением суицида у 45-летнего мужчины в состоянии тяжёлой депрессии
Plan	План
Constant visual observation.	Постоянное визуальное наблюдение.
Blood paracetamol and salicylate levels.	Определение уровней парацетамола и салицилата в крови
Arterial blood gases	Артериальные газы крови

Baseline blood tests including FBC, U Es, LFTs.	Клинический анализ крови, включая полный анализ крови, определение уровня сахара, мочевины и электролитов, функциональные пробы печени
Urine for drug analysis	Анализ мочи на содержание лекарств (*или* наркотиков)
ECG monitor	ЭКГ-мониторинг
Consent for gastric lavage	Согласие на промывание желудка
Refer to physicians with a view to subsequent psychiatric admission	Направление к врачам-специалистам с целью последующей госпитализации в психиатрическое отделение

<u>Vocabulary</u>	<u>Словарь</u>
Acute hepatic necrosis	Острый некроз печени
Normal treatment line for paracetamol overdosage	Обычный курс лечения передозировки парацетамола
oral absorbent	пероральный абсорбент
intravenous antidote	внутривенный антидот
syrup of ipecacuanha	сироп ипекакуаны
haemoperfusion over activated charcoal	гемоперфузия через активированный уголь
forced alkaline diuresis	форсированный щелочной диурез
Poisons Information Centre	Информационный центр по отравлениям
deliberate self-harm	умышленное членовредительство
parasuicide	парасуицид
high suicide risk	высокий риск суицида
suicide pact	решение о суициде
to contemplate suicide	предполагать [обдумывать] суицид
to attempt suicide	покушаться на самоубийство
to commit suicide	совершать самоубийство

to tie a noose around one's neck	накидывать петлю на шею
to hang oneself	вешаться
to hoard some tablets	запасать [припрятывать] таблетки
electroplexy (electroconvulsive therapy)	электрошоковая терапия
cognitive therapy	когнитивная терапия
behavioural therapy	поведенческая терапия
anxiety management class	упражнения на снятие тревоги
assertiveness training	тренировка самоуверенности, настойчивости
psychoanalysis	психоанализ
hypnosis	гипноз
transference	перенос [смещение] аффекта с одного объекта на другой
countertransference	возникновение у психоаналитика подавляемых эмоций
major life event	значительное событие в жизни
stress	стресс
bereavement	тяжёлая утрата
pathological grief reaction	патологически мрачная реакция
restricted social life	ограниченная общественная жизнь
marital turmoil	беспорядок в брачных отношениях
low self-esteem	сниженная самооценка
a guilty conscience	отягощённая совесть
a harrowing experience	мучительный жизненный опыт
<u>During a psychiatric interview a patient may . . .</u>	<u>Во время беседы с психиатром пациент может. . .</u>
acknowledge that he has an alcohol problem	признаться, что он страдает алкоголизмом
adopt a truculent attitude	занимать свирепую позицию

answer the questions selectively	отвечать на вопросы избирательно
appeal against his detention under Section 2 of the Mental Health Act	возражать против содержания его под надзором согласно Разделу 2 «Акта о психическом здоровье»
appear to be lower in mood than usual	быть в более подавленном настроении, чем обычно
assume that the psychiatrist has nothing to offer her	считать, что психиатр ничего не может ей предложить
attribute the hallucinatory voices to telepathic communications	приписывать галлюцинаторные голоса телепатическим связям
be averse to changing his lifestyle	не желать изменить свой образ жизни
be difficult to bear with	быть нетерпимым
be loath to talk about his childhood	не желать рассказывать о своём детстве
be on the verge of revealing her innermost thoughts	склоняться к раскрытию своих сокровенных мыслей
be overfamiliar with the doctor	быть слишком фамильярным с врачом
become angry at the mention of his father	злиться при упоминании своего отца
blurt out that she was raped by her husband	сболтнуть, что она была изнасилована свои мужем
browbeat his wife into silence	запугивать свою жену, заставляя её молчать
change her mind about receiving ECT therapy	изменить свое мнение относительно назначения электрошоковой терапии
characterise her mother as a sadist	характеризовать свою мать как садистку
chunter about the poor quality of the hospital food	говорить о плохом качестве больничного питания
concoct a story about why she left home	выдумывать небылицы о причине своего ухода из дома
confess that she induces vomiting to lose weight	признаваться, что вызывала рвоту, чтобы похудеть

declare that he has become a God	провозгласить себя Богом
demand to see her case notes	требовать, чтобы показали записи из её истории болезни
deny using illicit drugs	отрицать употребление наркотиков
depict her son as an uncontrollable tearaway	изображать своего сына как неудержимого плаксу
describe her premorbid personality in favourable terms	описывать своё предболезненное состояние в благоприятных выражениях
disclose that he has several previous convictions for assault	признаться в том, что он был неоднократно осуждён за нападения (*или* оскорбления)
display marked lability of affect	проявлять выраженную лабильность реакций
divulge that she was sexually abused by her father	разглашать, что она была сексуально развращена своим отцом
drone on for a long time about her social problems	долго говорить о своих социальных проблемах
evade the psychiatrist's questions	уклоняться от вопросов психиатра
exert great self-control to mislead the Mental Health Review Tribunal	проявлять огромное самообладание, чтобы ввести в заблуждение Кассационный суд по пересмотру состояния психического здоровья
fabricate an elaborate story	тщательно фабриковать какую-либо историю
flit from one extraneous topic to another	перескакивать в разговоре с одной темы на другую
give a frank account of her sexual problems	откровенно рассуждать о своих сексуальных проблемах
give no inkling that he intends to commit suicide	не давать ни малейшего намёка на то, что он намерен совершить самоубийство

harangue the medical staff	обращаться с речью к медицинскому персоналу
have fixed, preconceived ideas about psychiatry	иметь упорное предвзятое мнение о психиатрии
hide his depression behind a cheerful facade	маскировать свою депрессию радостно-возбуждённым состоянием
hint darkly that she will commit suicide when she gets home	мрачно намекать, что она покончит с собой, когда вернётся домой
idealise his dead wife	идеализировать свою покойную жену
impart new information about her childhood	сообщать новые сведения о своём детстве
implore the doctor to prescribe some sleeping tablets	упрашивать врача выписать снотворные таблетки
importune for some weekend leave	надоедать просьбами отпустить на уикенд
impute his feelings of unhappiness to his wife	обвинять в своих несчастьях собственную жену
induce a feeling of anxiety in the psychiatrist	вызывать у психиатра чувство обеспокоенности
insult the nursing staff	оскорблять медицинских сестёр
intimate that sexual abuse is occurring within the family	намекать на сексуальное насилие в семье
jump to an inaccurate conclusion about the doctor's intentions	делать поспешный неточный вывод о намерениях врача
maintain that she is being persecuted by the other patients	утверждать, что её преследуют другие больные
misunderstand the nature of his illness	не понимать природы своей болезни
offer a plausible rationalization for his disruptive behaviour	предлагать правдоподобное разумное объяснение своему разрушительному поведению
pause for a long time before answering questions	долго держать паузу перед тем, как отвечать на вопросы

pester the consultant to be released from hospital	докучать консультанту просьбой отпустить из больницы
pine for her dead husband	тосковать по покойному мужу
portray her father as a cruel man who terrorised his family	изображать своего отца как жестокого человека, терроризировавшего семью
prevaricate	уклоняться от прямого ответа
protest about the paucity of information given to him	протестовать против недостаточной информации, предоставляемой ему
provide a history with numerous inconsistencies	рассказывать истории с многочисленными несуразностями
ramble	1. перескакивать в разговоре с одного на другое 2. болтать о пустяках
react angrily to the suggestion that he may be depressed	сердито реагировать на предположение, что он может находиться в депрессивном состоянии
realise quickly that it is her mental state which is being evaluated	быстро сообразить, что оценивается именно её психическое состояние
recant his earlier accusation	отказываться от прежних обвинений
recount her interesting life story	перечислять интересные случаи из своей жизни
relive an unpleasant experience	снова переживать свой неприятный опыт
repudiate his parents assertion that he has been taking recreational drugs	отрекаться от утверждения родителей, что он принимал наркотики
resent being detained in hospital	возмущаться тем, что его содержат в больнице
retract a rude remark	взять обратно грубое замечание

reveal her ambivalence towards her mother	обнаруживать свою амбивалентность *(склонность к резко противоположным эмоциям)* по отношению к собственной матери
speak with a strong cockney accent	говорить с сильным просторечным акцентом
spurn the offer of psychotherapy	презрительно относиться к предложению пройти курс психотерапии
take full responsibility for deciding to abstain from alcohol	взять на себя полную ответственность за решение воздерживаться от спиртного
take her own discharge	пытаться добиться психологической разрядки собственным методом
try to take charge of the interview	пытаться взять на себя ведущую роль в беседе с врачом
use foul language of a sexually explicit nature	применять нецензурные выражения сексуального характера
vacillate	проявлять нерешительность, колебаться
ventilate his pent-up feelings	обсуждать свои скрытые чувства
voice disquiet that the doctor is taking notes	выражать беспокойство по поводу того, что врач делает заметки
volunteer information concerning his criminal record	добровольно сообщать информацию, содержащую криминальные данные
vow never to dabble in illegal drugs again	клясться, что больше никогда не будет употреблять наркотики

<u>Descriptive Words for a Patient's Affect or Mood</u>	<u>Слова для описания эмоций или настроения больного</u>
affectless	ареактивный
agitated	возбуждённый
alarmed	встревоженный

alienated	отчуждённый
angry	сердитый
anguished	сильно страдающий
animated	живой, оживлённый
anxious	обеспокоенный, озабоченный
apathetic	безразличный, апатичный
apprehensive	опасающийся, испытывающий тревогу
ashamed	стыдящийся, пристыженный
bereaved	осиротевший, с чувством тяжёлой утраты
bitter	1. горький, мучительный 2. ожесточённый
buoyant	энергичный, жизнерадостный
burdened with guilt	обременённый виной
calm	спокойный
capricious	капризный
carefree	беззаботный
careworn	озабоченный
cheerful	весёлый, жизнерадостный
complacent	1. самодовольный 2. благодушный, послушный
concerned	обеспокоенный, озабоченный
confident	1. уверенный 2. самонадеянный
constricted	скованный, зажатый
contrite	раскаивающийся
cowed	запуганный
cross	сердитый, раздражённый
crotchety	своенравный, капризный
deeply moved	глубоко тронутый
defeatist	с пораженческим настроением
dejected	подавленный
demoralised	деморализованный
demure	колеблющийся, сомневающийся
depressed	подавленный, угнетённый

desperate	отчаявшийся
despondent	упавший духом, потерявший надежду
devastated	опустошённый
devoid of remorse	лишённый раскаяния
disaffected	нелояльный, недовольный
discontented	неудовлетворённый
disgruntled	рассерженный
disgusted	внушающий отвращение
disillusioned	разочарованный
disinterested	беспристрастный, бескорыстный
dispirited	унылый, удручённый
dissatisfied	недовольный, неудовлетворённый
distraught	обезумевший
distressed	истощённый, утомлённый
disturbed	обеспокоенный, расстроенный
doleful	печальный, меланхолический
dreary	мрачный, унылый
dysphoric	дисфоричный *(беспокойный, чувствующий дискомфорт)*
dysthymic	дистимичный *(в состоянии депрессии)*
ecstatic	исступлённый, впадающий в транс
edgy	раздражительный
elated	восторженный, в приподнятом настроении
elevated	возбудительный, в возвышенном настроении
embarrassed	смущённый, стесняющийся
emotionally labile	эмоционально лабильный
envious	завистливый
estranged	отчуждённый, отрешённый
euphoric	эйфоричный
euthymic	эутимичный *(с нормальной функцией щитовидной железы)*

exasperated	раздражённый
excited	возбуждённый, взволнованный
expansive	экспансивный
fatalistic	фаталистический
fearful	напуганный; робкий
filled with dread	боязливый, чувствующий страх
flat	вялый, скучный
flurried	возбуждённый, оживлённый
flustered	взволнованный; суетливый
forlorn	заброшенный, несчастный
frantic	неистовый, бешеный
furious	разъярённый
gloomy	мрачный; хмурый
glum	угрюмый; мрачный
grateful	благодарный
grave	1. важный, серьёзный 2. мрачный, печальный
grief-stricken	убитый горем
grumpy	сердитый, сварливый
happy	счастливый, довольный
harassed	обеспокоенный, встревоженный
harried	опустошённый, измученный
hopeful	полный надежд
horrified	шокированный, испуганный
humiliated	униженный
hypersensitive	сверхчувствительный
ill at ease	смущённый, «не в своей тарелке»
in a state of commotion	в смятении, в волнении
incensed	1. сердитый, негодующий 2. льстивый
inconsolable	безутешный
indifferent	индифферентный, безразличный
indignant	возмущённый
inhibited	подавленный, заторможенный
intimidated	запуганный
irate	гневный, разгневанный

jealous	1. ревнивый 2. завистливый
jovial	весёлый, общительный
lachrymose	слезливый, плаксивый
lack-lustre	бесцветный, «тусклый»
livid	очень сердитый, злой
lowered	подавленный, униженный
lugubrious	печальный, скорбный
manic	страдающий манией, маниакальный
miserable	несчастный, жалкий
morose	мрачный, угрюмый, замкнутый
mournful	печальный, скорбный; траурный
nervous	нервный
nostalgic	ностальгический
optimistic	оптимистичный
overwrought	переутомлённый; взвинченный
peaceful	мирный, спокойный
pensive	задумчивый
perturbed	беспокойный
pessimistic	пессимистичный
petrified with fear	ошеломлённый, поражённый страхом
philosophical	с философским складом ума, умудрённый
plaintive	печальный, грустный
reflective	размышляющий, задумчивый
remorseful	полный раскаяния
resentful	1. обиженный, возмущённый 2. обидчивый
restful	спокойный, тихий
restless	беспокойный, неугомонный
riant	весёлый, радостный
sad	унылый, печальный
sedate	уравновешенный, спокойный
self-piteous	жалующийся на судьбу
serene	безмятежный, спокойный
shaken	дрожащий, трясущийся

shocked	потрясённый, возмущённый
solemn	серьёзный, внушительный
sombre	мрачный, унылый
sorrowful	печальный, убитый горем
stunned	ошеломлённый, оглушённый
tearful	плачущий
tormented	раздражённый
tranquil	спокойный
troubled	беспокойный, тревожный
uneasy	неловкий, смущённый
unfeeling	бесчувственный
unnerved	лишённый спокойствия; расстроенный
upset	расстроенный
vexed	сердитый, раздражённый
vibrant	трепещущий, дрожащий
weepy	плачущий
withdrawn	замкнутый, нелюдимый; углублённый в себя
woeful	1. скорбный, горестный 2. прискорбный, жалкий
world-weary	разочарованный, утративший вкус к жизни
worried	беспокойный
wretched	несчастный, жалкий

Descriptive Words for a Patient's Intellect	Слова для описания интеллекта больного
absent-minded	рассеянный, невнимательный
acute	острый, проницательный
astute	проницательный
bright	яркий, блестящий
brilliant	блестящий, выдающийся
canny	хитрый, «себе на уме»
clever	умный; одарённый
competent	компетентный, полноценный
crafty	ловкий, хитрый
cunning	хитрый, коварный
daft	безрассудный; рехнувшийся

demented	сумасшедший, слабоумный
dim-witted	тупой; недалёкий
doltish	тупой
dull	скучный
educationally subnormal	подлежащий обучению во вспомогательной школе
feeble-minded	слабоумный; придурковатый
foolish	глупый, безрассудный
forgetful	забывчивый
gifted	способный, одарённый
gullible	доверчивый, легковерный
ignorant	невежественный
illiterate	неграмотный, необразованный
intelligent	умный, разумный; смышлёный
intuitive	чуткий
limited	ограниченный
mentally active	активно мыслящий; умственно годный
mentally defective	умственно отсталый
mentally retarded	заторможенный, отстающий от нормального развития
naive	наивный, безыскусный
obtuse	бестолковый, тупой
perceptive	восприимчивый
perspicacious	проницательный
perspicuous	ясный
prodigious	1. громадный, огромный 2. удивительный, изумительный
sharp	1. умный, сообразительный 2. острый; проницательный
shrewd	тонкий, проницательный
silly	глупый, слабоумный
simple	простодушный, бесхитростный
sophisticated	1. утончённый, изысканный 2. искушённый
stupid	глупый
subtle	утончённый, тонкий

talented	одарённый, талантливый
unintelligent	1. невежественный 2. неумный
unperspicuous	затуманенный
unschooled	необученный, недисциплинированный
vacant	безучастный; рассеянный
well-endowed intellectually	интеллектуально одарённый
well-informed	знающий; эрудированный
well-read	начитанный; эрудированный
wily	лукавый, хитрый
witty	остроумный

<u>Descriptive Words for a Patient's Personality</u>	<u>Слова для описания личности больного</u>
anankastic	подверженный страху, преследуемый страшными мыслями
antisocial	1. необщительный 2. антиобщественный
asthenic	астенический, слабый
attention-seeking	требующий внимания
avoidant	уклоняющийся, избегающий
borderline	в пограничном состоянии
complex	сложный, трудный
cyclothymic	циклотимик *(с колеблющимся настроением)*
damaged	ущербный
deep	погружённый в себя
disintegrated	дезинтегрированный, разобщённый
disordered	с нарушенным мышлением
dissocial	недружественный
dysthymic	дистимик *(находящийся в депрессии)*
emotionally unstable	эмоционально неустойчивый
explosive	вспыльчивый, несдержанный

extrovert	экстраверт, не склонный к интроспекции, без духовных интересов
histrionic	неестественный, наигранный, лицемерный
hyperthymic	гипертимик *(с повышенной двигательной и психической активностью)*
hysterical	истерический
immature	недоразвитый, незрелый
impulsive	импульсивный, возбудимый
inadequate	неадекватный; неполноценный
introvert	интраверт, сосредоточенный на самом себе
narcissistic	самовлюблённый, любующийся собой
obsessive-compulsive	навязчиво-принудительный
paranoid	параноидный
passive-aggressive	пассивно-агрессивный
psychoinfantile	психически неразвитый, психоинфантильный
psychoneurotic	психоневротик
psychopathic	психопат
querulant	раздражительный
schizoid	шизоидный
shallow	поверхностный
sociopathic	антисоциальный
solitary	нелюдимый, одинокий
superficial	поверхностный, неглубокий

Descriptive Words for an Interpersonal Relationship	Слова для описания межличностных отношений
acrimonious	язвительные, жёлчные
adulterous	нарушающие супружескую верность
adversarial	соперничающие
affectionate	нежные, с чувством привязанности
ambivalent	амбивалентные *(склонные к резко противоположным эмоциям)*

bad	плохие
broken	нарушенные, неустойчивые
calamitous	пагубные
close	тесные, близкие
cloying	пресыщенные
combative	воинственные
confiding	доверительные
conflictual	конфликтные
congenial	родственные, близкие
cordial	сердечные
deep	сильные, глубокие
disastrous	бедственные
discordant	противоречивые
dissonant	диссонирующие, вносящие разлад
distant	холодные, сдержанные
dysfunctional	нарушенные
emotionally charged	эмоционально нагруженные
enduring	1. прочные, стойкие 2. устойчивые
engulfing	поглощающие, затягивающие
exclusive	особые, исключительные
fraught	чреватые
frictional	конфликтные
fulsome	неискренние
good	хорошие
gratifying	лестные, приятные
harmonious	гармоничные
healthy	здоровые, нормальные
heterosexual	гетеросексуальные
homosexual	гомосексуальные
incestuous	склонный к инцесту
intense	1. интенсивные 2. напряжённые
intimate	интимные
long term	длительные
loveless	без любви
loving	любящие, нежные
meaningful	осмысленные, важные
passionate	горячие, пылкие
platonic	платонические

poor	плохие, вызывающие сожаление
problematic	спорные, сомнительные
satisfying	доставляющие удовлетворение, удовольствие
severed	1. строгие, требовательные 2. тяжёлые
sexually abusive	сексуально оскорбительные
short term	кратковременные
stable	устойчивые, стабильные
stormy	бурные
strained	напряжённые
superficial	поверхностные, неглубокие
supportive	поддерживающие
transient	мимолётные, преходящие
troubled	тревожные, беспокойные
trusting	надёжные, честные
turbulent	бурные, буйные
unhealthy	нездоровые
unstable	нестабильные

PART 3 / ЧАСТЬ 3

DESCRIPTIVE WORDS FOR A LUMP / СЛОВА ДЛЯ ОПИСАНИЯ ОПУХОЛИ

Position	Локализация
intracutaneous	внутрикожная
subcutaneous	подкожная
subfascial	подфасциальная
intramuscular	внутримышечная
submuscular	субмускулярная
superficial	поверхностная
deep	глубоко расположенная
marginal	маргинальная, краевая
cranial	черепная
caudal	каудальная
homolateral	односторонняя
contralateral	контралатеральная
confined to skin	ограниченная кожей
midline	расположенная по средней линии
central	центрально расположенная
peripheral	периферическая
proximal	проксимальная
distal	дистальная
unilateral	унилатеральная
bilateral	билатеральная, двусторонняя
Colour	Цвет
opalescent	опалесцирующий
white	белый
pearl-coloured	жемчужный
cream-coloured	сливочный
waxen	восковидный
non-pigmented	непигментированный
pigmented	пигментированный
black	чёрный

grey	серый
ashen	пепельный
livid	мертвенно-бледный
brown	коричневый
tan-coloured	рыжевато-коричневый, желтовато-коричневый
red	красный
cherry red	вишнёвый
scarlet	алый
crimson	малиновый
pink	розовый
salmon-pink	цвета лосося
green	зелёный
yellow	жёлтый
lemon-coloured	лимонный
straw-coloured	соломенно-жёлтый
sallow	желтоватый
gold	золотистый
orange	оранжевый
flame-coloured	цвет пламени
blue	голубой
purple	пурпурный
puce	красновато-коричневый
violet	фиолетовый, лиловый
mauve	розовато-лиловый
plum-coloured	сливовый
dark	тёмный
light	светлый
brilliant	блестящий, сверкающий
dull	тусклый
bright	яркий
dim	мутный
deep	тёмный
faint	бледный
dusky	темноватый, смуглый
pale	бледный, тусклый
vivid	яркий
uniform	однотонный
dappled	пёстрый, пятнистый
variegated	пёстрый
stippled	1. точечный 2. зернистый
flecked	пятнистый

mottled	крапчатый
a red streak	красная прожилка
a yellowish tinge	желтоватый оттенок
a purple hue	багровый оттенок
<u>Temperature</u>	<u>Температура</u>
algid	холодная, похолодевшая
cold	холодная
chilly	охлаждённая
cool	прохладная
warm	тёплая
lukewarm	тепловатая
tepid	тепловатая
hot	горячая
flaming	пылающая
<u>Size</u>	<u>Размеры, величина</u>
big	крупная
large	большая
gross	огромная
huge	гигантская
massive	массивная
enormous	огромная
extensive	обширная
moderately-sized	средней величины
little	маленькая
small	небольшая
petite	маленькая
minute	мелкая
tiny	крошечная
diminutive	очень маленькая
thick	толстая, массивная
thin	тонкая
wide	широкая
narrow	узкая
broad	широкая
slender	тонкая
bulky	объёмная
<u>Shape</u>	<u>Форма</u>
almond-shaped	миндалевидная
angular	угловатая

cone-shaped	коническая
crescentic	серповидная
discoid	дискообразная
dome-shaped	куполообразная
eccentric	эксцентрическая
egg-shaped	яйцевидная
faceted	фацетная, гранёная
flattened	плоская
fusiform	веретенообразная
globular	шаровидная
hemi-spherical	полусферическая
lobulated	дольчатая
multilobulated	многодольчатая
oblong	удлинённая, продолговатая
ovoid	овоидная
pear-shaped	грушевидная
reniform	почкообразная
round	округлая
sausage-shaped	колбасовидная
spherical	сферическая
spindle-shaped	веретенообразная
tessellated	с мозаичной поверхностью

<u>Surface</u>	<u>Поверхность</u>
concave	вогнутая
convex	выпуклая
dry	сухая
fibrillated	волокнистая
fissured	растрескавшаяся
fronded	ветвистая
furrowed	изборождённая
irregular	неровная
keratinized	кератинизированная
moist	влажная
raw	шероховатая; грубая
regular	ровная
rough	шероховатая
scaly	чешуйчатая
slippery	скользкая
smooth	гладкая
undulating	волнистая
wet	мокрая

Composition	Состав
Consistency/Texture	Консистенция/Текстура
boggy	вязкая
bony	костная
cartilaginous	хрящевидная
doughy	тестообразная
firm	плотная, твёрдая
gelatinous	желеобразная
granular	гранулированная, зернистая
gristly	хрящевидная
gritty	песочной консистенции
hard	твёрдая
heterogenous	гетерогенная
homogenous	гомогенная
horny	мозолистая
jelly-like	желеобразная
leathery	кожистая
osseous	костная
rubbery	эластичная
sclerotic	склерозированная
soft	мягкая
solid	плотная, сóлидная
spongy	губчатая
squashable	мягкая, мясистая
stony-hard	каменной плотности
woody-hard	деревянной плотности
Translucency	Прозрачность
transilluminant	просвечивающаяся
translucent	просвечивающаяся; полупрозрачная
transparent	прозрачная
semi-transparent	полупрозрачная
opaque	непрозрачная, рентгеноконтрастная
Resonancy	Резонансность
resonant	резонирующая
hyper-resonant	гиперрезонирующая
dull	тупая
stony dull	каменной тупости

Fluctuation	Флуктуация
fluctuant	флуктуирующая
non-fluctuant	нефлуктуирующая
Pulsatility	Пульсация
pulsatile	пульсирующая
non-pulsatile	непульсирующая
Compressibility	Сжимаемость
compressible	сжимаемая
non-compressible	несжимаемая
Reducibility	Репозиция
reducible	вправляемая
irreducible	невправляемая

DESCRIPTIVE WORDS FOR AN ULCER / СЛОВА ДЛЯ ОПИСАНИЯ ЯЗВЫ

Edge/Margin	Край
distinct	ясно различимый
indistinct	неразличимый
clearly defined	ясно определяемый
well defined	хорошо определяемый
poorly defined	плохо определяемый
ill defined	плохо определяемый
punched out	перфорированный
inverted	ввёрнутый
everted	вывернутый
elevated	приподнятый
depressed	вдавленный
raised	выступающий, приподнятый
rolled	валикообразный
sloping	скошенный
undermined	подрытый
overhanging	нависающий
beaded	в виде бусин
terraced	в виде уступа
Base	Основание
crusty	покрытое коркой
exudative	экссудативное

festering	нагноившееся
granulating	гранулированное
infected	инфицированное
purulent	гнойное
sloughing	вязкое
sloughy	шелушащееся
weeping	мокнущее

<u>Depth</u> <u>Глубина</u>

deep	глубокая
shallow	поверхностная
cavitating	с полостями
excavated	с углублениями
cratered	кратерообразная

DESCRIPTIVE WORDS FOR A PATHOLOGICAL LESION(S) **СЛОВА ДЛЯ ОПИСАНИЯ ПАТОЛОГИЧЕСКОГО ОЧАГА**

annular	кольцевидный
ballottable	баллотирующий
bulky	твёрдый, плотный
calcified	кальцифицированный
cauliflower-like	подобный цветной капусте
circumscribed	ограниченный
corneous	роговидный
craggy	каменистый
cystic	кистозный
discrete	раздельный, дискретный
destructive	деструктивный
encapsulated	инкапсулированный
encysted	кистозно изменённый
erosive	эрозированный
exophytic	экзофитный
expanding	увеличивающийся
extrinsic	наружный
filiform	нитевидный
flat-topped	уплощённый
fleshy	мясистый
fungating	губчатый, грибковый
fixed deeply	прочно фиксированный
immobile	неподвижный, фиксированный

impalpable	непрощупываемый, непальпируемый
inaccessible	недоступный
indolent	безболезненный
inoperable	неоперабельный
intrinsic	внутренний
irresectable	нерезектабельный
loculated	разделённый, локулярный, дольчатый
mobile	подвижный, нефиксированный
multiple	множественный
necrotic	некротизированный
nodular	узловой, нодулярный
numerous	множественный
palpable	прощупываемый, пальпируемый
pedunculated	имеющий ножку
polypoidal	полиповидный
prominent	выступающий
punctuate	прерывистый, перемежающийся
radioresistant	радиорезистентный
radiosensitive	рентгеночувствительный
scirrhous	скиррозный
sessile	«сидячий», не имеющий ножки
solitary	солитарный, одиночный
sore	1. болезненный 2. изъязвлённый
trophic	трофический
ulcerative	язвенный
verrucous	веррукозный

DESCRIPTIVE WORDS FOR A DISEASE/ILLNESS — **СЛОВА ДЛЯ ОПИСАНИЯ БОЛЕЗНИ**

active	клинически выраженная
acute	острая
acute-on-chronic	остро рецидивирующая
advanced	запущенная
asymptomatic	бессимптомная
autoimmune	аутоиммунная

autosomal dominant	аутосомно-доминантная
chronic	хроническая
co-existing	сопутствующая, сосуществующая
common	общее *(о заболевании)*
communicable	инфекционная; заразная
complicated	осложнённая
concomitant	сопутствующая
congenital	врождённая
contagious	инфекционная; заразная
degenerative	(злокачественно) перерождающаяся
devastating	паразитарная
early	в ранней стадии
endemic	эндемичная
enduring	хроническая
exotic	необычная, экзотическая
familial	семейная; наследственная
florid	резко выраженная
fulminating	молниеносная
iatrogenic	ятрогенная
inactive	неактивная, торпидно протекающая
incipient	в начальной стадии
incurable	некурабельная
infectious	инфекционная; заразная
inflammatory	воспалительная
ingravescent	постепенно ухудшающаяся
inherited	наследственная
innocuous	нетоксичная
insidious	постепенно развивающаяся
intractable	трудноизлечимая
inveterate	застарелая
latent	латентная, скрытая
lethal	смертельная, летальная
life-threatening	опасная для жизни
manifest	клинически выраженная, манифестирующая
metabolic	метаболическая
neoplastic	неопластическая
nosocomial	внутрибольничная, нозокомиальная *(об инфекции)*

notifiable	подлежащая (специальной, обязательной) регистрации
overwhelming	трудно преодолимая
pandemic	пандемичная
perennial	многолетняя
pernicious	тяжело протекающая
persistent	устойчивая, персистирующая
pre-existing	предсуществующая
prevalent	распространённая
progressive	прогрессирующая
protracted	затяжная, длительная
psychosomatic	психосоматическая
quiescent	бессимптомная
rampant	весьма распространённая
rare	редкая
reactivated	реактивированная
recurrent	рецидивирующая, повторяющаяся
refractory	резистентная, не поддающаяся лечению
relapsing	рецидивная
resurgent	вновь активизирующаяся
rife	частая, обычная
seasonal	сезонная
sex-linked recessive	передающаяся половым путём
sporadic	спорадическая
stress-related	связанная со стрессом
subacute	подострая
subclinical	субклиническая, мало выраженная
symptomatic	манифестирующая, симптомная
ubiquitous	убиквитарная, повсеместная *(об инфекции)*
uncomplicated	неосложнённая
undetectable	недиагностируемая, невыявляемая
venereal	венерическая
vexatious	неприятная, досадная
virulent	вирулентная

DESCRIPTIVE WORDS FOR AN OPERATION OR TREATMENT	СЛОВА ДЛЯ ОПИСАНИЯ ОПЕРАЦИИ ИЛИ ЛЕЧЕНИЯ
ablative	хирургическое *(ампутация, экстирпация и др.)*
allopathic	аллопатическое
appropriate	адекватное, соответствующее
cathartic	лечение слабительными средствами
conservative	консервативное
cosmetic	косметическое
controversial	спорное, дискуссионное
conventional	общепринятое
counterproductive	приводящее к обратным результатам
curative	курабельное
dangerous	опасное, рискованное
deleterious	вредное
elective	плановое
emergency	неотложное
empirical	эмпирическое
ethical	этичное
expectant	выжидательное
experimental	экспериментальное
hazardous	рискованное, опасное
holistic	полноценное
homeopathic	гомеопатическое
humane	гуманное
illegal	недозволенное, запрещённое
inappropriate	несоответствующее
inhumane	негуманное
invasive	инвазивное
lawful	законное
legal	легальное, разрешённое
life-saving	жизненно необходимое
non-invasive	неинвазивное
optimal	оптимальное
outmoded	старомодное, устаревшее
over-zealous	слишком интенсивное, агрессивное

palliative	паллиативное
preservative	предохранительное; профилактическое
preventive	превентивное
prophylactic	профилактическое
radical	радикальное
remedial	1. лекарственное 2. облегчающее
risky	рискованное, опасное
safe	безопасное, безвредное
scheduled	плановое
suboptimal	удовлетворительное
supportive	поддерживающее
unlawful	незаконное, запрещённое
urgent	неотложное, срочное

PART 4 / ЧАСТЬ 4

VERBS FOR OPERATIVE SURGERY / ГЛАГОЛЫ, ПРИМЕНЯЕМЫЕ В ХИРУРГИЧЕСКИХ ОПЕРАЦИЯХ

to ablate (the tissue)	удалять (ткани)
to adjust (the external fixator)	устанавливать (наружный держатель)
to advance (the mucosal flap)	перемещать (слизистый лоскут)
to affix (a clamp)	закреплять (зажим)
to align (the bones)	соединять (сломанные кости)
to amputate (the digit)	ампутировать (палец)
to anastomose (the two ends of small bowel)	анастомозировать (концы тонкой кишки)
to anchor (the drain)	устанавливать, укреплять (дренаж)
to anticoagulate (the patient)	проводить антикоагулянтное лечение (пациенту)
to apply (the dressing)	накладывать (повязку)
to apply traction (to the limb)	применять вытяжение (конечности)
to apply countertraction	выполнять противовытяжение
to appose (the skin edges)	хорошо сопоставлять (кожные края раны)
to approach the kidney anteriorly	выполнять передний доступ к почке
to approximate (the deep tissues)	сопоставлять (глубокие ткани)
to aspirate the cyst under ultrasound control	аспирировать содержимое кисты под ультразвуковым контролем
to assemble (the equipment)	собирать (приборы, оборудование)
to assess (the tissue damage)	оценивать (степень разрушения тканей)

to attach (the diathermy lead)	закреплять (диатермический электрод)
to avoid damage (to the nerve)	предохранять повреждение (нерва)
to avulse (a finger nail)	удалять (ноготь на пальце руки)
to bandage (the amputation stump)	перевязывать (ампутационную культю)
to bevel (the jagged bone edges)	стёсывать, сравнивать (зазубренные края кости)
to bind a clean pad to the wound	накладывать чистую повязку на рану
to biopsy (the breast tumour)	выполнять биопсию (опухоли молочной железы)
to bore (a hole in the skull)	высверливать (отверстие в черепе)
to brace together (the bone fragments)	сопоставлять (костные отломки)
to breach (the lining of the pharynx)	нарушать (эпителиальную выстилку глотки)
to break down (the loculi of the abscess)	разрушать (полость абсцесса)
to bring out (a colostomy)	выводить (колостому)
to bury (the appendix stump)	закрывать, погружать (культю аппендикса)
to buttonhole (the skin)	накладывать кожную «бутоньерку»
to buttress (the fracture)	закреплять, иммобилизовать (перелом)
to bypass (the occluded vessel)	шунтировать (закупоренный сосуд)
to cannulate (the vessel)	канюлировать (сосуд)
to carry out (the operation)	выполнять (операцию)
to castrate (the patient)	кастрировать (больного)
to catheterise (the bladder)	катетеризировать (мочевой пузырь)
to cauterize (the bleeding vessel)	каутеризировать (кровоточащий сосуд)
to check (the arterial anastomosis)	контролировать (артериальный анастомоз)
to chisel (the bone)	долбить, вскрывать полость (кости)

to circumcise (the penis)	выполнять обрезание (пениса)
to clamp (the large bowel)	пережимать (толстую кишку)
to clean (the vessel wall)	очищать (стенку сосуда)
to cleave (the tissue planes)	расщеплять (костную пластинку)
to clip (the suture end)	клипировать (концы шва)
to close (the laparotomy incision)	ушивать (лапаротомный разрез)
to coagulate (the bleeding vessel)	коагулировать (кровоточащий сосуд)
to compress (the bleeding suture line)	придавливать (кровоточащую линию швов)
to connect (the drains)	подсоединять (дренажи)
to control (the bleeding)	останавливать (кровотечение)
to cover (the operative field)	покрывать (операционное поле)
to create (a tunnel behind the inguinal ligament)	формировать туннель (позади паховой связки)
to curette (the abscess cavity)	выскабливать (полость абсцесса)
to cut (the graft)	иссекать (дерматомом лоскут, трансплантат)
to dab (the bleeding site)	придавливать (кровоточащий участок)
to damage (the ulnar nerve)	повредить (локтевой нерв)
to darn (the defect in the posterior wall of the inguinal canal)	ушивать (дефект задней стенки пахового канала)
to debride (the dead tissue)	удалить, обработать (мёртвые ткани)
to debulk (the tumour)	уменьшить объём (опухоли)
to decompress (the large bowel)	выполнить декомпрессию (толстой кишки)
to deepen (the incision)	углубить (разрез)
to deflate (the balloon of the Fogarty catheter)	откачать воздух (из баллона катетера Фогарти)
to deliver (the testicle from the scrotal sac)	высвободить (яичко из мошонки)

to demonstrate (patency of the blood vessel)	показать (состоятельность кровеносного сосуда)
to develop (a tissue plane)	обнаружить, обнажить (тканевую поверхность)
to dewax (the ears)	очистить от серы (наружные слуховые проходы)
to diathermise (a bleeding point)	прижечь, скоагулировать (кровоточащий участок)
to dilate (the oesophageal stricture)	расширить, разбужировать (стриктуру пищевода)
to disarticulate (the hip joint)	выполнить дезартикуляцию (тазобедренного сустава)
to disimpact (the faeces)	разжижать (каловые массы)
to disinfect (the instruments)	дезинфицировать (инструменты)
to dislodge (the bullet)	сдвинуть, переместить (пулю)
to displace (the muscle)	переместить (мышцу)
to display (the important structures)	выявлять (важные структуры)
to dissect (the cadaver)	вскрывать (труп)
to dissolve (the antibiotic powder in sterile water)	растворить (порошок антибиотика в стерильной воде)
to divide (the bowel)	разделить спайки (кишечника)
to douche (the nose)	промыть (нос)
to drain (the pleural cavity)	дренировать (плевральную полость)
to drape the towel over the patients shoulder	накрыть полотенцем (плечи больного)
to draw down (the tissues)	низвести вниз (ткани)
to dress (the wound)	перевязать (рану)
to drill (a hole in the bone)	просверлить (отверстие в кости)
to elevate (the skin flap)	приподнять (кожный лоскут)
to embed (the prosthesis)	формировать, укреплять (протез)
to empty (the stomach)	опорожнять (желудок)

to encircle (the vessel with slings)	обшить (кровеносный сосуд)
to enucleate (the eye)	энуклеировать (глаз)
to establish (blood flow)	восстановить (кровоснабжение)
to evacuate (the blood clot)	удалить (кровяной сгусток)
to exenterate (the mastoid air cells)	выполнить экзентерацию (воздушных полостей сосцевидного отростка)
to excise (the sebaceous cyst)	иссечь (кисту сальной железы)
to exert tension (on the vessel)	стараться высвободить (сосуд)
to explore (the axilla)	обследовать (подмышечные лимфоузлы)
to expose (the hip joint posteriorly)	обнажить (тазобедренный сустав сзади)
to express the pus from the abscess	удалить гной из полости абсцесса
to exsanguinate (the arm)	остановить кровотечение (из верхней конечности)
to extirpate (the tissue)	выполнить экстирпацию (ткани)
to extract (a needle)	извлечь (иглу)
to extrude (the testicle)	выделить (яичко)
to fashion (a Roux loop)	сформировать (петлю анастомоза по Ру)
to fasten (the drain to the skin)	укрепить (дренаж к коже)
to file down (the bone edges)	отшлифовать (костные края)
to fill (the gap with pieces of bone graft)	пломбировать (отверстие мелкими костными частицами)
to fit the pacemaker into the heart chamber	установить (водитель ритма в сердце)
to fix (the tibial fracture)	фиксировать (перелом большеберцовой кости)
to focus (the operating microscope)	сфокусировать (операционный микроскоп)
to flush (the vein with normal saline)	промыть (вену изотоническим раствором)

to forage (for the piece of shrapnel)	отыскать (частицы шрапнели)
to freshen (the wound edges)	освежить (края раны)
to fulgurate (the vascular tumour with the Nd-YAG laser)	выполнить фульгурацию (сосудистой опухоли с помощью лазера на иттрий-алюминиевом гранате с неодимом)
to fuse (the vertebrae)	вставить на место, вправить (позвонок)
to gain access to (the vessel)	получить доступ (к сосудам)
to grade the tumour histologically	определить гистологически степень злокачественности опухоли
to graft (the skin)	пересадить, имплантировать (кожу)
to grasp (the wound edges)	захватить (края раны)
to grip (the arm)	захватить (верхнюю конечность)
to handle (the bowel)	ощупать (кишки)
to harvest (the skin graft)	выделить (кожный лоскут)
to heparinise (the bypass graft)	гепаринизировать (обходной сосудистый шунт)
to identify (the common bile duct)	идентифицировать (общий жёлчный проток)
to illuminate (the operative field)	осветить (операционное поле)
to immobilise (the fracture)	иммобилизовать (перелом)
to implant (the prosthesis)	имплантировать (протез)
to impress (the line of the incision)	придавить (линию разреза)
to incinerate (the amputated limb)	кремировать (ампутированную конечность)
to incise (the skin)	рассечь (кожу)
to infiltrate the wound edges (with local anaesthetic)	инфильтрировать края раны (местным анестетиком)
to inflate (the balloon of the suprapubic catheter)	раздуть (баллон надлобкового катетера)
to instill (the bladder with formalin)	инстиллировать (мочевой пузырь формалином)

to injure (the brain)	травмировать (мозг)
to insert (the intraperitoneal drain)	ввести (интраперитонеальный дренаж)
to insufflate (the rectum)	инсуфлировать (прямую кишку)
to introduce (a ligature around the middle thyroid vein)	наложить (лигатуру вокруг средней щитовидной вены)
to irrigate (the bladder with sterile saline solution)	промыть (мочевой пузырь стерильным физиологическим раствором)
to isolate (the cystic artery)	выделить (пузырную артерию)
to join (the bowel ends)	соединить, анастомозировать (концы кишки)
to lance (a boil)	вскрыть (фурункул)
to lift up (the leg)	поднять (ногу)
to ligate (the perforating vessels)	лигировать (перфорированные сосуды)
to locate (the foreign body)	локализовать (инородное тело)
to lyse the blood clot with intravenous streptokinase	лизировать тромб внутривенным введением стрептокиназы
to manicure (the nails)	сделать маникюр
to manipulate (the fracture)	вправить руками (перелом)
to map out (the extent of the tumour)	получить представление (о распространённости опухоли)
to mark (the site of the operation)	маркировать (место оперативного вмешательства)
to mark out (the skin flap)	наметить (кожный лоскут)
to marsupialize (the Bartholin's gland)	марсупиализировать (бартолинову железу)
to measure (the width of the aneurysm)	измерить (ширину аневризмы)
to mobilise (the right hemicolon)	мобилизовать (правые отделы толстой кишки)
to moisten (the wound)	увлажнить (рану)
to monitor (the blood pressure)	постоянно контролировать (кровяное давление)
to mould (the plaster)	наложить (гипс)

to move (the bowel loops)	развернуть (петли кишечника)
to mop up (the blood)	просушить, промокнуть (кровь)
to nibble (the bone)	откусить щипцами (кость)
to nick (the dura)	проникнуть (в твёрдую мозговую оболочку)
to obliterate (the cavity)	облитерировать (полость)
to occlude (the artery)	пережать (артерию)
to open (the peritoneal cavity)	раскрыть (брюшную полость)
to operate (on the liver)	оперировать (на печени)
to oversew (the perforated duodenal ulcer)	зашивать (перфорированную дуоденальную язву)
to pack (the pilonidal abscess cavity)	тампонировать (полость пилонидального абсцесса)
to pack off (the operative field)	извлекать тампоны (с операционного поля)
to pare the skin lesion with a scalpel	обрабатывать кожную рану скальпелем
to pass the vein stripper down the long saphenous vein	проводить веноэкстрактор вдоль длинной подкожной вены ноги
to perform the operation under local anaesthetic	оперировать под местным обезболиванием
to photocoagulate the retinal blood vessels with the argon laser	проводить фотокоагуляцию сосудов сетчатки с помощью аргонового лазера
to pick up the vessel with forceps	захватить сосуд пинцетом
to pierce (the dura)	проколоть (твёрдую мозговую оболочку)
to place a suction drain to the gall bladder bed	уложить отсос-дренаж на ложе жёлчного пузыря
to plant (a radio-opaque marker)	установить (рентгеноконтрастную метку)
to plicate (the muscle layer)	гофрировать (мышечный слой)
to pluck out (the splinter)	извлечь (занозу)

to plunge the scalpel into the abscess	проткнуть абсцесс скальпелем
to position (the template)	установить (матрицу)
to pre-clot (the Dacron graft)	обработать антитромбиновым препаратом (дакроновый сосудистый шунт)
to preserve (the blood supply)	сохранить (кровоснабжение)
to press on(the lacerated artery)	сдавить (разорванную артерию)
to probe (the sinus)	прозондировать (полость)
to puncture (the maxillary sinus)	пропунктировать (гайморову пазуху)
to raise (a skin flap)	нарастить (кожный лоскут)
to rasp the nasal bone	провести кюретаж носовой кости
to readjust (the needle)	исправить положение (иглы)
to ream (the femur)	просверлить (бедро)
to recanalize (the blood vessel)	реканализировать (кровеносный сосуд)
to reconstitute (the tip of the tongue)	восстановить (кончик языка)
to reconstruct (the tendon)	восстановить (сухожилие)
to reduce (the inguinal hernia)	выполнить паховое грыжесечение
to refashion (the amputation stump)	смоделировать (ампутационную культю)
to reflect (the muscle)	оттянуть (мышцу)
to release (the clamp)	снять (зажим)
to remove (the catheter)	удалить (катетер)
to reimplant (the ureter)	реимплантировать (мочеточник)
to repair (the ligament)	восстановить (связку)
to reposition (the arterial clamps)	переставить (артериальные зажимы)
to resect (the bowel tumour)	резецировать (опухоль кишки)
to restore (the limb's blood supply)	восстановить (кровоснабжение конечностей)

to retract (the liver upwards)	оттянуть (печень вверх)
to revascularize (the digit)	реваскуляризировать (палец)
to revise (the amputation stump)	исправить (ампутационную культю)
to rinse out the peritoneal cavity with antiseptic solution	промыть полость брюшины антисептическим раствором
to round off (the sharp bone edges)	закруглить (острые костные края)
to rub (the skin)	раздражать, тереть (кожу)
to salvage (the ischaemic limb)	спасти (ишемизированную конечность)
to sample (the axillary lymph nodes)	взять для исследования (подмышечные лимфоузлы)
to saw through (the tibia)	распилить (большеберцовую кость)
to score (the ear cartilage)	реконструировать (ушной хрящ)
to scrape off (the slough)	соскоблить (отшелушивающуюся кожу)
to screw the template to the bone	фиксировать имплантат к кости
to scrub up	соскоблить
to seal (the perforation)	ушить (перфорацию)
to section (the tumour)	удалять по частям (опухоль)
to secure the drain with a stunt suture	подкрепить дренаж швом
to secure haemostasis	остановить кровотечение
to seed metastases inadvertently	неумышленно обсеменить метастазами
to seize (the bleeding vessel)	захватить (кровоточащий сосуд)
to separate (the two organs)	разделить (два органа)
to set up (the self-retaining retractor)	вставить (самоудерживающийся ретрактор)
to sever (the nerve)	рассечь (нерв)
to shave (the abdomen)	побрить (живот)
to shorten (the arterial graft)	укоротить (артериальный протез)

to shunt (the blood during mitral valve replacement)	шунтировать (кровоток во время замены митрального клапана)
to slice (the lesion)	отшлифовать, срезать тонкий слой (повреждённого участка)
to slit (the peritoneum)	рассечь (брюшину)
to smear jelly on the sigmoidoscope	смазать сигмоидоскоп гелем
to soak the cotton wool in cocaine solution	пропитать ватный шарик раствором кокаина
to spigot (the central venous pressure line)	поставить катетер (в центральную вену)
to splint (the fractured arm)	шинировать (перелом руки)
to split (the plaster)	снять (гипс)
to spray (the wound)	опрыскать (рану)
to spread (the bowel mesentery)	расправить (брыжейку кишечника)
to sprinkle water on the drill	обрызгать водой дрель
to squeeze (the upper arm)	сдавить (верхнюю часть руки)
to stabilize (the fracture)	стабилизировать (перелом)
to stage (the tumour)	установить стадию (опухоли)
to staple the bowel ends together	сшить механическим швом концы кишки
to steady (the bone)	стабилизировать (кость)
to stem (the bleeding)	остановить (кровотечение)
to sterilise (the instruments)	стерилизовать (инструменты)
to stitch (the wound)	зашить (рану)
to strap the endotracheal tube in place	закрепить эндотрахеальную трубку
to stretch the skin during an incision	растягивать кожу во время разреза
to strip (the varicose vein)	обнажить (варикозную вену)
to suck out the blood from the peritoneal cavity	отсасывать кровь из полости брюшины
to suspend (the legs)	подвешивать (ноги)
to suture (the wound)	ушивать (рану)
to swab (the pus)	вытирать тампоном (гной)

to sweep the finger upwards	провести пальцем вверх
to switch on (the diathermy machine)	включать (аппарат диатермии)
to syringe (the ear)	промывать шприцом (ухо)
to tack down (the underwater seal chest drain)	закреплять (подводный дренаж грудной клетки)
to tap (the screw holes)	проколоть (отверстия для винтов)
to tauten (the eyelid)	натянуть (веко)
to tear (the friable tissue)	удалить (свободно лежащие ткани)
to test (the anastomosis)	проверить (анастомоз)
to tighten (the clamp)	плотно сжать (зажим)
to tilt (the operating table)	наклонить (операционный стол)
to trace the artery distally	проследить артерию дистально
to transect (the aorta)	пересечь (аорту)
to transfer (the tendon)	пересадить (сухожилие)
to transfix (the testicle)	прикрепить (перемещённое яичко)
to transgress (the cribriform plate)	нарушить целостность (решётчатой пластинки)
to transplant (the kidney)	трансплантировать (почку)
to traumatize (the tissue)	травмировать (ткани)
to trephine (the finger nail)	трепанировать (ноготь пальца руки)
to trim (the skin edges)	подравнивать (края кожи)
to unblock (the artery)	разблокировать (артерию)
to undermine (the skin edges)	повредить (края кожи)
to underrun (the arterial orifice)	пройти под отверстием артерии
to unite (the bowel ends)	соединять (концы кишки)
to unwind (the spermatic cord)	распрямить (семенной канатик)
to unravel (the suture material)	распутать (шовный материал)
to vaporise the area of leucoplakia with the CO_2 laser beam	вапоризировать зону лейкоплакии с помощью CO_2-лазера
to visualise (the cystic duct)	визуализировать (пузырный проток)

to wash out the debris from the maxillary antrum	отмыть гнойное содержимое гайморовой пазухи
to widen (the bowel lumen)	расширить (просвет кишки)
to wipe (the skin)	вытереть (кожу)
to wire together (the bone fragments)	соединить проволокой (костные отломки)
to withdraw (the stylet)	извлечь (стилет, тонкий зонд)
to wrap the bowel in saline packs	завернуть кишку в салфетку, смоченную солевым раствором

VERBS FOR USE IN MEDICAL PRACTICE / ГЛАГОЛЫ, ПРИМЕНЯЕМЫЕ В МЕДИЦИНСКОЙ ПРАКТИКЕ

to abandon (the procedure)	отказываться (от процедуры)
to abide by (the stringent safety regulations)	придерживаться (строгих мер предосторожности)
to abolish (the pain)	снять (боль)
to accede to (the patient's desire to go home)	согласиться (с желанием больного выписаться из больницы)
to accord the dying patient some dignity	помочь умирающему больному сохранить достоинство
to acquaint the patient with the colostomy bag	ознакомить больного с методом использования калоприёмника
to address (the patient's social problems)	браться за решение (социальных проблем больного)
to administer (the drug)	назначать (лекарство); вводить (лекарство)
to advise the patient against further surgery	отсоветовать больному подвергаться хирургическому вмешательству в будущем
to advocate (a programme of psychotherapy)	рекомендовать (программу психотерапии)
to aerate (the lungs)	вентилировать (лёгкие)

to alarm the patient by over-emphasising the risks of treatment	тревожить больного, чрезмерно подчёркивая риск лечения
to alert the Social Services about the death of a patient's relative	ставить в известность социальные службы относительно смерти родственника больного
to allay concern	успокаивать
to alleviate (the symptoms)	смягчать (симптомы)
to allocate the patient to the most appropriate therapist	направлять больного к соответствующему врачу
to ameliorate (the patient's eyesight)	улучшать (зрение больного)
to anaesthetise (the patient)	давать наркоз (больному)
to analyse (the laboratory results)	анализировать (результаты лабораторных исследований)
to apologise to the patient for re-scheduling the operation	извиняться перед пациентом из-за переноса операции
to appraise (the extent of the tissue damage)	оценивать (объём повреждения тканей)
to arrange (the investigations)	договариваться (о необходимых исследованиях)
to ascertain (the cause of the bleeding)	выяснять (причину кровотечения)
to ascribe the neurological findings to multiple sclerosis	приписывать неврологические симптомы рассеянному склерозу
to assess (the patient's injury)	оценивать (травму больного)
to attend (the meeting)	присутствовать (на собрании, консилиуме)
to attribute the symptoms to vascular disease	приписывать данные симптомы сосудистому заболеванию
to augment the effect of the antidepressant by giving Lithium also	повышать действие антидепрессантов назначением (также) лития
to auscultate (the chest)	выслушивать (органы грудной клетки)

to avert (the need for surgery)	отрицать (необходимость хирургического вмешательства)
to avoid (the abrupt withdrawal of the drug)	избегать (резкого прекращения приёма лекарства)
to await (the laboratory result)	ожидать (результатов лабораторных исследований)
to blacklist (the patient with Munchausen's syndrome)	регистрировать (больного с синдромом Мюнхаузена)
to book (an ambulance)	зарезервировать [заказать] машину скорой помощи
to break the bad news	избавлять (больного) от плохих новостей
to cajole the child into taking the medication	упрашивать ребёнка принять лекарство
to calculate (the plasma requirement)	высчитать (потребность в плазме)
to calibrate (the instrument)	калибровать (инструмент)
to call the psychiatric patient's bluff	не дать психическому больному взять себя на пушку
to call for help	звать на помощь
to calm the patient down with tranquillizers	успокаивать больного с помощью транквилизаторов
to cancel (the operation)	отменять (операцию)
to care for (the patient)	заботиться (о больном)
to categorise (the patient's personality)	квалифицировать (личность больного)
to caution the patient against taking alcohol and driving whilst receiving the medication	предостерегать больного от употребления спиртного и управления автомобилем в период приёма лекарств
to centrifuge (the blood)	центрифугировать (кровь)
to certify (the patient dead)	удостоверять (факт смерти больного)
to change to an alternative antidepressant	перейти на другой антидепрессант
to check (the label on the unit of blood)	проверить (правильность маркировки на ампуле с кровью)
to cheer up (the patient)	подбадривать (больного)

to cite (3 recent research papers)	цитировать (3 последние научные статьи)
to clerk (the new admission)	зафиксировать госпитализацию (нового пациента)
to coax the child into answering some questions	уговаривать ребёнка ответить на некоторые вопросы
to coerce the patient to take his medication	заставлять больного принять лекарство
to collaborate with the psychologist	сотрудничать с психологом
to collate (the laboratory results)	сравнивать (результаты лабораторных исследований)
to collect (the urine sample)	собирать (мочу для анализа)
to collude with the patient's unreasonable request for fertility treatment	войти в сговор с больной по поводу её неразумной просьбы о лечении бесплодия
to comfort (the sick child's parents)	успокаивать (родителей больного ребёнка)
to comment on (the X-ray appearance)	комментировать, анализировать (рентгенологические данные)
to commiserate with the bereaved pensioner	сочувствовать одинокому пенсионеру
to compress (the chest 60 times per minute)	сжимать (грудную клетку 60 раз в минуту)
to compromise by delaying the patient's operation	согласиться на отсрочку операции больному
to condole with the patient's relatives	сочувствовать родственникам больного
to confirm that the lesion is cancer	подтверждать, что данное заболевание - рак
to confront the patient about his irresponsible behaviour	ругать больного за его безответственное поведение
to congratulate (the parents after the birth of their first child)	поздравить (родителей с рождением их первенца)
to consider the investigation results in relation to the overall clinical findings	рассматривать результаты исследований в соответствии с клиническими данными

to console (the bereaved wife)	утешать (вдову больного)
to consolidate (the patient's improvement)	закреплять (улучшение состояния больного)
to consult (the Pathologist)	консультироваться (с морфологом)
to contact (the relatives)	контактировать (с родственниками)
to contain the man in a geriatric chair	содержать больного в гериатрическом кресле
to contravene (patient confidentiality)	нарушать (конфиденциальность данных о больном)
to continue (the antibiotics)	продолжать (антибиотикотерапию)
to control the pain with opiates	снимать боли опиатами
to correct (the metabolic acidosis)	корригировать (метаболический ацидоз)
to convince the patient that an operation is necessary	убеждать больного в необходимости операции
to correlate the symptoms with the pathological findings	коррелировать симптоматику в соответствии с морфологическими данными
to correspond with the General Practitioner	связываться и контактировать с лечащим врачом
to corroborate (the details of the patient's insurance claim)	подтверждать (детали иска больного к страховой компании)
to counsel the patient on the hazards of recreational drug use	обсуждать с больным опасности применения наркотиков
to cross-match (the blood)	осуществить перекрёстную проверку (группы крови)
to cross-question (the schizophrenic)	проводить перекрёстный опрос (шизофреника)
to cuddle (the baby)	обнять, прижать к себе (ребёнка)
to curb (the number of teenage pregnancies)	снижать (число беременностей у подростков)
to cure (the patient's disease)	излечить (болезнь)
to curtail (the procedure)	сокращать (процедуру)

to deaden the pain with morphine	заглушать боль морфином
to decipher (the numerous medical abbreviations)	расшифровывать (многочисленные медицинские аббревиатуры)
to decontaminate (the chemical worker)	произвести очистку одежды (работника химического производства)
to decrease (the drug dosage)	снижать (дозы лекарств)
to deem that the patient is not fit to work	считать, что больной нетрудоспособен
to defer (the operation)	откладывать (операцию)
to defuse (the tense situation in casualty)	разрядить (напряжённую ситуацию при несчастном случае)
to delineate the vascular tree by doing an arteriogram	изобразить сосудистое «дерево» с помощью артериограммы
to delegate duties at a cardiac arrest	передавать обязанности [полномочия] при остановке сердца
to deliver (the baby)	родить (ребёнка)
to delouse (the tramp)	избавлять от вшей бродягу, бомжа
to delve into (the patient's casenotes)	изучать (историю болезни)
to demonstrate (shifting dullness)	демонстрировать (мигрирующую тупость перкуторного звука)
to deplete the body of excess iron by weekly venesection	лишить организм избытка железа с помощью еженедельных венесекций
to describe the operation in detail	подробно описать операцию
to despatch the pus for culture	отправить гной на посев
to detain the patient on the grounds that he is suffering from a serious mental disorder	задерживать больного на основании того, что он страдает серьёзным психическим расстройством
to detect (a succussion splash)	обнаружить (шум плеска)
to determine (the cause of death)	выявлять (причину смерти)

to detoxicate (the patient)	детоксицировать (больного)
to devise (a graded rehabilitation programme)	разрабатывать (последовательную реабилитационную программу)
to diagnose (the patient's illness)	диагностировать (болезнь)
to dialyse (the patient with renal failure)	проводить диализ (у больного с почечной недостаточностью)
to dictate (a letter)	диктовать (письмо)
to differentiate between depression and dementia	дифференцировать депрессию и деменцию
to discard (the contaminated instruments)	выбрасывать (инфицированные инструменты)
to discharge (the patient)	выписывать (больного)
to discontinue (the antibiotics)	прекращать (антибиотикотерапию)
to discover (the cause of the symptoms)	раскрывать (причину болезни)
to discuss (the various forms of treatment)	обсуждать (различные методы лечения)
to disinfect (the cubicle)	дезинфицировать (палату)
to dispense (the drug)	раздавать (лекарства)
to disperse the blood clot with ultrasound	растворить кровяной сгусток с помощью ультразвука
to dispose of (the dirty swabs)	выбросить (грязные тряпки)
to disqualify (the diagnosis of anorexia nervosa)	признать неверным (диагноз психастенической анорексии)
to dissuade the patient from scratching his ears	отговаривать больного от царапания ушей
to distract (the child)	отвлекать (ребёнка)
to document (the case history)	документировать (историю болезни)
to dope (the agitated patient)	успокоить (возбуждённого больного) наркотическим препаратом
to doubt (the veracity of the patient's symptoms)	сомневаться (в достоверности жалоб больного)

to draw the interview to a close	заканчивать опрос (больного)
to dub the youth erroneously as a schizophrenic	ошибочно квалифицировать юношу как шизофреника
to elicit (a sign)	выявлять (признак)
to eliminate (all potential sources of infection)	исключать (все потенциальные источники инфекции)
to elucidate (the cause of the headaches)	объяснять (причину головной боли)
to enlist (the help of the child's family and school)	заручаться (поддержкой семьи ребёнка и школы)
to ensure (total sterility)	обеспечить (полную стерильность)
to eradicate (smallpox)	искоренить (оспу)
to escort the patient to casualty	сопровождать больного в больницу скорой помощи
to estimate (the size of the burn)	оценивать (площадь ожога)
to espouse (a new type of treatment)	поддерживать (новый метод лечения)
to evaluate (the new treatment)	оценивать (новый метод лечения)
to evoke an EEG abnormality by photic stimulation	вызвать изменения на электроэнцефалограмме фотостимуляцией
to examine (the lump)	обследовать (опухоль)
to exclude tuberculosis as the cause of the patient's illness	исключить туберкулёз как причину болезни пациента
to expedite (the patient's operation)	1. ускорить (операцию данного больного) 2. направлять (больного на операцию)
to expound (the experimental results)	истолковывать (результаты экспериментов)
to extol (the benefits of ECT)	превозносить, расхваливать (преимущества электрошоковой терапии)
to extricate oneself from a threatening patient	освободиться от угрожающего больного
to extubate (the patient)	экстубировать (больного)
to familiarise the patient with the tracheostomy tube	ознакомить больного с трахеостомической трубкой

to fast the patient until the operation	поддерживать больного до операции
to file (the letters)	хранить, подшивать (письма, документы)
to fit (a hearing aid)	подбирать (слуховой аппарат)
to flick (the thermometer)	стряхивать (термометр)
to follow-up the patient at two-monthly intervals	наблюдать больного каждые два месяца
to force-feed (the depressed patient)	насильно кормить (больного в состоянии депрессии)
to forecast (the outcome of treatment)	предсказать (исход лечения)
to forestall (a distressing relapse of the patient's schizophrenic illness)	предупредить (рецидив шизофрении)
to forfeit (the physical examination of a severely disturbed patient)	лишиться права (физикального обследования тяжёлого психического больного)
to form a detailed impression of the patient's personality	сформировать детальное впечатление о личности больного
to formulate (a psychiatric diagnosis)	сформулировать (психиатрический диагноз)
to forward the case notes to another hospital	направить историю болезни в другую клинику
to gather snippets of information from the relatives	собирать обрывочную информацию от родственников больного
to gauge (the severity of the illness)	оценить (тяжесть болезни)
to give a statement to the Police	заявить в полицию
to glean some more facts from the old case notes	собрать как можно больше сведений из старой истории болезни
to grant (a psychiatric patient leave of absence)	разрешать (психически больному (временный) отпуск из больницы)

to haemolyse the blood inadvertently	неумышленно гемолизировать кровь
to hand over the care of the patient to the Gynaecologists	передавать больную на попечение гинеколога
to have misgivings about returning the child to his parents	предчувствовать возвращение ребёнка к родителям
to help the patient to re-integrate into the community	помочь больному вернуться в общество
to hoist the obese patient out of bed	поднять тучного больного из постели
to hold a multidisciplinary meeting	созвать консилиум
to humidify (the inspired air)	увлажнять (вдыхаемый воздух)
to humour (the distressed child)	развлекать (расстроенного ребёнка)
to hyperoxygenate (the patient prior to ECT restimulation)	гипероксигенировать (больного перед назначением электрошоковой терапии)
to immunise the schoolchildren against polio	провести иммунизацию школьников против полиомиелита
to implement (Section 2 of the Mental Health Act)	выполнить (Раздел 2 Акта о психическом здоровье)
to increase (the drug dosage)	повысить (дозу лекарства)
to induce an anaesthetic	ввести анестетик
to induce labour	стимулировать роды
to inform (the relatives)	информировать (родственников)
to infuse (the solution)	вводить (раствор)
to inject (the antibiotic)	иньецировать (антибиотик)
to inoculate (the animal)	инокулировать (подопытное животное)
to inspect (the lesion)	обследовать (поражённую область)
to instigate (family therapy)	поощрять (домашнее лечение)
to institute (a course of 12 ECT treatments)	назначать (курс из 12 сеансов электрошоковой терапии)

to intercede on behalf of a patient who is facing a prison sentence	ходатайствовать о смягчении режима от имени больного, которому предстоит отбывать наказание в тюрьме
to interpret (the chest x-ray)	интерпретировать (рентгенограмму грудной клетки)
to intervene medically	лечить (консервативно)
to interview (the patient at the request of the police)	расспрашивать (больного по просьбе правоохранительных органов)
to intubate (the patient)	интубировать (больного)
to investigate (the patient's weight loss)	выяснять (причину потери веса у больного)
to invoke the Mental Health Act in order to detain the disturbed man	ссылаться на Акт о психическом здоровье для того, чтобы задержать психического больного
to irradiate (the tumour)	облучать (опухоль)
to isolate (the pathogenic bacteria)	выделять (патогенные бактерии)
to jot down (the Professor's comments)	кратко записывать (комментарии профессора)
to judge that the patient is a risk to herself and to others	считать больную опасной для самой себя и для окружающих
to justify (the management plan)	объяснять (план лечения); подтверждать (план лечения)
to let 500 mls of blood from the polycythaemic patient	выпустить 500 мл крови у больного полицитемией
to liaise (with the Physicians)	связаться (с врачами-специалистами)
to limit the prescription of benzodiazepines to one week's supply	ограничивать назначение транквилизаторов количеством, необходимым на одну неделю
to look for (the tell-tale signs of volatile substance abuse)	искать (скрытые признаки токсикомании)
to lull the child by caressing	ласково успокаивать ребёнка

to make a serious error of clinical judgement	делать серьёзную ошибку в клиническом заключении
to manage (the critically ill patient)	лечить (терминального больного)
to mask the tinnitus	скрывать шум в ушах
to massage (the back muscles)	массировать (мышцы спины)
to means-test (the infirm old lady)	проверять нуждаемость (у ослабленной пожилой больной)
to measure (the length of the limb)	измерять (длину конечности)
to minister to all the patient's needs	помогать больному во всём
to misdiagnose (the illness)	неверно диагностировать (болезнь)
to miss a deep venous thrombosis on examination	пропустить при обследовании глубокий венозный тромбоз
to mitigate the patient's boredom by arranging activities outside the hospital	развеять скуку больного, вовлекая его в мероприятия вне больницы
to modify (the drug therapy)	изменять (лекарственное лечение)
to modulate (the handicapped child's social interaction)	помочь адаптироваться (ребёнку-инвалиду к жизни в обществе)
to monitor closely the central venous pressure	тщательно и постоянно контролировать центральное венозное давление
to motivate (the amputee)	мотивировать (необходимость ампутации)
to muster all the available help from Social Services	привлекать всю возможную помощь социальных служб
to negotiate a new care programme with the patient	обсуждать с больным новую лечебную программу
to note down the Consultant's decision	записывать решение консультанта

to notify (the Coroner/Procurator Fiscal)	уведомлять (следователя, проводящего расследование в случае насильственной смерти/судебного исполнителя)
to nurse (the sick child)	ухаживать (за больным ребёнком)
to observe (the colour of the foot)	следить (за изменением цвета кожи ступней)
to obtain the patient's permission to speak to her family	добиваться разрешения больного поговорить с его семьёй
to offer (an alternative method of treatment)	предложить (альтернативный метод лечения)
to omit (the morning dose of the drug)	пропустить (утренний приём лекарства)
to opine that the patient is suffering from schizophrenia	полагать, что больной страдает шизофренией
to over-ride (the Social Worker in order to admit the patient)	отвергать помощь (социального работника в госпитализации больного)
to over-treat a mild case of hypertension	«залечить» больного гипертонией средней степени тяжести
to pacify (the angry relative)	утихомирить, успокоить (разгневанного родственника)
to palliate (the incurable disease)	оказать паллиативную помощь (при инкурабельной болезни)
to palpate (the abdomen)	пальпировать (живот)
to pamper (the rich old lady)	баловать (богатую пожилую больную)
to paralyse (the patient)	парализовать (больного)
to percuss (the chest)	перкутировать (грудную клетку)
to permit the patient's friend to remain in the interview room	разрешить другу больного присутствовать при его беседе с врачом

to perpetuate the patient's symptoms by ordering unnecessary investigations	осложнять положение больного назначением ненужных исследований
to persuade the patient to relinquish both the alcohol and the benzodiazepines	убеждать больного бросить пить и принимать транквилизаторы
to peruse (the case notes)	внимательно читать (записи в истории болезни)
to phase out (the present medication)	периодически менять (лекарственное лечение)
to photocopy (the curriculum vitae)	сделать фотокопию (анамнеза жизни)
to pinch (the skin)	ущипнуть (кожу)
to placate (the disturbed man)	успокоить (психического больного)
to postpone (the operation because of a shortage of beds)	отложить (операцию из-за отсутствия мест в больнице)
to postulate that the patient's symptoms are psychogenic	утверждать, что симптомы у больного являются психогенными
to practise intubation	применить интубацию
to praise the child for his good behaviour	похвалить ребёнка за хорошее поведение
to precipitate medullary coning by doing a lumbar puncture	оросить медуллярный конус, выполняя поясничную пункцию
to predict (the patient's future behaviour at work)	предсказать (будущее поведение больного на работе)
to prepare the patient for the endoscopy	подготовить больного к эндоскопии
to prescribe diazepam judiciously	выписать диазепам в разумной дозе
to present the case history at a meeting	представить историю болезни на обсуждение
to prevent (the pressure sore)	предупредить (пролежень)
to prick (the skin)	уколоть, проколоть (кожу)
to prognosticate	прогнозировать
to prompt the patient to attend Occupational Therapy	подсказать больному необходимость лечения профессионального заболевания

to pronounce the patient dead at 11. 30 p. m.	объявить, что больной умер в 11.30 вечера
to protect the child by placing him with foster parents	защищать права ребёнка при усыновлении его приёмными родителями
to prove that the resection margin is tumour free	доказать, что резецированный край (ткани) не содержит элементов опухоли
to provoke (an angry response from the patient)	спровоцировать (раздражённую реакцию больного)
to put the onus on the patient to make another appointment	возложить на больного ответственность за перенесение времени приёма (у врача)
to quell (the inflammation)	подавить (воспалительный процесс)
to quench (the patient's thirst)	утолить (жажду больного)
to query (an unnatural cause of death)	подвергать сомнению (неестественную причину смерти)
to rally (family support)	собирать, сплачивать (поддержку семьи больного)
to rate the patient according to the Hamilton Rating Scale for Depression	оценивать состояние больного по шкале степени депрессии Гамильтона
to reassure (the mother)	подбадривать (мать больного)
to recommend (an operation)	рекомендовать (операцию)
to reconstitute (the antibiotic)	восстанавливать приём (антибиотика)
to record a verbatim account of the patient's abnormal perceptions	дословно записать аномальные проявления восприятия больного
to rectify the amblyopia by occluding the better eye	исправить амблиопию, закрывая здоровый глаз
to reduce (the drug dosage)	уменьшить (дозу лекарства)
to re-evaluate (the risk of suicide)	повторно оценить (риск суицида)
to refer the patient to the Psychiatrists	направить больного к психиатру

to refute (the diagnosis of schizophrenia)	опровергнуть (диагноз шизофрении)
to register (a change in the severity of the patient's depression)	зарегистрировать (изменение степени тяжести депрессии больного)
to regrade to informal the Section 4 psychiatric admission	пересмотреть как необязательную госпитализацию в психиатрическое отделение в соответствии с Разделом 4 Акта о психическом здоровье
to regulate (the patient's temperature)	нормализовать (температуру тела больного)
to rehabilitate (the amputee)	реабилитировать (больного после ампутации)
to rehearse (the skills of basic life support)	тренировать (основные навыки поддержания жизненного уровня больного)
to rehydrate (the baby suffering from diarrhoea)	снять обезвоживание (ребёнка, страдающего диареей)
to reinstate the drug in order to relieve the withdrawal symptoms	восстановить лекарственное лечение для облегчения абстинентного синдрома
to reintroduce the antidepressant to life the patient's mood	назначить антидепрессант снова для улучшения настроения пациента
to reiterate (the advice)	повторять (совет врача)
to release the trapped driver with cutting gear	освободить застрявшего водителя из автомобиля (после аварии) с помощью специальных инструментов
to relieve (the pain)	облегчить (боль)
to remind the patient to take more fibre in her diet	напомнить больной о необходимости употреблять в еде больше клетчатки
to renew (the prescription)	обновить (рецепт лекарства)
to repeat (the investigations)	повторить (исследования)
to replenish (the body's store of iron)	пополнить (необходимый для организма запас железа)

to replicate (the research study)	сделать копию (научной статьи)
to report on the chest x-ray	описать рентгенограмму грудной клетки
to report the adverse effects of the drug to the pharmacy	сообщить в фармацевтическое управление *или* в аптеку о вредных воздействиях данного лекарства
to reproduce the chest pain by perfusing acid into the oesophagus	вызвать боли в груди перфузией кислоты в пищевод
to request (further x-rays)	потребовать (дальнейшего рентгенологического исследования)
to rescind (the Section 2 of the Mental Health Act imposed by a Psychiatrist)	отменить, аннулировать (применение Раздела 2 Акта о психическом здоровье, предложенное психиатром)
to rescue (the soldier from the rubble)	освободить (солдата из завала камней)
to respect (the patient's wishes)	уважать (желания больного)
to restore (the circulating blood volume)	восстановить (объём кровотока)
to restrain (the violent drunkard)	излечить (запойного алкоголика)
to restrict (oral fluids)	ограничить (приём жидкости через рот)
to resume (the therapy)	подвести итог (лечения)
to resuscitate (the critically injured patient)	реанимировать (тяжелораненого)
to retrieve (the patient's notes)	проанализировать (замечания больного)
to reverse (the cardiac arrhythmia)	изменить, преодолеть (сердечную аритмию)
to review (the patient's condition)	оценить (состояние больного)
to revive (the critically ill patient)	вернуть к жизни (терминального больного)
to revoke (the Section 136 obtained by the Police)	отменить (Пункт 136, применённый полицией)

to rouse (the drowsy patient)	разбудить (дремлющего больного)
to rule out syphilis as a cause of dementia	исключить сифилис в качестве причины слабоумия
to scan the foetus for abnormalities	обследовать плод при помощи аппаратуры с целью определить пороки развития
to scour the notes for the pathology report	подготовить материал для сообщения о выявленной патологии
to scrutinise (the old case notes)	внимательно изучить прежние данные из истории болезни
to search the patient's bedspace for alcohol	обследовать палату больного для выявления спиртного
to seclude (the dangerous patient)	изолировать (опасного больного)
to section (the severely disturbed patient)	изолировать (больного с тяжёлым психическим расстройством)
to secure the child's attention	привлечь внимание ребёнка
to sedate (the agitated schizophrenic)	успокоить (возбуждённого шизофреника)
to select (patients for a clinical trial)	отобрать (больных для клинического исследования)
to service (the anaesthetic machine)	обслуживать (наркозный аппарат)
to set the patient a realistic target	ставить перед больным реальную цель
to show great impetus to make a diagnosis	дать толчок к установлению диагноза
to sick notice (the terminally ill patient)	ухаживать (за терминальным больным)
to sieve the urine for stones	процеживать мочу для обнаружения камней
to sign (the form)	подписать бланк
to sooth (the discomfort)	облегчить (дискомфорт)
to specify (the type of personality disorder)	определить (тип расстройства личности)

to sponge down (the patient)	обтереть больного губкой
to stabilise (the blood pressure)	стабилизировать (кровяное давление)
to startle (the slumbering old man)	напугать (дремлющего старика)
to sterilise (the surgical instruments)	стерилизовать (хирургические инструменты)
to stipulate that no alcohol should be consumed on the ward	поставить условие, чтобы в палате не употребляли алкоголь
to stock (a plentiful supply of the drug)	иметь в запасе (большое количество данного лекарства)
to straddle the electrodes across the heart	расположить электроды в области сердца
to stress the importance of adhering to the diet	подчёркивать важность соблюдения диеты
to strike the violent patient off the GP's list	исключить из числа пациентов буйного больного
to structure (the patient's day)	установить (режим дня больного)
to substantiate (a provisional diagnosis)	привести обоснование (предварительного диагноза)
to substitute one drug for another	заменить одно лекарство другим
to suckle (the baby)	кормить грудью, вскармливать (ребёнка)
to summarise (the case history)	сделать краткую выписку (из истории болезни)
to summon assistance	вызвать помощь
to supervise (the trainee)	контролировать (стажёра)
to suspect that the patient has cancer	подозревать, что у больного рак
to take a history	собрать анамнез
to take an impression of the ear lobe	сделать отпечаток с мочки уха
to tap (the tooth)	постукивать (по зубам)
to tape-record (a sample of speech)	записать на магнитофон (фрагмент речи больного)

to taper (the dosage of steroid)	уменьшить (дозу стероидных гормонов)
to temporise	выжидать
to test (the urine for sugar)	сделать анализ (мочи на сахар)
to testify in a court case	давать свидетельские показания в суде
to thwart (the patient's attempt to spend Christmas in hospital)	препятствовать (желанию больного провести Рождество в больнице)
to titrate the insulin dose according to the blood sugar level	титровать дозу инсулина в соответствии с уровнем сахара в крови
to trace (the relatives of the unconscious patient)	найти (родственников больного, находящегося в бессознательном состоянии)
to transfer (the patient to the intensive care unit)	перевести больного (в отделение интенсивной терапии)
to transfuse with blood	переливать кровь
to treat (the disease)	лечить (болезнь)
to truncate (the febrile convulsion)	снять (фибрильные судороги у новорождённого)
to try in vain to persuade the patient to stop smoking	тщетно пытаться убедить больного бросить курить
to undertake regular domiciliary visits	регулярно посещать больного на дому
to update (the drug information bulletin)	обновлять (информацию по применению лекарств)
to vaccinate the gardener against tetanus	вакцинировать садовника против столбняка
to validate (the hospital's invoice)	утвердить, завизировать (больничный счёт)
to ventilate (the patient)	вентилировать (лёгкие больного)
to venesect (the patient)	произвести венесекцию (больному)
to verify that the patient suffered sexual abuse as a child	удостовериться, что больной, будучи ребёнком, подвергался сексуальным домогательствам
to violate the patient's trust	подорвать доверие больного

to waffle unnecessarily	болтать по-пустому, говорить вздор
to warn the patient of the possible complications	предупредить больного о возможных осложнениях
to watch the child at play	наблюдать за ребёнком во время игры
to wean (the child)	отнимать от груди (ребёнка)
to weigh (the neonate)	взвешивать (новорождённого)
to winch the soldier to safety	поднять лебёдкой солдата в безопасное место
to withhold information from the relative	скрывать информацию от родственника
to wrap the child in a blanket	завернуть ребёнка в одеяло

VERBS FOR PSYCHOTHERAPY / ГЛАГОЛЫ, ПРИМЕНЯЕМЫЕ В ПСИХОТЕРАПИИ

to act as an authority figure to alter the family system	действовать в качестве представителя власти, чтобы изменить положение в семье больного
to admonish the patient to refrain from taking illicit drugs	убедить больного воздержаться от приёма наркотиков
to adopt a firm therapeutic style	твёрдо настаивать на терапевтическом лечении
to agree to a contract	согласиться с договорённостью (о лечении)
to allow the free association of words and thoughts	допускать свободное сочетание больным слов и мыслей
to analyse the various interactions between members of a group	анализировать варианты взаимоотношений между членами группы
to anticipate a period of slow progress	предвидеть [ожидать] период медленного улучшения состояния
to assuage the patient's feelings	щадить чувства больного
to attenuate the patient's impulses	ослаблять импульсивность больного

to avoid pitting against the patient	избегать преследования больного
to boost the patient's self-esteem	стимулировать самооценку больного
to bring to awareness some repressed wishes	опасаться некоторых подавленных желаний
to broach the reasons for a patient's drug abuse	обсудить причины наркотической зависимости больного
to broaden the therapist's perspective	расширить лечебный арсенал
to build a good rapport	наладить взаимосвязь (с больным)
to challenge the patient's cognitive errors	подвергать сомнению когнитивные ошибки больного
to clarify the nature of the patient's experiences	прояснить природу поступков больного
to complete the questionnaire	заполнить анкету
to confront the patient's ego defence mechanisms	противостоять защитному механизму «эго» больного
to debrief the child following a disaster	расспросить ребёнка после случившегося несчастья
to develop a trusting relationship	установить доверительные отношения
to discover the origin of the patient's anguish	установить причину мучений больного
to effect catharsis	испытать катарсис
to empathise with the patient's sadness	сопереживать печали больного
to emphasise awareness of 'here and now needs'	подчёркивать осведомлённость о повседневных нуждах (больного)
to empower the patient to develop more appropriate coping strategies	дать возможность больному выработать соответствующее преодолевающее поведение
to encourage the patient to examine some of the dysfunctional beliefs which contribute to his depression	поощрять больного в изучении своих расстроенных чувств, которые усиливают депрессию

to engage the patient in a course of psychoanalysis	вовлечь больного в курс психоанализа
to engender a more responsible attitude on the part of the patient	вызвать более уважительное отношение со стороны больного
to establish the patient's trust	завоевать доверие больного
to evoke suppressed feelings of guilt	пробудить подавленное чувство вины
to exorcise the patient's anger	развеять гнев больного
to experience the family conflict by entering into it	изучить семейный конфликт, внедрившись в него
to explore the patient's parapraxes	исследовать парапраксис больного
to expose the patient's irrational beliefs	открыть причину веры в иррациональное начало у больного
to facilitate emotional arousal	ослабить эмоциональный стресс
to focus on the dominant problem	сосредоточиться на главной проблеме
to form an intense, emotionally charged relationship with a group	установить интенсивные эмоционально окрашенные отношения в группе
to formulate a psychodynamic explanation of the patient's problems	сформулировать психодинамическое объяснение проблем больного
to foster the patient's acceptance of his real self	поощрять осознание больным его собственного «я»
to gain the patient's confidence	завоевать доверие больного
to give the patient several homework assignments	дать больному несколько заданий на дом
to guard against imposing an opinion onto a patient	оградить больного от навязывания ему какого-то мнения
to guide the youth into suitable recreational activities	направлять молодого пациента в проведении восстановительных мероприятий
to halt the decline in mood	препятствовать ухудшению настроения

to help the patient to discharge tension	помочь больному сбросить напряжение
to highlight the positive aspects of the patient's life	высветить положительные стороны жизни больного
to identify the maladaptive thoughts	идентифицировать неадекватные мысли
to infringe upon the patient's sensitivities	ущемлять чувства больного
to instill hope	внушать надежду
to interpret the recurrent dream	растолковать повторяющийся сон
to interweave the questions	1. завуалировать вопросы 2. перемешивать вопросы
to jog the patient's memory	будоражить воспоминания больного
to liberate the patient from her neurotic guilt	освобождать больную от невротического чувства собственной вины
to link two major life events	установить связь между двумя важными событиями в жизни
to listen reflectively	выслушивать и реагировать
to maintain the patient's level of functioning during a crisis	поддерживать нормальное функциональное состояние больного во время кризиса
to mediate between the feuding husband and wife	быть посредником между враждующими мужем и женой
to mistakenly convey moral censure	неверно толковать моральные ограничения
to outline the timescale of the psychotherapy	наметить график проведения сеансов психотерапии
to overcome the obstacles to therapy	преодолеть препятствия к лечению
to phrase an intervention carefully	осторожно высказаться по поводу вмешательства (в организм больного)
to point out discrepancies in the patient's story	обращать внимание на противоречия в рассказе больного
to prepare a psychodynamic formulation	подготовить психодинамическое заключение

to probe some painful themes which have been kept out of awareness	осторожно затронуть некоторые болезненные темы, которые не были приняты во внимание
to proffer an alternative way of reacting to a problem	предложить альтернативный путь решения проблемы
to propose a 3 month course of cognitive therapy	предложить 3-месячный курс когнитивной терапии
to provide inspiration	вдохновлять
to question the patient's motivation	исследовать мотивацию больного
to reactivate dormant memories	разбудить забытые воспоминания
to rebut the patient's incorrect assertion	опровергнуть некорректные заявления больного
to recapitulate the psychiatric history	резюмировать психиатрический анамнез
to reconstruct the patient's depressive cognitions	восстановить нарушенные когнитивные способности больного
to reflect the statement to encourage more discussion	отпарировать утверждение для продолжения дальнейшей дискуссии
to regard the patient as a suicide risk	отнести больного к группе риска по суициду
to reinforce the attempts to change	усиливать попытки измениться
to rekindle hope	пробуждать надежду
to remedy the psychological sequelae of sexual abuse	исправлять психологические последствия сексуальных домогательств
to rephrase the question	сформулировать вопрос по-другому
to resolve a conflict by 'working through' it	разрешить конфликт путём его проработки
to set specific aims	поставить конкретные цели
to shake the false belief	поколебать ложное мнение
to state thoughts which are usually censored out of conversation	высказывать мысли, которые обычно не звучат в разговоре

to still the patient's anxiety	снять возбуждение у больного
to stimulate a degree of insight	стимулировать уровень понимания у больного
to suggest a reason for the mental distress	предполагать причину психического расстройства
to support the patient during a crisis	поддерживать больного во время кризиса
to tackle the issues underlying the eating disorder	рассматривать вопросы, связанные с расстройством питания
to test the validity of the patient's thoughts	проверить сохранность мышления больного
to train the patient to identify negative automatic thoughts and to generate more positive thoughts	обучить больного идентифицировать отрицательные самопроизвольные мысли и генерировать более положительные эмоции
to uncover the beliefs and images about the external world that perpetuate the patient's anxiety	определить убеждения и образы внешнего мира, которые возбуждают чувство беспокойства у больного
to understand the ambivalent feelings	понимать амбивалентные чувства
to unravel the roots of the relationship problem	обнажать корни проблемы взаимоотношений
to use genuineness, unconditional positive regard and accurate empathy to accept the client's real self	проявлять искренность, безусловное положительное отношение и симпатию, чтобы понять истинную суть пациента
to view the patient's attitudes in the context of her cultural background	рассматривать взаимоотношения больной в связи с её культурным уровнем

VERBS FOR TRAUMA / ГЛАГОЛЫ, ПРИМЕНЯЕМЫЕ ПРИ ОПИСАНИИ ТРАВМЫ

to abrade (the nose)	содрать кожу, оцарапать (нос)
to aggravate (an old hamstring injury)	отягощать (старую травму сухожилия)

to bear the brunt of the bomb blast	выдержать удар взрывной волны
to break (a leg)	сломать (ногу)
to bump (into a wall)	врезаться (в стену)
to catch a foot in a hole	попасть ногой в яму
to chop off (a finger)	отрубить палец
to clash heads (while playing football)	столкнуться головами (при игре в футбол)
to collapse onto the floor in agony	биться на полу в агонии
to come into contact with corrosive liquid	иметь контакт с едкой жидкостью
to come off (the motorbike)	упасть (с мотоцикла)
to crick (the neck)	растянуть (мышцы шеи), «свернуть шею»
to cut a finger (while opening a tin can)	порезать палец (открывая консервную банку)
to dash out in front of a car	выскочить (на мостовую) перед автомобилем
to dislocate (a shoulder)	вывихнуть (плечо)
to dive into the shallow swimming pool	нырнуть в мелкий плавательный бассейн
to drop a concrete slab onto his foot	уронить на ногу бетонную плиту
to escape from (the blazing house)	выскочить (из полыхающего дома)
to fall from a height	упасть с высоты
to falter	споткнуться
to fend off (an assailant)	отразить (удар нападающего)
to fight off (an attacker)	сражаться (с нападающим)
to gash (the shin)	сильно порезать ногу (голень)
to grapple with an attacker	бороться с нападающим
to graze (the knee)	содрать кожу (с колена)
to hit someone with a baseball bat	ударить кого-нибудь бейсбольной битой
to impale the thumb on a sharp piece of wood	проколоть большой палец на руке острой щепкой
to inhale (the irritant gas)	вдыхать (раздражающий газ)

to ingest (some poisonous berries)	проглотить (какие-то ядовитые ягоды)
to injure (the elbow)	поранить, травмировать (локоть)
to jam the finger in the car door	прищемить палец дверцей автомобиля
to jar (the neck)	ощутить боль (в шее)
to jump from the top of a derelict building	спрыгнуть с крыши заброшенного дома
to keel over	опрокинуться
to knock (the side of the head)	удариться (боковой частью головы)
to land awkwardly	неловко приземлиться
to leap out of a tree	спрыгнуть с дерева
to lose (one's footing)	потерять (точку опоры)
to lose one's balance	потерять равновесие
to lunge at someone with a dagger	ударить кого-нибудь кинжалом
to lurch forward when a train suddenly stops	качнуться вперёд при внезапной остановке поезда
to parry (a blow with the forearm)	отразить (удар рукой)
to plummet from the scaffolding	отскочить от строительных лесов
to plunge into the rocky pool	погрузиться в каменистый водоём
to pull a muscle	растянуть мышцу
to punch someone on the nose	ударить кого-нибудь кулаком в нос
to put a hand through a pane of glass	пробить рукой оконное стекло
to rip off (the man's ear)	оторвать (человеку ухо)
to run into a "neck high" wire	наскочить на проволоку на уровне шеи
to rush into the path of a motorbike	выбежать на дорогу перед мотоциклом
to scrape the foot against the wall	оцарапать ногу о стену
to scuff (the knees)	ободрать (колени)
to scuffle with the youth	подраться с юношей
to shake the infant vigorously	сильно трясти младенца
to slip (on the ice)	поскользнуться (на льду)

to slit (the throat)	поранить (горло)
to snap a tendon	порвать сухожилие
to somersault down the flight of stairs	полететь кубарем с лестницы
to spill hot water on the child	облить ребёнка кипятком
to sprain (the ankle)	растянуть (голеностопный сустав)
to squash (the toe)	отдавить (палец стопы)
to step onto glass	наступить на стекло
to strain (the back)	перетрудить (мышцы спины)
to stub (the foot)	придавить (ногу)
to stumble into a ditch	споткнуться и упасть в канаву
to sublux (the metacarpophalangeal joint)	«подвывихнуть» (пястнофаланговый сустав)
to suffer (a pelvic fracture)	страдать (переломом таза)
to sustain a glancing blow to the forehead	получить скользящий удар по лбу
to tear a ligament	порвать связку
to thrust a carving-knife into someone's abdomen	вонзить кривой нож кому-нибудь в живот
to topple over	свалиться
to tread on a nail	наступить на гвоздь
to trip over (the kerbstone)	споткнуться (о бордюрный камень)
to tumble down a hill	скатиться с горы
to tweak (a muscle)	растянуть (мышцу)
to twist (the ankle)	вывихнуть (голеностопный сустав)
to ward off (a blow)	отразить (удар)
to wedge a finger in a metal object	защемить палец металлическим предметом
to wrench (the neck)	вывихнуть (шею)
to wrestle someone to the ground	повалить кого-нибудь на землю
to be asphyxiated	находиться в асфиксии
to be assailed	подвергнуться нападению
to be assaulted	подвергнуться нападению
to be attacked	быть атакованным
to be bashed over the head with a brick	получить удар кирпичом по голове

to be battered by the husband	быть избитой мужем
to be beaten about the head	получить удары по голове
to be beaten up	быть избитым
to be birched	быть высеченным розгами
to be bitten by a dog	быть искусанным собакой
to be blasted with a shotgun	быть подстреленным из дробовика
to be blown up in an explosion	получить ранение при взрыве
to be bludgeoned	быть избитым дубинкой
to be boxed on the ears	получить удар в ухо
to be bullied	подвергнуться нападению хулиганов
to be bundled over	быть связанным
to be burnt in a fire	получить ожог пламенем
to be cast twenty feet in the air by a shell	быть отброшенным на двадцать футов при взрыве снаряда
to be flung trough the car windscreen	быть выброшенным через ветровое стекло автомобиля
to be choked by the toxic fumes	отравиться ядовитыми газами
to be clubbed	быть избитым дубиной
to be concussed	получить сотрясение мозга
to be coshed	быть сильно избитым
to be crushed by the tractor	попасть под трактор
to be cudgeled	быть избитым палкой
to be doused with petrol and set alight	облиться *или* быть облитым бензином и загореться
to be dragged along the ground	получить повреждения от волочения по земле
to be nearly drowned after the boat capsized	почти захлебнуться при опрокидывании лодки
to be dug in the ribs with an umbrella	получить удар зонтиком в рёбра
to be elbowed in the face	получить толчок локтем в лицо
to be electrocuted	получить электротравму
to be exposed to freezing conditions	обморозиться
to be felled by the boxer's punch	получить боксёрский удар

to be garotted	быть задушенным
to be gored by a bull	получить травму от нападения быка
to be gouged	получить раздавливающую травму
to be grabbed around the throat	быть схваченным за глотку
to be gripped in a headlock	быть схваченным сзади за шею
to be hacked with a machete	быть изрубленным тесаком
to be hauled down to the floor	быть опрокинутым на пол
to be head-butted	получить удар головой
to be hurled into a ditch	быть сброшенным в канаву
to be to be indecently assaulted	подвергнуться сексуальному нападению
to be jabbed with a sharp stick	получить укол острым предметом
to be jerked forwards	получить резкий толчок в спину
to be jostled	столкнуться
to be jumped on	подвергнуться нападению прыгнувшего сверху
to be kicked in the groin	получить удар ногой в пах
to be knocked out	быть нокаутированным
to be knocked to the ground	упасть от удара на землю
to be lashed with a piece of rope	получить удар хлыстом
to be maimed for life	быть искалеченным на всю жизнь
to be mauled by a savage dog	быть искусанным бешеной собакой
to be molested	стать жертвой домогательств
to be mugged	кривляться, гримасничать
to be pelted with missiles	получить сильный удар метательным снарядом
to be peppered with shot	быть обстрелянным дробью
to be poked in the eye with a stick	получить тычок палкой в глаз
to be pounced on by three youths	подвергнуться нападению трёх подростков

to be prodded in the eye by a small child	получить укол в глаз от маленького ребенка
to be projected over the handle bars of the bicycle	быть выброшенным через руль велосипеда
to be pummelled	быть избитым кулаками
to be pushed out of a fifth floor window	быть выброшенным из окна шестого этажа
to be raped	быть изнасилованной
to be relatively unscathed in a plane crash	остаться относительно невредимым в авиакатастрофе
to be riddled with bullets	быть изрешеченным пулями
to be run over by a car	попасть под автомобиль
to be scalded with boiling water	обжечься кипятком
to be scorched by the heat of the flames	быть опалённым пламенем
to be sexually abused	подвергнуться сексуальному нападению
to be shot in the chest from close range	получить огнестрельную рану грудной клетки с близкого расстояния
to be shoulder-charged off a chair	быть стащенным со стула за плечи
to be shoved	получить толчок
to be skewered with a gardening-fork	наткнуться на садовые вилы
to be slapped across the face	получить пощёчину
to be slashed with a razor	порезаться бритвой
to be smothered	задохнуться
to be stabbed with a penknife	пораниться перочинным ножом
to be stamped on	быть затоптанным
to be strangled	быть задушенным
to be struck on the head by falling masonry	получить удар по голове упавшим камнем
to be stung by a wasp	быть ужаленным осой
to be stunned by a blow to the head from the butt of a gun	быть оглушённым ударом приклада по голове
to be subjected to devastating stress	подвергнуться сильному стрессу
to be almost suffocated	быть полузадушенным

to be thrashed with a cane	быть избитым тростью
to be threatened with an iron bar	подвергнуться угрозе удара железным прутом
to be throttled	быть задушенным
to be thrown through a glass window	быть выброшенным через окно
to be thumped	быть избитым
to be tortured with an electro-shock baton	подвергаться пыткам электрошоковой дубинкой
to be tossed through a window	быть выброшенным из окна
to be trampled on by the crowd	быть раздавленным в толпе
to be trapped in the wreckage	попасть под обломки при крушении
to be whipped	быть исхлёстанным
to be wounded by sniper fire	быть раненным выстрелом снайпера

In a Road Traffic Accident a Car May . . .	**При дорожно-транспортном происшествии автомобиль может...**
accelerate through the traffic lights	увеличить скорость, проезжая мимо светофора
become engulfed in fire	воспламениться
brake without warning	неожиданно затормозить
career through a fence	пробить забор
clip an oncoming car	зацепиться за едущий впереди автомобиль
collide head-on with a heavy goods vehicle	столкнуться в лоб с тяжело гружённым грузовиком
crash into a motorcycle	столкнуться с мотоциклом
drive into a lamp post	врезаться в фонарный столб
explode into a ball of flame	взорваться и превратиться в огненный шар
go out of control when a tyre punctures	потерять управление из-за прокола шины
hurtle through the traffic cones	пронестись через конусы ограждения
be involved in a multiple pile-up	столкнуться с нагромождениями
jolt suddenly	внезапно затрястись
knock down a pedestrian	сбить пешехода

mount the kerb	въехать на край тротуара
overtake an articulated lorry recklessly	опрометчиво пойти на обгон грузовика с прицепом
overturn	перевернуться
pin a pedestrian against a wall	прижать к стене пешехода
plough into a lorry on the fogbound motorway	врезаться в грузовик на дороге во время тумана
be propelled forwards	быть отброшенным вперёд
plunge down a motorway embankment	сорваться с дорожной насыпи
pull out in front of a passing petrol tanker	выскочить перед проез-жающим бензозаправщиком
ram into a stationary van	врезаться в неподвижно стоящий фургон
rebound off the crash barrier	отскочить от ограждения
reverse into a cyclist	врезаться в велосипедиста, отъезжая задним ходом
roll down the bank	скатиться с насыпи
skid on the icy road	скользить на обледеневшей дороге
slam on the brakes to avoid a stray dog	резко затормозить, чтобы не сбить бегущую собаку
slew broadside into another car	ударить бортом другую машину
slide down the hill	соскользнуть с холма
smash into a brick wall	врезаться в кирпичную стену
speed round a corner into a bus	огибая угол на скорости, врезаться в автобус
spin out of control and land upside down	потерять управление, завертеться и перевернуться
swerve to avoid a young child	отвернуть в сторону, чтобы не сбить ребёнка
tip over onto its side	опрокинуться на бок
veer towards the opposite side of the road	вывернуть к встречной полосе дороги

TYPES OF INTRAVENOUS FLUIDS	**ВИДЫ ВНУТРИВЕН-НЫХ ЖИДКОСТЕЙ**
colloid solution	коллоидный раствор
crystalloid solution	кристаллоидный раствор
cryoprecipitate	криопреципитат

5% dextrose solution	5%-ный раствор декстрозы
fresh frozen plasma	свежезамороженная плазма
normal saline	нормальный солевой раствор
packed blood cells	консервированная кровь
plasma protein fraction	протеиновая фракция плазмы
salt poor albumin	обессоленный альбумин
whole blood	цельная кровь

TYPES OF DRUGS / ТИПЫ ЛЕКАРСТВ

anaesthetic agent	анестетик
analgesic	аналгезирующее средство
angiotensin-converting enzyme inhibitor	ангиотензин-конвертирующий ингибитор фермента
antacid	антацидное средство
antibiotic	антибиотик
anti-arrhythmic	антиаритмический препарат
anticoagulant	антикоагулянт
anticonvulsant	противосудорожное средство
antidepressant	антидепрессант
antidiarrhoeal	антидиарейный препарат
antifibrinolytic	антифибринолитическое средство
anthelmintic	противоглистный препарат
antifungal	противогрибковое средство
antihistamine	антигистаминный препарат
antihypertensive	гипотензивное средство
anti-oestrogen	антиэстрогенный препарат
antiplatelet	противотромбоцитарный агент
antiprotozoal	антипротозойное средство
antipsychotic	антипсихотическое средство
antispasmodic	спазмолитик, противосудорожное средство
antiviral	противовирусный препарат
anxiolytic	анксиолитик, транквилизатор

aperient	лёгкое слабительное средство
β adrenoceptor blocker	β-адренэргический блокатор
bronchodilator	бронхолитик
calcium-channel blocker	блокатор кальциевого канала
cardiac glycoside	сердечный гликозид
corticosteroid	(адрено)кортикостероид, кортикостероидный гормон
cytotoxic	цитотоксический препарат
diuretic	диуретик, мочегонное средство
expectorant	отхаркивающее средство
fibrinolytic	фибринолитическое средство
hypnotic	снотворное
H_2 receptor antagonist	гистамин
insulin	инсулин
laxative	слабительное средство
lipid-lowering	липидолитик *(средство, способствующее липидолизу)*
local sclerosant	местный склерозант
mineral	минерал
non-steroid anti-inflammatory	негормональное противовоспалительное средство
oral contraceptive	пероральный контрацептив
oral hypoglycaemic agent	пероральное гипогликемическое средство
painkiller	обезболивающее средство
positive inotropic drugs	положительный миотропный препарат
sedative	седативное [успокаивающее] средство
sex hormone	половой гормон
sympathomimetic	симпатомиметик
vitamin	витамин

COMMON OPERATIONS — **НАИБОЛЕЕ ЧАСТЫЕ ОПЕРАЦИИ**

Inguinal hernia repair	Паховое грыжесечение

Femoral hernia repair	Операция по поводу бедренной грыжи
Simple mastectomy with axillary sampling	Простая мастэктомия с подмышечной биопсией
Laparotomy	Лапаротомия
Incision and drainage of an abscess	Вскрытие и дренирование абсцесса
Aortic aneurysm repair	Операция при аневризме аорты
Aorto-bifemoral bypass graft	Аортобедренное двустороннее шунтирование
Reverse saphenous vein femoropopliteal bypass graft	Бедренно-подколенное шунтирование с использованием перевёрнутого участка подкожной вены ноги
Profundoplasty	Реконструкция стенозированной *или* окклюзированной глубокой бедренной артерии
Carotid endarterectomy	Эндартерэктомия сонной артерии
Lumbar sympathectomy	Поясничная симпатэктомия
Below knee amputation (BKA)	Подколенная ампутация
Above knee amputation (AKA)	Надколенная ампутация
Sapheno-femoral disconnection and stripping of varicose veins	Экстирпация варикозной подкожной вены бедра
Femoral embolectomy	Бедренная эмболэктомия
Superficial parotidectomy	Паротидэктомия *(удаление околоушной железы)*
Subtotal thyroidectomy	Субтотальная тироидэктомия
Block dissection of the neck	Иссечение одним блоком лимфоузлов шеи при раке гортани *(операция Крайля)*
Oesophageal dilatation	Расширение [бужирование] пищевода
Rigid bronchoscopy	Ригидная бронхоскопия *(жёстким аппаратом)*

Posterolateral thoracotomy	Заднебоковая торакотомия
Pneumonectomy	Пневмонэктомия
Coronary artery bypass graft (CABG)	Шунтирование коронарных артерий
Oesophagectomy	Эзофагэктомия
Nissen fundoplication	Фундопликация по Ниссену
Gastrectomy	Гастрэктомия
Truncal vagotomy and pyloroplasty	Стволовая ваготомия и пилоропластика
Highly selective vagotomy (HSV)	Высокая селективная ваготомия
Oversew of a perforated duodenal ulcer	Ушивание перфоративной язвы двенадцатиперстной кишки
Cholecystectomy	Холецистэктомия
Laparoscopic cholecystectomy	Лапароскопическая холецистэктомия
Exploration of the common bile duct	Исследование общего жёлчного протока
Splenectomy	Спленэктомия
Whipple's procedure (pancreaticoduodectomy)	Операция Уиппла (панкреатодуоденэктомия)
Appendicectomy	Аппендэктомия
Formation of colostomy	Наложение колостомы
Right hemicolectomy	Правосторонняя гемиколэктомия
Anterior resection of the rectum	Передняя резекция прямой кишки
Abdomino-perineal excision of the rectum	Брюшнопромежностная экстирпация прямой кишки
Haemorrhoidectomy	Геморроидэктомия
Lateral sphincterotomy	Латеральная сфинктеротомия
Excision of pilonidal sinus	Иссечение эпителиального копчикового хода
Cystoscopy	Цистоскопия
Bladder neck incision (BNI)	Рассечение шейки мочевого пузыря
Litholapaxy	Литолапаксия *(вымывание раздробленных конкрементов из мочевого пузыря)*

Transurethral resection of the prostate	Трансуретральная резекция простаты
Retropubic prostatectomy	Позадилонная простатэктомия
Nephrectomy	Нефрэктомия
Pyelolithotomy	Пиелолитотомия
Ureterolithotomy	Уретеролитотомия
Pyeloplasty	Пиелопластика
Renal transplant	Пересадка почки
Cystectomy and ileal conduit formation	Цистэктомия с формированием резервуара из подвздошной кишки
Orchidopexy	Орхидопексия
Orchidectomy	Орхидэктомия
Ulnar nerve transposition	Транспозиция локтевого нерва
Carpal tunnel release	Рассечение связки карпального канала
Lumbar laminectomy	Поясничная ламинэктомия
Manipulation of Colles's fracture under anaesthesia	Манипуляция под анестезией при переломе лучевой кости (переломе Коллиса)
Total hip replacement (THR)	Вправление тотального вывиха бедра
Arthroscopy	Артроскопия
Medial meniscectomy	Срединная менискэктомия
Grosse Kempf nailing of femoral shaft	Внутрикостный остеосинтез бедра (по Кемпфу)
Hemiarthroplasty	Гемиартропластика
Internal fixation of fractured neck of femur	Внутренняя фиксация сломанной шейки бедра
Open reduction and internal fixation of Pott's fracture	Открытая репозиция и внутренняя фиксация перелома-вывиха Потта
Craniotomy	1. *акуш.* краниотомия 2. трепанация черепа
Myringotomy and Grommet insertion (M & G)	Мирингoтомия и дренирование по Громету
Myringoplasty	Мирингопластика
Tympanoplasty	Тимпанопластика
Modified radical mastoidectomy	Радикальная мастоидэктомия

Stapedectomy	Стапедэктомия *(удаление стремени)*
Submucous resection of the nasal septum (SMR)	Подслизистая резекция носовой перегородки
Septoplasty -	Пластика носовой перегородки
1. Bilateral antral washouts (BAWO)	1. Двустороннее промывание пазух
2. Bilateral intranasal antrostomies (BINA)	2. Двусторонняя интраназальная антростомия
3. Intranasal polypectomy	3. Интраназальная полипэктомия
4. Functional endoscopic sinus surgery (FESS)	4. Функциональная эндоскопическая хирургия пазух
Adenoidectomy	Аденоидэктомия
Tonsillectomy	Тонзиллэктомия
Uvulopalatopharyngoplasty (UVPP)	Увулопалатофарингопластика
Tracheostomy	Трахеостомия
Stripping of vocal cord	Экстирпация голосовой связки
Total laryngectomy	Тотальная ларингэктомия
Iridectomy	Иридэктомия
Laser iridotomy	Лазерная иридотомия
Extracapsular cataract extraction (ECCE)	Экстракапсулярная экстракция катаракты
Phacoemulsification of cataract	Факоэмульсификация катаракты *(ультразвуковая фрагментация хрусталика, орошение и аспирация)*
Resection of medial rectus	Резекция отводящей мышцы глазного яблока
Recession of medial rectus	Перемещение отводящей мышцы глазного яблока
Laparoscopy	Лапароскопия
Colposcopy	Кольпоскопия
Anterior hysterectomy	Передняя (внутрибрюшная) гистерэктомия
Vaginal hysterectomy	Влагалищная гистерэктомия
Laparoscopic assisted vaginal hysterectomy	Влагалищная гистерэктомия с лапароскопическим пособием

Salpingo-oophorectomy	Сальпингоофорэктомия
Anterior vaginal repair	Пластика передней стенки влагалища
Posterior vaginal repair	Пластика задней стенки влагалища
Colposuspension	Кольпосуспензия
Forceps delivery	Щипцовое родоразрешение
Episiotomy	Эпизиотомия
Vacuum extraction	Вакуум-экстракция *(при аборте)*
Internal version	Внутренний акушерский поворот
Caesarian section	Кесарево сечение
Dilatation and curettage (D & C)	Расширение и кюретаж (матки)
Evacuation of retained products of conception (ERPC)	Удаление тканей из матки при аборте
Termination of pregnancy (TOP)	Прерывание беременности
Suction Termination of pregnancy (STOP)	Прерывание беременности отсосом
Sterilisation	Стерилизация

PARTS OF THE HOSPITAL	**ОТДЕЛЕНИЯ БОЛЬНИЦЫ**
Administration offices	Администрация
Ambulance bay	Амбулаторный отсек
Anaesthetic room	Анестезиологический кабинет
Canteen	Буфет, столовая
Casualty (Accident & Emergency)	Отделение для приёма неотложных больных и несчастных случаев
Coronary care unit	Отделение интенсивной терапии для больных с острой коронарной недоста-точностью
Corridor	Коридор

Convalescent home	1. реабилитационное отделение для выздоравливающих 2. санаторий для выздоравливающих
Cubicle	1. одноместная палата 2. бокс, изолятор
Dispensary	1. диспансер *(для бесплатных больных)* 2. поликлиническое отделение
Day ward	1. палата для дневного пребывания 2. поликлиническое отделение больницы
Doctor's common room (Doctor's mess)	Ординаторская для (отдыха) врачей
Entrance	Вход (в больницу)
High dependency unit	Палата с постоянным сестринским постом
Hospice	Хоспис *(отделение для паллиативной помощи неизлечимым больным)*
Intensive care unit (intensive therapy unit)	Отделение интенсивной терапии
Laboratory	Лаборатория
Medical records	Кабинет медицинской статистики
Mortuary	Морг
Nursery	Сестринская комната
Operating theatre	Операционный зал
(a) minor	а) малая операционная
(b) major	б) большая операционная
Outpatient clinic	Поликлиника
Pharmacy	Аптека
Plaster room	Гипсовальная комната
Porter's room	Комната больничного администратора
Reception	Приёмное отделение, приёмный покой
Recovery room	Послеоперационная палата
Resuscitation unit	Отделение реанимации
Switchboard	Пульт управления
Sluice	Душевая

Scrub-up room	Предоперационная для обработки рук хирургов
Special care baby unit	Отделение интенсивной терапии для новорождённых
Staff residence	Помещение для резидентов *(обучающихся ординаторов)*
Store	1. материальная комната 2. склад
Telephone exchange	Телефонный коммутатор
Treatment room	Процедурная, процедурный кабинет
Typing pool	Машинописное бюро
Waiting room	Зал ожидания
Ward	Палата
X-ray	Рентгеновский кабинет

MEMBERS OF THE HOSPITAL'S HEALTH CARE TEAM	**ПЕРСОНАЛ БОЛЬНИЦЫ**
Dentist	Зубной врач
Doctor - Ranks	Врачи (по рангу)
Professor	Профессор
Consultant	Консультант
Specialist registrar (S. R.) (formerly Senior registrar or registrar)	Ординатор-специалист (ранее - старший ординатор *или* ординатор)
Senior House officer (S. H. O.)	1. старший штатный врач, живущий при больнице 2. старший домашний [старший семейный] врач
House officer (H. O.)	1. штатный врач, живущий при больнице 2. домашний [семейный] врач
Surgeon	Хирурги
(a) general	а) общий
(b) paediatric	б) хирург-педиатр
(c) cardiothoracic	в) кардиоторакальный
(d) orthopaedic	г) хирург-ортопед
(e) plastic	д) пластический
(f) neurosurgeon	е) нейрохирург

(g) urologist	ж) хирург-уролог
(h) casualty	з) хирург по травмам
(i) vascular	и) сосудистый хирург
(j) otorhinolaryngologist	к) хирург-отоларинголог
(k) ophthalmologist	л) хирург-офтальмолог
(l) maxillofacial	м) челюстно-лицевой хирург
Physician -	Врачи
(i) cardiologist	а) кардиолог
(ii) chest physician	б) пульмонолог
(iii) gastroenterologist	в) гастроэнтеролог
(iv) nephrologist	г) нефролог
(v) neurologist	д) невропатолог
(vi) endocrinologist	е) эндокринолог
(vii) dermatologist	ж) дерматолог
(viii) venereologist	з) венеролог
(ix) haematologist	и) гематолог
(x) immunologist	к) иммунолог
geriatrician	гериатр
paediatrician	педиатр
neonatologist	неонатолог
obstetrician	акушер
gynaecologist	гинеколог
psychiatrist	психиатр
anaesthetist	анестезиолог
oncologist	онколог
radiotherapist	лучевой терапевт
radiologist	радиолог
epidemiologist	эпидемиолог
pathologist	патоморфолог
1) histopathologist	1. гистолог
2) cytopathologist	2. цитоморфолог
3) chemical pathologist	3. биохимик
4) forensic pathologist	4. судебный медик
5) microbiologist	5. микробиолог
anatomist	1. анатом 2. прозектор
biochemist	биохимик
physiologist	физиолог
pharmacologist	фармаколог
clinical geneticist	клинический генетик
pharmacist	фармацевт
radiographer	рентгенлаборант

physiotherapist	физиотерапевт
occupational therapist	1. специалист по трудотерапии 2. специалист по профессиональным заболеваниям
laboratory technician	ассистент-лаборант
dietician	диетврач
chiropodist	мозольный оператор
orthodontist	ортодонт
orthoptist	ортоптист *(специалист по коррекции зрения)*
social worker	работник социальной службы
Nurses - ranks	Медицинские сёстры (по рангу)
nursing officer	руководитель сестринского подразделения
sister	старшая медсестра
staff nurse	штатная медсестра
student nurse	младшая медсестра
midwife	акушерка
secretary	секретарь
records clerk	медрегистратор
ancillary staff	вспомогательный персонал
paramedical staff	младший медперсонал

WARD EQUIPMENT	**ОСНАЩЕНИЕ ПАЛАТЫ**
adhesive tape	лейкопластырь
abdominal support	бандаж для живота
appliance	устройство, приспособление *(напр. обтуратор, шина и т. п.)*
applicator	аппликатор
artificial limb	протез конечностей
aural speculum	ушное зеркало
auriscope (otoscope)	отоскоп
bandage	бандаж
basin	1. таз 2. почковидный тазик
bedclothes	постельное бельё
bedpan	подкладное судно
bleep	звонок для вызова *(медсестры)*

blood bottle	маленькая пробирка с кровью *(100 мл или меньше)*
bootee	бахилы
burette	бюретка
buzzer	сигнал вызова *(медсестры)*
calibrated divider	мерный сосуд (с делениями)
caliper	1. акушерский циркуль 2. шарнирное устройство *(аппарата для вытяжения)*
cannula	канюля
case notes	записи истории болезни
catheter	катетер
(a) short term	а) разовый
(b) long term	б) постоянный
catheter bag	катетерный резервуар *(для мочи)*
cervical collar	корсет для фиксации шейных позвонков
chit	пропуск (для посетителя)
clipboard	набор зажимов
commode	комод
compression stockings	эластические чулки
computer	компьютер
corset	корсет
cot	1. раскладушка 2. детская кровать
cradle	детская колыбель
crutch	костыль
curtain	занавеска
defibrillator	дефибриллятор
defibrillator paddles	пластины для дефибриллятора
dictaphone	диктофон
disposal bag	мешок для мусора
drainage bag	дренажная ёмкость
drip stand	стойка для капельницы
drug cupboard	шкаф для лекарств
drug dosage box	коробка с лекарствами
ECG recorder - ECG electrodes	ЭКГ-аппарат и электроды к нему
- suction cups for chest leads	- датчики для грудных отведений

- ECG recording	- запись ЭКГ
- ECG rhythm strip	- бумага для записи ЭКГ
electric fan	электровентилятор
examination couch	кушетка для обследования больного
fly spray	спрей против мух
foam mattress	гидростатический матрас
formulary	фармакологический справочник
footstool	скамеечка для ног
gallipot	аптечная (обливная) банка
giving set	набор для вливаний
glass slide	предметное стекло
handkerchief	носовой платок
head mirror	лобное зеркало
hearing aid	слуховой аппарат
heparinised syringe	гепаринизированный шприц
hoist	подъёмник *(для больного)*
identification label	идентификационная наклейка
incubator	инкубатор
infusion pump	инфузионный насос
insect repellent	репеллент *(препарат для отпугивания насекомых)*
intravenous infusion (drip)	капельница для внутривенных вливаний
kaolin poultice	припарка с каолином
low air loss bed	надувной матрас
lubricating jelly	смазочный гель
medical certificate	медицинский сертификат
nappy	пелёнка
nebuliser	распылитель
needle	игла
neurological pin	булавка для неврологических проб
noise box	шумомер, измеритель шумов
ophthalmoscope	офтальмоскоп
oxygen cylinder	кислородный приёмник *(от центрального баллона)*
peak flow meter	пиковый расходомер

radiopage	рентгеноконтрастный препарат
razor	бритва
ready-packed sterile set	готовый стерильный набор
receptacle	ёмкость, сосуд
rectoscopy tray	лоток для ректоскопии
refrigerator	холодильник
resuscitation trolley	тележка с оборудованием для реанимации
ripple bed	водный матрас *(против пролежней)*
rollator	устройство для поворота кровати
room humidifier	увлажнитель воздуха
safety pin	английская булавка
sanitary towel	женская прокладка
sharp's box	коробка с иглами
sheepskin rug	шерстяной плед
soap dispenser	мыльница для жидкого мыла
spatula	шпатель
specimen	1. препарат 2. образец, проба
sphygmomanometer	сфигмоманометр
- hand bulb	- ручная помпа
- blood pressure cuff	- манжетка для измерения давления
spigot	втулка
spirit lamp	спиртовка
steam tent	паровая палатка
stethoscope	стетоскоп
syringe	шприц
syringe driver	мандрен шприца
tendon reflex hammer	молоточек для исследования сухожильных рефлексов
thermometer	термометр
three-way tap	трёхходовой кран
tongue depressor	шпатель для отдавливания языка
torch	карманный фонарь
tourniquet	турникет, жгут

towel	полотенце
truss	грыжевой бандаж
tuning fork	камертон
urine bottle	бутыль для мочи
vacuum pump	вакуумный отсос
vomit bowl	сосуд для рвоты
walking stick	трость для прогулок
wheelchair	кресло-каталка
wisp of cotton wool	клочок ваты
wrist brace	напульсник
zimmer (walking frame)	прогулочная рама

OPERATING THEATRE EQUIPMENT — ОСНАЩЕНИЕ ОПЕРАЦИОННОЙ

antiseptic solution	антисептический раствор
apron	фартук
autoclave	автоклав
basin	тазик
blood filter	фильтр для крови
blood warmer	устройство для подогрева крови
cap	колпак
central venous line	центральный венозный катетер
contrast medium	рентгеноконтрастное вещество
cuffed endotracheal tube	эндотрахеальная трубка с манжеткой
disposable gloves	одноразовые перчатки
drain	дренаж
(a) corrugated	а) гофрированный
(b) suction	б) отсасывающий
(c) wide bore	в) с широким просветом
drape	(хирургическая) простыня
dressing	повязки (наклейки)
(a) absorbent	а) абсорбирующая
(b) adhesive	б) липкая, адгезивная
(c) non-adhesive	в) неадгезивная
ECG monitor	ЭКГ-монитор
fibreoptic endoscope	фиброволоконный эндоскоп
goggles	защитные очки
gown	операционный халат

head-ring	круглая ограничительная рама перед головой больного
heat exchanger	теплообменник
humidifier	увлажнитель
implant	имплантат
instrument tray	поднос для инструментов
insufflator	инсуффлятор
laryngoscope	ларингоскоп
mobile lighting unit	подвижная осветительная установка
monitor	монитор
mouthpiece	мундштук
nasogastric tube	назогастральный зонд
nerve stimulator	нейростимулятор
operating microscope	операционный микроскоп
operating table	операционный стол
oscilloscope	осциллоскоп
orthopaedic felt	ортопедический материал (фетр)
overboot	бахила
overhead light	верхний осветитель
paraffin gauze	парафиновая (абсорбирующая) марля
plaster of Paris	гипс
plaster cast	гипсовая шина
plastic oxygen face mask	пластмассовая кислородная маска
pressure dressing	давящая повязка
prosthesis	протез
pulse oximeter	пульсовой оксигемометр
Raytec swab	тампон *(ватный, марлевый)* на зажиме
rubber tube	резиновая трубка
sandbag	мешочек с песком
sigmoidoscope	сигмоидоскоп
(a) rigid	а) жёсткий
(b) flexible	б) гибкий
sling	ремень
splint	шина
sterile preparation razor	стерильная бритва для препарирования

steristrip	стерильный пластырь
stockingette	чулки *или* гольфы *(для больного)*
stretcher	носилки
suction apparatus	отсос
trolley	каталка
underwater seal chest drain	подводный закрытый грудной дренаж
ventilator	1. вентилятор 2. дыхательный аппарат
ventilator alarm	сигнализатор тревоги при вентиляции лёгких
ventilatory bag	дыхательный мешок
SURGICAL INSTRUMENTS	**ХИРУРГИЧЕСКИЕ ИНСТРУМЕНТЫ**
air drill	дрель
bone cutter	костная фреза
bone nibbler	костный скусыватель
bougie	буж
chisel	долото
clamp	зажим
(a) crushing	а) раздавливающий жом, энтеротриб
(b) non-crushing clip	б) мягкий зажим, скобка
cotton wool bud	ватный тампон
curette	кюретка
diathermy	аппарат диатермии
forceps	пинцет
(a) toothed	а) зубчатый
(b) non-toothed	б) гладкий
guidewire	направляющая проволока
indelible marking pen	несмываемый маркер
laser	лазер
lithotriptor	литотриптор
needle holder	иглодержатель
pledget	тампон
probe	зонд
retractor	ретрактор
saw	пила
scalpel	скальпель
- blade	- скальпель-бритва

- handle	- ручной
scissors	ножницы
screwdriver	отвёртка
skin hook	кожный крючок
snare	петля
staple	скрепка, скобка
stapler	сшивающий аппарат
stitch material	шовный материал
stylet	стилет
suture	шов
(a) absorbable	рассасывающийся
(b) non-absorbable	нерассасывающийся
trocar	троакар
wire cutter	1. кусачки 2. проволочная пила

WORDS RELATING TO MEDICAL ADMINISTRATION — **СЛОВА, ОТНОСЯЩИЕСЯ К МЕДИЦИНСКОЙ АДМИНИСТРАЦИИ**

accountability	отчётность
admission	1. госпитализация 2. вступительный взнос *(плата)*
agenda	повестка дня
agreement	соглашение, договор
appointment	1. назначение 2. должность
appointment slip	регистрационный бланк
audit	ревизия, аудиторская проверка
autopsy	аутопсия
bedstate	коечный фонд
budget	бюджет
business manager	менеджер
case conference	клиническая конференция *(с разбором историй болезни)*
catchment area	зона заражения
category	категория, разряд
circular letter	циркуляр
clinical trial	клиническое испытание *(метода, лекарства)*
committee	комитет

complaints procedure	разбор жалоб
computer network	компьютерная сеть
confidential reference	конфиденциальные сведения
consent form	бланк документа о согласии *(напр. на операцию)*
contract	контракт
coroner	коронер, судебный следователь
cost-benefit analysis	анализ расходов и прибыли
cremation form	документ о кремации
day case	дневной [амбулаторный] больной
death certificate	справка о смерти
department	отделение
discharge summary	выписной эпикриз
domiciliary visit	визит (врача) на дом
draft document	проект документа
duty rota	1. расписание дежурств 2. дежурная бригада
facsimile	факсимиле
fax machine	факс(-аппарат)
financial compensation	денежная компенсация
forum	1. дискуссия, диспут 2. суд
health authority	отдел [учреждение] здравоохранения
health insurance	1. страхование здоровья 2. медицинская страховка
hospital management	больничное лечение
industrial accident	несчастный случай на производстве
inpatient	стационарный больной
inquest	следствие, дознание
International Classification of Disease	Международная классификация болезней (МКБ)
item for discussion	вопрос для обсуждения
lecture	лекция
legislation	законодательство
literature search	поиск литературы
litigation	тяжба, спор

locum	временно замещать, исполнять обязанности
log book	формуляр
long stay patient	длительно лежащий (в стационаре) больной
medical staffing level	уровень подготовки штатного медперсонала
memorandum	памятка, заметка
minutes of last meeting	минуты прощания
morbidity and mortality meeting	обсуждение летальности и осложнений
motion	движение *(больных)*
necropsy	некропсия
official guideline	официальное направление *(в медицине)*
on-call rota	расписание вызовов
operation list	запись операции
outpatient	амбулаторный больной
pilot study	пилотное [предварительное] обследование
policy statement	изложение методики (лечения)
post-mortem examination	посмертное исследование
professional competence	профессиональная компетенция
proposal	предложение
protocol	протокол
questionnaire	вопросник, анкета
referral letter	направление (к врачу); сопроводительное письмо
regulation	устав, предписание
remit	отмена *(распоряжения)*
research project	исследовательский проект
resolution	вывод, резолюция
responsible medical officer	ответственный врач
signature	подпись
specialty	специальность
surgical firm	хирургическая бригада
survey	обзор
terms of service	срок службы
thesis	тезисы; диссертация
timetable	расписание, график

training programme	учебная программа
waiting list	лист [список] ожидания
ward round	палатный обход (больных)
workload	рабочая нагрузка

SOME RESEARCH TERMS / НЕКОТОРЫЕ НАУЧНО-ИССЛЕДОВАТЕЛЬСКИЕ ТЕРМИНЫ

abstract	резюме; реферат
aim	цель *(исследования)*
analysis of variance (ANOVA)	анализ (патологических) изменений
attributable risk	относительный риск
coefficient of variation	коэффициент вариации *или* изменения
conclusion	вывод
concordance	согласие, соответствие
confidence interval	конфидентный интервал *(в медстатистике)*
control	контроль, проверка
control group	контрольная группа
correlation	корреляция
correlation coefficient	корреляционный коэффициент
criterion variable	переменная критерия
demand characteristics	необходимые характеристики
diagram	диаграмма
(i) bar chart	а) столбиковая
(ii) centile chart	б) процентильная
(iii) histogram	в) гистограмма
(iv) line graph	г) линейный график
(v) pie chart	д) секторная
(vi) scatter diagram	е) точечная
discordance	дискоординация, несоответствие
double-blind study	двойной слепой метод исследования
ecological validity	экологическая обоснованность
experimental design	построение эксперимента

experimental study designs	построение экспериментального исследования
(i) case control	а) контроль случая
(ii) cohort	б) когортное
(iii) cross sectional	в) перекрёстное
(iv) longitudinal	г) линейное
(v) prospective	д) перспективное
(vi) retrospective	е) ретроспективное
(vii) subjects as their own control	ж) субъективное
experimenter bias	пристрастие экспериментатора
external validity	внешняя обоснованность
falsifiable hypothesis	ошибочная гипотеза
heuristic	эвристический
hypothesis	гипотеза
(i) null hypothesis	а) несостоятельная
(ii) alternative hypothesis	б) альтернативная
incidence	частота (заболеваемости)
intervening variable	привходящая переменная
mean	средний
median	срединный
meta-analysis	метаанализ
method	метод
mode	способ, метод
operational definition	1. объяснения по поводу операции 2. операционные расходы
parameter	параметр
parametric study	исследование параметров
period prevalence	уровень распространения *(заболевания)* за определённый период
placebo	плацебо
placebo effect	эффект плацебо
point prevalence	уровень распространения *(заболевания)* в определённом месте
population	население
practice effects	практические меры

predictor variable	предвычисленная переменная
probability	вероятность
quantitative variable	количественная переменная
random sample	случайная [произвольная] выборка
reference range	справочный диапазон
relative risk	относительный риск
reliability	надёжность; достоверность
results	результаты
selection bias	отбор воздействующих факторов
significance level	уровень значимости
significant differences	важные отличия
standard deviation (S. D.)	стандартное отклонение
statistical inference	статистическое заключение
summary	вывод, заключение; резюме
table	таблица
test of significance	критерий значимости
(i) non-parametric test	а) непараметрический
(ii) parametric test	б) параметрический
theory	теория
type I error	ошибка первого типа
type II error	ошибка второго типа
variable	переменная
(i) independent	а) независимая
(ii) dependent	б) зависимая
variance	изменение, расхождение
volunteer bias	ошибки, обусловленные личностью наблюдателя

MISCELLANEOUS MEDICAL WORDS / РАЗНЫЕ МЕДИЦИНСКИЕ ВЫРАЖЕНИЯ

acupuncture	акупунктура
algorithm	алгоритм
ampoule	ампула
anaesthetic	анестетик
(a) local	а) местный
(b) regional	б) регионарный
(c) general	в) общий
(d) spinal	г) спинальный

(e) epidural	д) эпидуральный
anatomical landmark	анатомическая метка
anecdotal evidence	необычное свидетельство
artefact	артефакт
aseptic technique	асептическая техника
barrier nursing	уход, ограждающий больного от вредных воздействий
baseline blood results	основные [базисные] показатели крови
battery of laboratory tests	набор лабораторных проб
bedside manner	постельный режим
bedside vigil	ночное дежурство у постели больного
blood sample	проба крови
blood transfusion	переливание крови
bowel washout	промывание кишечника
broad-spectrum antibiotic	антибиотик широкого спектра
capsule	капсула
charlatan	шарлатан, знахарь
check-up	проверка, ревизия
chronological account	хронологический отчёт
clinical acumen	клиническая интуиция
compassion	сострадание
contaminated drinking water	загрязнённая [заражённая] питьевая вода
contaminated sharps	загрязнённые режущие инструменты *(напр. скальпели)*
continuity of care	продолжительность лечения
contra-indication for treatment	противопоказания к лечению
contraception	контрацепция
cost-effectiveness	соотношение стоимость - эффективность
crime	преступление
cryosurgery	криохирургия
degradation	деградация
dentures	зубной протез
dental crown	зубная коронка
dental filling	зубная пломба

destitution	бедность, нужда
developmental milestones	вехи развития (науки)
diagnostic pitfall	диагностическая ошибка
dignity	достоинство
dilapidated housing	ветхий [полуразрушенный] дом
disadvantaged neighbourhood	неблагоприятное соседство
donor	донор
drudgery	тяжёлая нудная работа
drug compliance	соответствие лекарств
drug data sheet	листок-вкладыш, содержащий сведения о лекарстве
drug dosage	доза лекарства
drug interaction	взаимодействие лекарств
drug regimen	лекарственный режим, схема приёма лекарств
drug sensitivity	чувствительность к лекарству
drug side-effect	побочное действие лекарства
ear drops	ушные капли
emollient	смягчающее средство
empathy	сочувствие
environmental factor	фактор окружающей среды, экологический фактор
expectorate	отхаркивающее средство
expiry date	1. дата смерти 2. срок годности, «годен до...»
euthanasia	эвтаназия
famine	голод
first aid	первая помощь
first line drug	жизненно важное лекарство
five-year survival rate	пятилетний срок выживания
food allergy	пищевая аллергия
food intolerance	непереносимость пищи
foster parents	приёмные родители
fresh air	свежий воздух
functional overlay	преобладание психических симптомов над органическими
gargle	полоскание горла

gastric aspirate	аспират из желудка
gel	гель
genetic counselling	генетическое консультирование
genetic diathesis	наследственный диатез
granules	гранулы
guardian	опекун
habitual drinker	горький пьяница
hardship	нужда, лишения
high index of suspicion	высокий уровень подозрения
home circumstances	домашние обстоятельства
homelessness	бездомность
homeopathy	гомеопатия
hot compresses	горячие компрессы
humidification	увлажнение
hydrogen peroxide	перекись водорода
ice pack	пузырь со льдом
illegitimacy	незаконность
immunisation	иммунизация
incidence	частота (заболеваемости)
inclusion criteria for a diagnosis	добавочные критерии диагноза
indications for tonsillectomy	показания к тонзиллэктомии
inhaler	ингалятор
injection	инъекция
inotropic cardiac support	инотропное сердечное средство
intensive therapy	интенсивная терапия
interpreter	устный переводчик
invalid	инвалид
layman's term	непрофессиональный термин
life expectancy	(средняя) продолжительность жизни
lip-reading	чтение по губам
lisp	шепелявость
loneliness	одиночество
lotion	1. лосьон 2. примочка
low standard of living	низкий уровень жизни
lozenge	таблетка, лепёшка

lubricant	смазка, лубрикант
mandatory investigation	обязательное расследование
massage	массаж
medical negligence	медицинская халатность
medicine	1. медицина 2. лекарство
misery	1. несчастье 2. нищета
morale	мораль
mouthwash	полоскание рта
nasal drops	капли в нос
nasal spray	спрей для носа
natural history of the disease	история заболевания *(anamnesis morbi)*
nebulizer	распылитель
neglect	1. небрежность 2. халатность, упущение
nerve block	блокада нерва
non-proprietary (generic) drug title	непатентованное название лекарства
nutritious food	питательная пища
objective test	объективный тест
ointment	мазь
optimum treatment	оптимальное лечение
oral hygiene	гигиена полости рта
ordeal	тяжёлое испытание
orphan	сирота
outbreak of typhoid	вспышка тифа
overcrowding	скученность
pacemaker	пейсмейкер, сердечный ритмоводитель
pain threshold	болевой порог
parenteral nutrition	парентеральное питание
paste	паста
pastille	пастилка
patient compliance	соблюдение больным режима и схемы лечения
pathognomic sign	патогномоничный признак
pedicure	педикюр
pedigree chart	генеалогическое [родословное] дерево *(семьи)*
period of quarantine	карантинный период
pessary	пессарий

pill	пилюля, таблетка
placebo	плацебо
polypharmacy	1. одновременное назначение нескольких лекарств 2. избыточное применение лекарств
poor historian	врач, недостаточно полно записавший историю болезни
pollution	поллюция
poor sanitation	1. плохие санитарные условия 2. плохой санитарный контроль
postoperative complication	послеоперационное осложнение
potty	детский стульчак
poverty	бедность
powder	порошок, пудра
precaution	предосторожность, бдительность
predicament	затруднение
premedication	премедикация
preoperative assessment	предоперационная подготовка
prescription guidelines	предписание (о режиме)
prevalence	уровень распространения *(заболевания)*
privacy	(врачебная) тайна
prodromal symptoms	продромальные симптомы
prognosis	прогноз
proprietary (trade) drug name	патентованное (торговое) название лекарства
psychological overtones	психологические обертоны
quality of life	качество жизни
recipient	реципиент
refugee	беженец
regular exercise	регулярные (физические) упражнения
repeat prescription	повторная пропись лекарства
respite care	уход, приносящий временное облегчение

rest	отдых, покой
retirement	1. уединение 2. уход на пенсию
sachet	пакетик
sanatorium	санаторий
sedentary lifestyle	сидячий образ жизни
self-help manual	пособие по оказанию помощи самому себе
serum drug level	уровень препарата в сыворотке
(a) peak	а) максимальный
(b) trough	б) минимальный
senior citizen (old age pensioner)	гражданин старшего возраста (пожилой пенсионер)
sewage	сточные воды
shelter	приют, убежище
sign language	язык жестов
sliding scale of insulin	изменяющаяся шкала (содержания) инсулина
slop	1. помои 2. жидкая пища; каша-размазня
slum	трущоба
social deprivation	лишение прав
social isolation	социальная изоляция, изоляция от общества
solvent abuse	злоупотребление химическими растворителями
squalid living conditions	нищенские условия жизни
starvation	голодание
steam inhalation	паровая ингаляция
strait-jacket	смирительная рубашка
subjective test	субъективный тест
suffering	страдание
supplement	дополнение, приложение
supportive measures	поддерживающие меры
suppository	лечебная свеча, суппозиторий
suspension	суспензия
sympathy	симпатия
syrup	сироп

tablets	таблетки
(a) soluble	а) растворимые
(b) insoluble	б) нерастворимые
tender loving care (T. L. C.)	нежный внимательный уход
tepid sponging	обтирание прохладной губкой
terminal care	уход за терминальным [неизлечимым] больным
testamentary capacity	завещательная право- и дееспособность
time of last oral intake	время последнего приёма (лекарства) перорально
toilet training	обучение правильному туалету
tracheal toilet	туалет трахеи
tragedy	трагедия
treatment rationale	рациональное [правильное] лечение
truancy	прогул
underprivileged community	контингент, лишённый прав
unemployment	безработица
vaccination	вакцинация
venous cut down	вскрытие вен *(суицид)*
verbal order	устное приказание
a vial of water	бутылка с водой
vignette	уменьшение освещённости *(на фотоплёнке)*
war	вражда, антагонизм
washdown	смыв
weak constitution	слабое телосложение
wide bore needle	игла с широким ушком

PART 5 / ЧАСТЬ 5

SOME PATHOLOGICAL TERMS / НЕКОТОРЫЕ ОБОЗНАЧЕНИЯ ПАТОЛОГИЙ

ailment	недомогание
illness	болезнь
condition	состояние; условие
disorder	расстройство
genetic defect	генетический дефект
chromosomal abnormality	хромосомная патология
congenital malformation	врождённое уродство
error of metabolism	нарушение метаболизма
disease	болезнь
a variant of a disease	вариант болезни
stigmata of a disease	стигмата [характерные признаки] болезни
micro-organism	микроорганизм
germ	зародыш, эмбрион
pathogen	патоген, патогенный фактор
virus	вирус
prion	возбудитель «медленных инфекций» *(с угнетением нуклеиновой кислоты)*
bacterium	бактерия
(a) aerobic	а) аэробная
(b) anaerobic	б) анаэробная
a resistant strain of bacterium	резистентный штамм бактерии
fungus	грибок; плесень
protozoan	представитель простейших *(животное)*
parasitic worm	гельминт
toxin	токсин
antigen	антиген
antibody	антитело
antigen-antibody complex	комплекс антиген - антитело

lymphocyte	лимфоцит
plasma cell	плазматическая клетка, плазмоцит
activated macrophage	активированный макрофаг
cytotoxic cell	цитотоксическая клетка
the complement system	система комплемента
immunoglobulin	иммуноглобулин
lymphokine	лимфокин
chemotaxis	хемотаксис
phagocytosis	фагоцитоз
interferon	интерферон
immunity	иммунитет
(a) passive	а) пассивный
(b) active	б) активный
humoral immune response	гуморальная иммунная реакция
T-cell mediated immune response	Т-клеточная гуморальная реакция
immunodeficiency	иммунодефицит
hypersensitivity reaction	реакция гиперчувствительности
opportunistic infection	оппортунистическая инфекция
autograft	аутотрансплантат
allograft	аллотрансплантат
xenograft	ксенотрансплантат
cloudy swelling (intracellular oedema)	внутриклеточный отёк
fatty change	жировое перерождение
lysosomal damage	повреждение лизосом
necrosis	некроз
(a) coagulative	а) коагуляционный, сухой
(b) colliquative	б) колликвационный, влажный
gangrene	гангрена
acute inflammation	острое воспаление
chronic inflammation	хроническое воспаление
healing by repair	заживление путём репарации
healing by regeneration	заживление путём регенерации
granulation tissue	грануляционная ткань

organisation	организация
progressive fibrosis	прогрессирующий фиброз
granuloma	гранулёма
chancre	шанкр
gumma	гумма
tuberculous follicle	туберкулёзный фолликул
primary focus	первичный очаг
miliary tuberculosis	милиарный туберкулёз
degeneration	дегенерация
involution	инволюция
heterotopic calcification	гетеротопная кальцификация
amyloid	амилоид
scab	корка, струп
weal	рубец
pus	гной
sepsis	сепсис
slough	некротическая [отторгающаяся] ткань
sequestrum	секвестр
debris	1. инородные вещества 2. зубной налёт
exudate	экссудат
atrophy	атрофия
hypertrophy	гипертрофия
hyperplasia	гиперплазия
metaplasia	метаплазия
carcinoma-in-situ	преинвазивный [внутриэпителиальный] рак
hamartoma	гамартома
neoplasia	неоплазия
tumour	опухоль
(a) benign	а) доброкачественная
(b) malignant	б) злокачественная
metastasis	метастаз
carcinomatosis	карциноматоз

MEDICAL CONDITIONS / ПАТОЛОГИЧЕСКИЕ СИНДРОМЫ

Migraine	Мигрень
Trigeminal neuralgia	Невралгия тройничного нерва

Cerebrovascular accident (stroke)	Инсульт
Postural syncope	Постуральный обморок
Vaso-vagal faint	Вазовагальный обморок
Transient ischaemic attack	Преходящая ишемическая атака
Vertebrobasilar ischaemia	Вертебробазилярная ишемия
Epilepsy	Эпилепсия
(1) Partial seizures	1. Парциальные [локальные] припадки
(a) simple partial seizures	а) простой неосложнённый
(b) complex partial seizures	б) психомоторный
(c) partial seizures secondarily generalised	в) симптоматический
(2) Generalised seizures	2. Генерализованные [большие] припадки
(a) absences (the term "petit mal" is no longer used)	а) малый эпилептический, абсанс
(b) myoclonic seizures	б) миоклонический
(c) tonic-clonic seizures (the term "grand mal" is no longer used)	в) судорожный, тонико-клонический
(d) atonic seizures	г) атонический, бессудорожный
Meningitis	Менингит
Multiple sclerosis	Рассеянный склероз
Parkinson's disease	Болезнь Паркинсона
Motor neurone disease	Поражение моторного нейрона *(спинальная мышечная атрофия и др.)*
Peripheral neuropathy	Периферическая невропатия
Systemic lupus erythematosus	Системная красная волчанка
Polyarteritis nodosa	Узелковый полиартериит
Scleroderma	Склеродермия
Polymyalgia rheumatica	Ревматическая полимиалгия
Temporal arteritis	Артериит височных артерий
Diabetes mellitus	Сахарный диабет
(a) insulin-dependent	а) инсулинзависимый
(b) maturity-onset	б) диабет взрослых
Thyrotoxicosis	Тиреотоксикоз

Hypothyroidism	Гипотиреоидизм
Acromegaly	Акромегалия
Hypopituitarism	Гипопитуитаризм
Cushing's syndrome	Синдром Кушинга
Addison's disease	Аддисонова [бронзовая] болезнь
Carcinoid syndrome	Карциноидный синдром
Porphyria	Порфирия
Nephrotic syndrome	Нефротический синдром
Acute renal failure	Острая почечная недостаточность
Chronic renal failure	Хроническая почечная недостаточность
Glomerulonephritis	Гломерулонефрит
Urinary tract infection	Инфекция мочевых путей
Acute pyelonephritis	Острый пиелонефрит
Chronic pyelonephritis	Хронический пиелонефрит
Polycystic kidney disease	Поликистоз почек
Malabsorption	Мальабсорбция
Hepatitis	Гепатит
Cirrhosis	Цирроз
Hepatic failure	Печёночная недостаточность
Portal hypertension	Портальная гипертензия
Chronic bronchitis	Хронический бронхит
Emphysema	Эмфизема
Bronchiectasis	Бронхоэктаз
Asthma	Астма
Respiratory failure	Дыхательная недостаточность
Bronchopneumonia	Бронхопневмония
Lobar pneumonia	Долевая пневмония
Aspiration pneumonia	Аспирационная пневмония
Lung abscess	Абсцесс лёгкого
Carcinoma of the bronchus	Рак бронха
Sarcoidosis	Саркоидоз
Tuberculosis	Туберкулёз
Pneumoconiosis	Пневмокониоз
Extrinsic allergic alveolitis	Аллергический альвеолит
Pulmonary embolism	Эмболия лёгочной артерии
Pneumothorax	Пневмоторакс
Fibrosing alveolitis	Фиброзирующий альвеолит

13 — 6576

Ischaemic heart disease	Ишемическая болезнь сердца
Angina	1. ангина 2. стенокардия
Myocardial infarction	Инфаркт миокарда
Dysrhythmia	Аритмия
Hypertension	Гипертензия
(a) primary (essential)	а) первичная артериальная
(b) malignant	б) злокачественная
Rheumatic fever	Ревматическая лихорадка
Mitral stenosis	Митральный стеноз
Mitral incompetence	Митральная недостаточность
Aortic stenosis	Стеноз аорты
Aortic incompetence	Недостаточность аортального клапана
Subacute bacterial endocarditis	Подострый бактериальный эндокардит
Acute pericarditis	Острый перикардит
Constrictive pericarditis	Констриктивный [сдавливающий] перикардит
Cardiomyopathy	Кардиомиопатия
Psoriasis	Псориаз
Pityriasis rosea	Розеолярный питириаз
Dermatitis	Дерматит
Eczema	Экзема
Acne vulgaris	Угри
Rosacea	Розацеа, розовые угри
Candidiasis	Кандидиаз
Ringworm	Дерматомикоз, дерматофития
Athlete's foot (Tinea pedis)	Стопа атлета
Urticarial drug eruption	Уртикарная лекарственная сыпь
Erythema nodosum	Узелковая эритема
Herpes zoster (shingles)	Опоясывающий лишай
Iron deficiency anaemia	Железодефицитная анемия
Vitamin B_{12} deficiency anaemia	Анемия, связанная с недостаточностью витамина B_{12}
Folate deficiency anaemia	Фолат-дефицитная анемия
Haemolytic anaemia	Гемолитическая анемия

Sickle cell disease	Серповидноклеточная анемия
Thalassaemia	Талассемия
Acute lymphatic leukaemia	Острый лимфолейкоз
Chronic lymphatic leukaemia	Хронический лимфолейкоз
Acute myeloid leukaemia	Острый миелолейкоз
Chronic myeloid leukaemia	Хронический миелолейкоз
Infectious mononucleosis (glandular fever)	Инфекционный мононуклеоз
Multiple myelomatosis	Множественный миеломатоз
Hodgkin's disease	Болезнь Ходжкина
Non-Hodgkin's lymphoma	Неходжкинская лимфома
Drug overdose	Передозировка лекарств
Self-poisoning	Аутоинтоксикация, эндогенная интоксикация
Drug sensitivity reaction	Реакция на чувствительность к лекарству
Malaria	Малярия
Typhoid	Брюшной тиф
Giardiasis	Лямблиоз
Amoebic dysentery	Амёбная дизентерия
Food poisoning	Пищевое отравление
Bacillary dysentery	Бактериальная дизентерия
Cholera	Холера
Tropical sprue	Спру, злокачественные [тропические] афты
Schistosomiasis	Шистосомиаз
Rabies	Бешенство
Hydatid disease	Эхинококкоз
Leprosy	Проказа
Trypanosomiasis	Трипаносомиаз
Influenza	Грипп
Common cold	Насморк
Bacteraemia	Бактериемия
Septicaemia	Септицемия
Toxaemia	Токсемия
Malnutrition	Недостаточность *или* нарушение питания
Dehydration	Обезвоживание
Scurvy	Цинга

Kwashiorkor	Квашиоркор
Marasmus	Маразм
OBSTETRIC AND GYNAECOLOGICAL CONDITIONS	**АКУШЕРСКИЕ И ГИНЕКОЛОГИЧЕСКИЕ СИНДРОМЫ**
Genital Prolapse	Выпадение гениталий
(a) Uterine prolapse	а) выпадение матки
(b) Cystocele	б) цистоцеле
(c) Rectocele	в) ректоцеле
(d) Enterocele	г) энтероцеле
Bartholin's cyst/abscess	Киста/абсцесс бартолиновой железы
Pruritus vulvae	Влагалищный зуд
Vulvitis	Вульвит
Vaginitis	Вагинит
Cervicitis	Цервицит
Endometritis	Эндометрит
Pelvic inflammatory disease	Воспаление органов таза
Cervical erosion	Эрозия шейки матки
Fibromyoma (fibroid)	Фибромиома
Cervical polyp	Полип шейки матки
Endometrial polyp	Эндометриальный полип
Cervical carcinoma	Рак шейки матки
Endometrial carcinoma	Рак эндометрия
Ovarian carcinoma	Рак яичника
Uterine sarcoma	Саркома матки
Ovarian cyst/dermoid cyst	Киста яичника/дермоидная киста
Endometriosis	Эндометриоз
Amenorrhoea	Аменорея
Dysfunctional uterine bleeding	Дисфункциональное маточное кровотечение
Dysmenorrhoea	Дисменорея
Premenstrual tension	Предменструальное напряжение, предменструальный синдром
Abortion	Аборт
(a) threatened	а) угрожающий
(b) spontaneous	б) самопроизвольный

(c) inevitable	в) угрожающий; аборт в ходу
(d) missed	г) несостоявшийся выкидыш
(e) habitual	д) привычный выкидыш
Extrauterine pregnancy (ectopic pregnancy)	Внематочная [эктопическая] беременность
Infertility	Бесплодие
Stress incontinence	Недержание мочи при напряжении *(напр. при кашле)*
Urge incontinence	Неудержание мочи в ургентной ситуации
Overflow incontinence	Недержание мочи вследствие переполнения мочевого пузыря
Urethral sphincter incompetence	Недостаточность сфинктера мочевого пузыря
Intrauterine growth retardation	Задержка внутриутробного развития плода
Hydatidiform mole	Пузырный занос, хорионаденома
Antepartum haemorrhage	Дородовое кровотечение
Abruptio placentae	Отслойка плаценты
Placenta praevia	Предлежание плаценты
Oligohydramnios	Маловодие
Polyhydramnios	Многоводие
Pregnancy-induced hypertension	Гипертония беременных
Eclampsia	Эклампсия
Pre-eclampsia	Преэклампсия
Multiple pregnancy	Многоплодная беременность, многоплодие
Prolonged labour	Затянувшиеся роды
Fetal malpresentation	Неправильное предлежание плода
Shoulder dystocia	Патологические роды
Cephalopelvic disproportion	(Клинически) узкий таз
Preterm labour	Преждевременные роды
Premature rupture of membranes	Преждевременный разрыв плодной оболочки

Cord prolapse	Выпадение пуповины (плода)
Fetal distress	Патологическое состояние плода
Rupture of uterus	Разрыв матки
Acute inversion of uterus	Острый выворот матки
Laceration of perineum or vagina	Разрыв промежности *или* влагалища
Postpartum haemorrhage	Послеродовое кровотечение
Retained placenta	Задержка отделения плаценты
PSYCHIATRIC CONDITIONS	**ПСИХИАТРИЧЕСКИЕ СИНДРОМЫ**
Dementia in Alzheimer's disease	Слабоумие при болезни Альцгеймера
Vascular dementia	Слабоумие вследствие поражения мозговых сосудов
(a) Multi-infarct dementia	а) Слабоумие вследствие множественных инфарктов
(b) subcortical vascular dementia	б) Слабоумие вследствие поражения подкорковых сосудов
Delirium	Делирий, бред
Delirium superimposed on dementia	Делирий вследствие слабоумия
Organic affective disorder	Органические эмоциональные расстройства
Alcohol dependence syndrome	Синдром алкогольной зависимости
Alcohol withdrawal state	Синдром похмелья, абстиненция
Alcohol amnesic syndrome	Алкогольный амнестический синдром
Schizophrenia	Шизофрения
(a) Paranoid	а) параноидная
(b) Hebephrenic	б) гебефрения
(c) Catatonic	в) кататоническая
(d) Residual	г) резидуальная

(e) Simple	д) шизофрения без выраженных психотических проявлений
Schizotypal disorder	Расстройства личности при шизофрении
Persistent delusional disorder	Стойкий бред
Transient psychotic disorder	Преходящие психотические расстройства
Schizoaffective disorder	Шизоидно-аффективные расстройства *(мания и депрессия)*
Hypomania	Гипомания, гипоманиакальное состояние
Mania	Мания
Bipolar affective disorder	Биполярные аффективные расстройства
Depressive episode	Приступ депрессии
Recurrent depressive disorder	Рецидивные депрессивные расстройства
Cyclothymia	Циклотимия *(резкие колебания настроения)*
Dysthymia	Дистимия *(подавленное настроение)*
Agoraphobia	Агорафобия *(боязнь открытых пространств)*
Social phobia	Боязнь находиться в обществе
Panic disorder	Панические расстройства
Generalised anxiety disorder	Состояние общей тревожности
Obsessive-compulsive disorder	Навязчиво-компульсивные расстройства
Acute stress reaction	Острая стрессовая реакция
Post-traumatic stress disorder	Посттравматический стресс
Adjustment disorder	Расстройство адаптации
Dissociative (conversion) disorders	Истерические невротические реакции с расстройством личности
(a) amnesia	а) амнезия

(b) fugue	б) бегство при эпилепсии; амнезия на события, связанные с прошлым
(c) stupor	в) ступор
Somatoform disorder	Психосоматические расстройства
Neurasthenia	Неврастения
Anorexia nervosa	Неврастеническая анорексия
Bulimia nervosa	Неврастеническая булемия
Sleepwalking (somnambulism)	Хождение во сне, сомнамбулизм
Sleep terrors (night terrors)	Ночные страхи
Nightmares	Кошмарные сновидения
Puerperal mental disorder	Послеродовое психическое расстройство
Personality disorder	Расстройства личности
(a) Paranoid	а) параноидное
(b) Schizoid	б) шизоидное
(c) Dissocial	в) асоциальное
(d) Emotionally unstable	г) эмоциональная нестабильность
(i) Impulsive	- импульсивная
(ii) Borderline	- пограничная
(e) Histrionic	д) неестественное
(f) Anankastic	е) навязчиво-компульсивное
(g) Avoidant	ж) избегающее
(h) Dependent	з) зависимое
Mental retardation	Задержка умственного развития
Childhood Autism	Детский аутизм, синдром Каннера
Hyperkinetic disorder	Гиперкинетические расстройства
Conduct disorder	Детские и юношеские расстройства поведения
Separation anxiety disorder of childhood	Расстройства у детей, разлучённых с родителями
Tic disorder	Расстройства, характеризующиеся тиком
Non-organic enuresis	Неорганический энурез
Non-organic encopresis	Неорганический энкопрез

Pica	Извращённый аппетит
PAEDIATRIC CONDITIONS	**ПЕДИАТРИЧЕСКИЕ СИНДРОМЫ**
Premature baby	Недоношенный ребенок
Small for dates baby	Гипотрофия новорождённого
Light for dates baby	Гипотрофия новорождённого
Birth injury	Родовая травма
Perinatal asphyxia	Перинатальная асфиксия
Respiratory distress syndrome	Респираторный дистресс-синдром новорождённых
Haemolytic disease of the newborn	Гемолитический синдром новорождённых
Exomphalos	Пупочная грыжа
Necrotising enterocolitis	Некротизирующий энтероколит
Impaired mother-infant bonding	Нарушение связи «мать - дитя»
Retrolental fibroplasia (retinopathy of prematurity)	Ретинопатия недоношенных (детей)
Bronchopulmonary dysplasia	Бронхолёгочная дисплазия
Cretinism	Кретинизм
Congenital adrenal hyperplasia	Врождённая гиперплазия надпочечников
Growth hormone deficiency	Дефицит гормона роста
Bacterial meningitis	Бактериальный менингит
Neonatal seizure	Неонатальный (эпилептический) припадок
Infantile spasm	Инфантильный спазм
Febrile convulsion	Лихорадочные судороги
Hydrocephalus	Гидроцефалия
Cerebral palsy	Церебральный паралич
Tuberous sclerosis	Туберозный склероз
Kernicterus	Билирубиновая энцефалопатия
Floppy infant (hypotonia)	Младенческая гипотония
Muscular dystrophy	Мышечная дистрофия
Trisomy 21 (Down's syndrome or Mongolism)	Трисомия 21, болезнь Дауна, монголизм

Spina bifida	Спина бифида *(незаращение дужек позвонков)*
(a) spina bifida occulta	а) скрытая
(b) meningocele	б) менингоцеле
(c) meningomyelocele	в) менингомиелоцеле
Sacral agenesis	Агенезия крестца
Cleft lip	Расщепление губы
Cleft palate	Расщепление нёба
Microstomia	Микростомия
Macrostomia	Макростомия
Craniotabes	Краниотабес
Coarctation of the aorta	Коарктация аорты
Patent ductus arteriosus	Незаращённый артериальный проток
Atrial septal defect	Дефект межпредсердной перегородки
Ventricular septal defect	Дефект межжелудочковой перегородки
Tetralogy of Fallot	Тетрада Фалло
Eisenmenger complex	Синдром Эйзенменгера
Transposition of the great vessels	Транспозиция крупных сосудов
Acute otitis media	Острый средний отит
Secretory otitis media (glue ear)	Экссудативный отит (склеенное ухо)
Choanal atresia	Атрезия хоан
Adenotonsillar hypertrophy	Аденотонзиллярная гипертрофия
Tonsillitis	Тонзиллит
Laryngomalacia	Ларингомаляция
Laryngeal web	Врождённая фиброэластическая мембрана гортани
Laryngeal stenosis	Стеноз гортани
Multiple laryngeal papillomas	Множественные папилломы гортани
Cystic hygroma	Кистозная гигрома
Acute epiglottitis	Острый эпиглоттит
Acute laryngotracheobronchitis	Острый ларинготрахеобронхит
Bronchiolitis	Бронхиолиты
Wheezy bronchitis	Стридорный бронхит

Bronchopneumonia	Бронхопневмония
Inhaled foreign body	Инородное тело в дыхательных путях
Asthma	Астма
Status asthmaticus	Астматический статус
Tracheo-oesophageal fistula	Трахео-пищеводный свищ
Diaphragmatic hernia	Грыжа диафрагмы
Pyloric stenosis	Стеноз привратника
Malrotation of the bowel	Незавершённый поворот кишечника
Small bowel atresia	Атрезия тонкой кишки
Meckel's diverticulum	Дивертикул Меккеля
Intussusception	Инвагинация (кишок)
Hirschsprung's disease	Болезнь Гиршпрунга
Coeliac disease	Целиакальная болезнь
Gastroenteritis	Гастроэнтерит
Cystic fibrosis (mucoviscidosis)	Фиброзно-кистозная дегенерация, муковисцидоз
Meconium ileus	Мекониевая непроходимость кишечника
Giardiasis	Лямблиоз
Mesenteric adenitis	Мезентериальный аденит
Imperforate anus	Имперфорированный анус
Hypogammaglobulinaemia	Гипогаммаглобулинемия
Acute lymphoblastic leukaemia	Острая лимфобластическая лейкемия
Hereditary spherocytosis	Наследственный сфероцитоз
Haemophilia	Гемофилия
Astrocytoma	Астроцитома
Medulloblastoma	Медуллобластома
Neuroblastoma	Нейробластома
Nephroblastoma	Нефробластома
Osteogenic sarcoma	Остеогенная саркома
Acute nephritis	Острый нефрит
Nephrotic syndrome	Нефротический синдром
Haemolytic uraemic syndrome	Гемолитический уремический синдром
Renal tubular acidosis	Почечный тубулярный ацидоз
Glycogen storage disorders	Расстройства накопления гликогена

Galactosaemia	Галактоземия
Amino acidurias	Аминоацидуриаз *(наличие аминокислот в моче)*
Sphingolipidoses	Сфинголипидоз, липоидно-клеточная спленомегалия, болезнь Ниманна - Пика
Mucopolysaccharidoses	Мукополисахаридоз
Achondroplasia	Ахондроплазия
Osteogenesis imperfecta	Несовершенный остеогенез
Congenital dislocation of hip	Врождённый вывих бедра
Rickets	Рахит
Osteochondritis of the hip (Perthe's disease)	Остеохондрит бедра, болезнь Пертеса
Osteomyelitis	Остеомиелит
Slipped upper femoral epiphysis	Эпифизеолиз бедра
Juvenile chronic arthritis	Хронический юношеский артрит
Henoch-Schonlein purpura	Пурпура Шенлейна - Геноха
Naevus flameus (stork mark)	Врождённый сосудистый невус
Mongolian blue spot	Врождённый меланоцитный («голубой») невус
Strawberry naevus	Сосудистая *или* кавернозная гемангиома
Seborrhoeic eczema	Себорейная экзема
Atopic Eczema	Атопическая экзема
Scabies	Чесотка
Contact dermatitis	Контактный дерматит
Pediculosis	Педикулёз
Napkin rash	Сыпь Напкина
Common cold	Насморк
Measles	Корь
Rubella (German measles)	(Коревая) краснуха
Chicken pox (Varicella)	Ветряная оспа
Mumps	Эпидемический паротит, свинка
Whooping cough (Pertussis)	Коклюш
Scarlet fever	Скарлатина
Poliomyelitis	Полиомиелит
Diphtheria	Дифтерия

Non-accidental injury	Травма (исключая несчастные случаи)
Battered baby	Избитый ребёнок
Cot Death	«Смерть в колыбели», внезапная младенческая смерть
Teething	Прорезывание зубов
Failure to thrive	Плохое развитие ребёнка
Delayed puberty	Задержка полового созревания
SURGICAL CONDITIONS	**ХИРУРГИЧЕСКАЯ ПАТОЛОГИЯ**
Cellulitis	Целлюлит
Erysipelas	Рожа
Abscess	Абсцесс
Boil	Фурункул, нарыв
Carbuncle	Карбункул
Tetanus	Столбняк
Gas Gangrene	Газовая гангрена
Anthrax	1. сибирская язва 2. карбункул
Actinomycosis	Актиномикоз
Shock	Шок
(a) cardiogenic	а) кардиогенный
(b) hypovolaemic	б) гиповолемический
(c) anaphylactic	в) анафилактический
Burn	Ожог
Pressure sore	Пролежень
Wound infection	Инфекция раны
Pseudomembranous colitis	Псевдомембранозный колит
Pulmonary atelectasis	Ателектаз лёгких
Deep vein thrombosis	Глубокий венозный тромбоз
Burst abdomen	Острый живот
Pulmonary embolus	Лёгочная эмболия
Post-operative fistula	Послеоперационный свищ
Aortic aneurysm	Аневризма аорты
Atheroma	Атерома
Arteriolosclerosis	Артериосклероз
Peripheral arterial embolus	Эмболия периферической артерии
Raynaud's phenomenon	Болезнь Рейно

Buerger's disease	Облитерирующий тромбангит, болезнь Бюргера
Varicose veins	Варикозное расширение вен
Venous ulceration	Изъязвление вен
Superficial thrombophlebitis	Поверхностный тромбофлебит
Lymphangitis	Лимфангит
Lymphoedema	Лимфедема
Lymphadenopathy	Лимфаденопатия
Mucous retention cyst	Слизистая ретенционная киста
Ranula	Ранула, ретенционная подъязычная киста
Dermoid cyst	Дермоидная киста
Leucoplakia	Лейкоплакия
Parotitis	Паротит
Pleomorphic adenoma	Смешанная опухоль, плеоморфная аденома
Carcinoma of the parotid gland	Рак околоушной железы
Oesophagitis	Эзофагит
Oesophageal stricture	Стриктура пищевода
Achalasia	Ахалазия
Pharyngeal pouch	Глоточный карман, жаберный мешок
Oesophageal tumour	Опухоль пищевода
Hiatal hernia	Грыжа пищеводного отверстия диафрагмы
Gastric Ulcer	Язва желудка
Duodenal ulcer	Язва двенадцатиперстной кишки
Perforated duodenal ulcer	Перфоративная язва двенадцатиперстной кишки
Carcinoma of the stomach	Рак желудка
Small intestinal obstruction	Тонкокишечная непроходимость
Large intestinal obstruction	Толстокишечная непроходимость
Adhesions	Спайки
Paralytic ileus	Паралитический илеус

Sigmoid volvulus	Заворот сигмовидной кишки
Crohn's disease	Гранулематозная болезнь, болезнь Крона
Ulcerative colitis	Язвенный колит
Acute appendicitis	Острый аппендицит
Carcinoma of the colon	Рак толстой кишки
Diverticular disease	Дивертикулярная болезнь (толстой кишки)
Diverticulitis	Дивертикулит
Haemorrhoids	Геморрой
Rectal cancer	Рак прямой кишки
Perianal haematoma	Перианальная гематома
Anal fissure	Анальная трещина
Fistula-in-ano	Свищ прямой кишки
Rectal prolapse	Выпадение прямой кишки
Pruritus ani	Анальный зуд
Peritonitis	Перитонит
Subphrenic abscess	Поддиафрагмальный абсцесс
Pelvic abscess	Абсцесс органов таза
Obstructive jaundice	Механическая [обструктивная] желтуха
Carcinomatosis	Карциноматоз
Portal hypertension	Портальная гипертензия
Cholelithiasis (gallstones)	Холелитиаз, желчнокаменная болезнь
Biliary colic	Жёлчная колика
Acute cholecystitis	Острый холецистит
Chronic cholecystitis	Хронический холецистит
Empyema	Эмпиема
Mucocele	Мукоцеле
Acute pancreatitis	Острый панкреатит
Chronic pancreatitis	Хронический панкреатит
Pancreatic pseudocyst	Псевдокиста поджелудочной железы
Pancreatic cancer	Рак поджелудочной железы
Ruptured spleen	Разрыв селезёнки
Hydronephrosis	Гидронефроз
Renal colic	Почечная колика
Acute pyelonephritis	Острый пиелонефрит
Chronic pyelonephritis	Хронический пиелонефрит

Pyonephrosis	Пионефроз
Renal carcinoma	Рак почки
Benign prostatic hyperplasia	Доброкачественная гиперплазия простаты
Prostatic carcinoma	Рак предстательной железы
Urethral stricture	Стриктура уретры
Cystitis	Цистит
Bladder carcinoma	Рак мочевого пузыря
Branchial cyst	Бранхиогенная киста
Thyroid adenoma	Аденома щитовидной железы
Thyroid carcinoma	Рак щитовидной железы
Multinodular goitre	Многоузловой зоб
Breast carcinoma	Рак молочной железы
Breast abscess	Мастит, абсцесс молочной железы
Fibroadenoma	Фиброаденома
Fibrocystic disease	Кистозно-фиброзная мастопатия
Duct papilloma	Папиллома (жёлчного) протока
Inguinal hernia	Паховая грыжа
Femoral hernia	Бедренная грыжа
Incisional hernia	Послеоперационная грыжа
Epigastric hernia	Эпигастральная [надчревная] грыжа
Umbilical hernia	Пупочная грыжа
Para-umbilical hernia	Параумбиликальная [околопупочная] грыжа
Strangulated hernia	Ущемлённая грыжа
Sliding hernia	Скользящая грыжа
Divarication of the recti	Разветвление прямой кишки
Hypospadias	Гипоспадия
Epispadias	Эписпадия
Chordee	1. искривление полового члена 2. болезнь Пейрони
Phimosis	Фимоз
Paraphimosis	Парафимоз
Priapism	Приапизм
Maldescended testis	Неопущенное яичко
Ectopic testis	Эктопированное яичко
Incompletely descended testes	Неполное опущение яичек

Retractile testis	Перекрут яичка
Hydrocele	Гидроцеле
Epididymal cyst	Эпидидимальная киста
Varicocele	Варикоцеле
Torsion of testicle	Перекрут яичка
Acute epididymo-orchitis	Острый орхоэпидидимит
Testicular tumour	Опухоль яичка
Sebaceous cyst	Киста сальной железы
Verucca vulgaris (wart)	Бородавка
Ganglion	Ганглий
Pilonidal sinus	Эпителиальный копчиковый ход
Paronychia	Паронихия
Ingrowing toe-nail	Вросший ноготь на пальце ноги
Onychogryphosis	Онихогрифоз
Senile keratosis	Сенильный кератоз
Squamous cell carcinoma	Плоскоклеточный рак
Basal cell carcinoma	Базальноклеточный рак
Malignant melanoma	Злокачественная меланома
Benign naevus (mole)	Доброкачественный невус
Lipoma	Липома
Acute osteomyelitis	Острый остеомиелит
Chronic osteomyelitis	Хронический остеомиелит
Acute suppurative arthritis	Острый гнойный артрит
Rheumatoid arthritis	Ревматоидный артрит
Ankylosing spondylitis	Анкилозирующий спондилит
Psoriatic arthritis	Псориатический артрит
Reiter's disease	Болезнь Рейтера
Gout	Подагра
Chondrocalcinosis	Хондрокальциноз, псевдоподагра
Osteoarthritis	Остеоартрит
Neuropathic joint (Charcot's disease)	Нейрогенная артропатия (болезнь Шарко)
Haemophiliac arthropathy	Гемофилическая артропатия
Avascular bone necrosis	Аваскулярный некроз кости
Osteochondritis	Остеохондрит
Osteomalacia	Остеомаляция
Osteoporosis	Остеопороз
Osteoma	Остеома

Osteosarcoma	Остеосаркома
Secondary carcinoma of bone	Метастаз рака в кость
Brachial plexus injury	Травма плечевого сплетения
Ulnar nerve injury	Травма локтевого нерва
Median nerve injury	Травма срединного нерва
Radial nerve injury	Травма лучевого нерва
Rotator cuff lesion	Травма вращательной мышцы
Biceps tendinitis	Воспаление двуглавой мышцы
Ruptured long head of biceps	Разрыв длинной головки бицепса
Cubitus varus	Варусная деформация локтя
Cubitus valgus	Вальгусная деформация локтя
Dislocated head of radius	Вывих головки лучевой кости
Tennis elbow	Теннисный локоть; лучеплечевой бурсит
Carpal tunnel syndrome	Синдром карпального канала
Stenosing tenovaginitis	Стенозирующий теновагинит
Dupuytren's contracture	Контрактура Дюпюитрена
Mallet finger	Молоточкообразный палец
Rheumatoid hand	Ревматоидная деформация кисти
(a) boutonniere deformity	а) в виде бутоньерки
(b) swan-neck deformity	б) в виде «шеи лебедя»
Suppurative tenosynovitis	Гнойный теносиновит
Torticollis	Кривошея
Cervical spondylosis	Спондилоз шейного отдела позвоночника
Scoliosis	Сколиоз
Kyphosis	Кифоз
Prolapsed intervertebral disc	Выпадение межпозвоночного диска
Spinal stenosis	Стеноз спинномозгового канала
Spondylolisthesis	Спондилолистез

Genu valgum (knock knees)	Вальгусное колено, genu valgum
Genu varum (bow legs)	Варусное колено, genu varum
Torn medial meniscus	Разрыв мениска
Recurrent dislocation of the patella	Рецидивирующий вывих надколенника
Congenital talipes equinovarus (club foot)	Врождённая эквиноварусная деформация стопы, косолапость
Hallux valgus	Вальгусный большой палец стопы
Hallux rigidus	Ригидный большой палец стопы
Metatarsalgia	Метатарзалгия
Otitis externa	Наружный отит
Impacted wax	Серная пробка (в ухе)
Perforated tympanic membrane	Перфорация барабанной перепонки
Eustachian tube dysfunction	Дисфункция слуховой трубы
Chronic otitis media	Хронический средний отит
Otosclerosis	Отосклероз
Presbyacusis	Пресбиокузис, старческая тугоухость
Noise-induced deafness	Глухота, вызванная воздействием шума
Ménières disease	Болезнь Меньера
Acoustic neuroma	Акустическая невринома
Facial nerve palsy	Паралич лицевого нерва
Deviated nasal septum	Искривление носовой перегородки
Allergic rhinitis	Аллергический ринит
Vasomotor rhinitis (catarrh)	Вазомоторный ринит (катар)
Nasal polyp	Полип носа
Peritonsillar abscess (quinsy)	Перитонзиллярный абсцесс (ангина)
Acute pharyngitis	Острый фарингит
Acute laryngitis	Острый ларингит
Carcinoma of the larynx	Рак глотки

Inhaled foreign body	Инородное тело в дыхательных путях
Stye	Ячмень (на веке)
Blepharitis	Блефарит
Chalazion (Meibomian cyst)	Халазион (мейбомиева киста)
Entropion	Энтропион
Ectropion	Эктропион
Dacryocystitis	Дакриоцистит
Orbital cellulitis	Орбитальный целлюлит
Acute conjunctivitis	Острый конъюнктивит
Acute iritis	Острый ирит
Acute glaucoma	Острая глаукома
Acute keratitis	Острый кератит
Corneal ulcer	Язва роговицы
Cataract	Катаракта
Simple glaucoma	Простая глаукома
Macular degeneration	Дегенерация жёлтого пятна *(сетчатки)*
Retinitis pigmentosa	Пигментный ретинит
Central retinal artery occlusion	Окклюзия центральной артерии сетчатки
Diabetic retinopathy	Диабетическая ретинопатия
Vitreous haemorrhage	Кровоизлияние в стекловидное тело
Retinal detachment	Отслойка сетчатки
Retinoblastoma	Ретинобластома
Strabismus (squint)	Страбизм (косоглазие)
(a) paralytic (divergent)	а) паралитический (дивергентный)
(b) concomitant (convergent)	б) конкомитантный (конвергентный)
Presbyopia	Пресбиопия
Emmetropia	Эмметропия
Myopia (short sightedness)	Миопия, близорукость
Hypermetropia (long sightedness)	Гиперметропия, дальнозоркость
Astigmatism	Астигматизм

PART 6 ЧАСТЬ 6

MEDICAL ABBREVIATIONS / МЕДИЦИНСКИЕ АББРЕВИАТУРЫ

A + E Accident + Emergency	Несчастный случай + неотложный случай
A1 Aortic first sound	Первый тон на аорте
A2 Aortic second sound	Второй тон на аорте
AA Alcoholics Anonymous	«Анонимные алкоголики» *(организация)*
Abd Abdomen, Abdominal	1. живот 2. брюшной
ABG Arterial blood gases	Артериальные газы крови
AC Air conduction	Воздушное звукопроведение *(при аудиометрии)*
ACE Angiotensin-converting enzyme	Ангиотензин-конвертирующий фермент
ACTH Adreno corticotrophic hormone	Адренокортикотропный гормон
AD Alzheimer's disease	Болезнь Альцгеймера
ADH Antidiuretic hormone	Антидиуретический гормон
ADL Activities of daily living	Жизненная активность
ADR Adverse drug reaction	Вредное воздействие лекарства
AF Atrial fibrillation	Фибрилляция предсердий
AFB Acid fast bacilli	Кислотоустойчивые бактерии
AFP Alpha (a)-fetoprotein	Альфа-фетопротеин
A/G Albumin-globulin ratio	Индекс альбумин - глобулин
AGN Acute glomerulonephritis	Острый гломерулонефрит
AI Aortic insufficiency	Аортальная недостаточность
AIDS Acquired immune deficiency syndrome	Синдром приобретённого иммунодефицита, СПИД
AIP Auto-immune profile	Аутоиммунный профиль

AKA Above the knee amputation	Надколенная ампутация
Alk Phos Alkaline Phosphatase	Алкалинфосфатаза
ALL Acute lymphocytic leukaemia	Острый лимфолейкоз
ALT Alanine amino transferase	Аланинаминотрансфераза
AML Acute myelocytic leukaemia	Острый миелолейкоз
ANS Autonomic nervous system	Автономная нервная система
Ant Anterior	Передний
AP Anteroposterior	Переднезадний
APTR Activated Partial Thromboplastin Ratio	Уровень активированного тромбопластина
ARDS Adult Respiratory Distress Syndrome	Респираторный дистресс-синдром взрослых
ARF Acute renal failure	Острая почечная недостаточность
AS Alimentary system	Пищеварительная система
Aortic valvular stenosis	Стеноз аортального клапана
ASAP As soon as possible	Как можно скорее
ASD Atrial septal defect	Дефект межпредсердной перегородки
ASO Antistreptolysin-O (titre)	Титр антистрептолизина-О
AST Aspartate amino transferase	Аспартат-аминотрансфераза
ATN Acute tubular necrosis	Острый тубулярный некроз
ATS Antitetanus serum	Противостолбнячная сыворотка
A-V Arteriovenous	Артериовенозный
AVR Aortic valve replacement	Протезирование аортального клапана
A+W Alive and well	Жив и здоров
AWOL Absent without leave	(Находящийся) в самовольной отлучке
Ax Axillary	Подмышечный
AXR Abdominal x-ray	Рентгенография живота
Bx Biopsy	Биопсия

BAWO Bilateral antral washouts	Двустороннее промывание пазух
BC Blood culture	Культура крови
Bone conduction	Костное звукопроведение *(при аудиометрии)*
BCC Basal cell carcinoma	Базально-клеточный рак, базалиома
bd, bid Twice daily *(Latin: bis in die)*	Два раза в день
BE Barium enema	Бариевая клизма
BH Birth history	История родов
BINA Bilateral intranasal antrostomies	Двусторонняя интраназальная антростомия
BKA Below the knee amputation	Подколенная ампутация
BMR Basal metabolic rate	Основной обмен
BNF British National Formulary	Британский фармакологический справочник
BNO Bowels not opened	Стула не было
BO Body Odour	Запах тела
Bowels opened	Стул был
BP Blood pressure	Кровяное давление
BPH Benign prostatic hypertrophy	Доброкачественная гипертрофия простаты
BS Breath sounds	Дыхательные шумы
Bowel sounds	Кишечные шумы
Blood sugar	Сахар крови
BSE Bovine spongiform encephalopathy	Синдром Крейцфельда - Якоба
BSER Brainstem Evoked Response (test)	Тест Брайнстема (на вызванный ответ)
BUN Blood urea nitrogen	Азот мочевины крови
BW Birth weight	Вес новорождённого
Body weight	Вес *или* масса тела
C Centigrade	1. стоградусный 2. по шкале Цельсия
C1 to C7 Cervical vertebra (1 to 7)	Шейные позвонки (1 - 7)
C + S Culture and sensitivity	Посев на культуру и чувствительность
CA; Ca Cancer, carcinoma	Рак, карцинома

CABG Coronary artery bypass graft	Обходной коронарный шунт
CAD Coronary artery disease	Ишемическая [коронарная] болезнь сердца
CAPD Continuous ambulatory peritoneal dialysis	Длительный амбулаторный перитонеальный диализ
CAT Computerised axial tomography	Аксиальная компьютерная томография
CBF Cerebral blood flow	Церебральный кровоток
CC Chief complaint	Основная жалоба
cc Cubic centimetre	Кубический сантиметр, $см^3$
CCF Congestive cardiac failure	Застойная сердечная недостаточность
CCU Coronary care unit	Отделение интенсивной терапии для больных с острой коронарной недостаточностью
CDH Congenital dislocated hip	Врождённый вывих бедра
CDT Carbohydrate deficient transferrin	Преобразование с дефицитом углеводов
CE Cardiac enzyme	Сердечный фермент
CEA Carcinoembryonic antigen	Карциноэмбриональный антиген
cf Compare	Сравнить
CFS Chronic fatigue syndrome	Синдром хронической усталости
CGN Chronic glomerulonephritis	Хронический гломерулонефрит
CHD Congenital heart disease	Врождённый порок сердца
CHF Congestive heart failure	Застойная сердечная недостаточность
Circ Circulation	Кровообращение
Circumcision	Циркумцизия, иссечение крайней плоти
CIS Carcinoma in situ	Преинвазивный [внутриэпителиальный] рак
Cl Chloride	Хлорид
CLL Chronic lymphatic leukaemia	Хронический лимфолейкоз

CML Chronic myeloid leukaemia	Хронический миелолейкоз
CMV Cytomegalovirus	Цитомегаловирус
CN Cranial nerves	Черепные нервы
CNS Central nervous system	Центральная нервная система, ЦНС
c/o Complaint of	Жалоба на...
CO Cardiac output	Сердечный выброс
COAD Chronic obstructive airways disease	Хроническое обструктивное заболевание дыхательных путей
COP Change of plaster	Смена гипсовой повязки
Colloid osmotic pressure	Коллоидное осмотическое давление
CPK Creatinine phosphokinase	Креатининфосфокиназа
CPP Cerebral perfusion pressure	(Перфузионное) внутричерепное давление
CPPV Continuous positive pressure ventilation	Длительная вентиляция лёгких под положительным давлением
CPR Cardiopulmonary resuscitation	Восстановление сердечной деятельности и дыхания
CPS Complex partial seizures	Осложнённый парциальный эпилептический припадок
Cr Creatinine	Креатинин
CRF Chronic renal failure	Хроническая почечная недостаточность
CRP C-reactive protein	С-реактивный белок
CS Caesarian section	Кесарево сечение
CSF Cerebrospinal fluid	Цереброспинальная жидкость
CSM Committee on safety of medicines	Комитет по наблюдению за безопасностью лекарств
CSSD Central sterile supply depot	Центральная стерилизационная
CSU Catheter specimen of urine	Катетерный сбор мочи для анализа
CVA Cerebrovascular accident	Инсульт
CVP Central venous pressure	Центральное венозное давление

CVS Cardiovascular system	Сердечно-сосудистая система
c/w Consistent with	Совместим(ый) с. .
CXR Chest x-ray	Рентгенография грудной клетки
D Discharge	1. выделения 2. выписка *(больного из клиники)*
Dx Diagnosis	Диагноз
D1 to D12 Dorsal vertebra (1 to 12)	Спинные позвонки (1 - 12)
D&C Dilatation and curettage	Расширение и кюретаж
D&V Diarrhoea and vomiting	Понос и рвота
DED Date of expected delivery	Дата предполагаемых родов
DGH District General Hospital	Районная больница общего профиля
DHS Dynamic hip screw	Винт для остеосинтеза бедра
DIC Disseminated intravascular coagulation	Диссеминированное внутрисосудистое свёртывание
Dig Digoxin	Дигоксин
DIP Distal interphalangeal (joint)	Дистальный межфаланговый (сустав)
DIU Death in utero	Смерть в утробе матери
DKA Diabetic ketoacidosis	Диабетический кетоацидоз
DL Direct laryngoscopy	Прямая ларингоскопия
DM Diabetes mellitus	Сахарный диабет
DMV Diurnal mood variation	Суточные изменения настроения
DNA Deoxyribonucleic acid	Дезоксирибонуклеиновая кислота, ДНК
Did not attend	1. посещений (больных) нет 2. (больной) не явился
DNS Deflected nasal septum	Искривлённая носовая перегородка
DOA Dead on arrival	Смерть при поступлении (больного)
DOB Date of birth	Дата рождения
DOE Dyspnoea on exertion	Одышка при физической нагрузке
DP Dorsalis pedis (pulse)	Пульс на тыльной артерии стопы

DPT Diphtheria, pertussis and tetanus (vaccination)	Вакцинация против дифтерии, коклюша и столбняка
DSH Deliberate self-harm	Умышленное членовредительство
DT Delirium tremens	Белая горячка
DTR Deep tendon reflex	Глубокий сухожильный рефлекс
DU Duodenal ulcer	Язва двенадцатиперстной кишки
DV Domiciliary visit	Визит (врача) на дом
DVI Digital vascular imaging	1. цифровое изображение сосудов 2. получение изображения сосудов пальца
DVT Deep vein thrombosis	Глубокий венозный тромбоз
DXR Deep x-ray radiation	Сильное ренгтеновское излучение
DXT Deep x-ray therapy	Глубокая лучевая терапия
DZ Dizygotic	Дизиготный
EAC External auditory canal	Наружный слуховой канал
EBL Estimated blood loss	Определяемая потеря крови
EBV Epstein-Barr virus	Вирус Эпштейна - Барра
ECCE Extracapsular cataract extraction	Экстракапсулярная экстракция катаракты
ECF Extracellular fluid	Внеклеточная жидкость
ECG Electrocardiogram	Электрокардиограмма, ЭКГ
ECHO Echocardiogram	Эхокардиограмма
Enteric cytopathogenic human orphan (virus)	Кишечный цитопатогенный человеческий вирус-«сиротка»
ECR Extra-contractural referral	Внедоговорное направление *(к специалисту)*
ECT Electroconvulsive therapy	Электросудорожная терапия
EEG Electroencephalogram	Электроэнцефалограмма
EFM Electronic fetal monitoring	Электронный мониторинг плода
eg For example	Например
ELISA Enzyme linked immunoassay	Иммуноферментный анализ
EMG Electromyogram	Электромиограмма

EMI Elderly mentally ill	Пожилой психический больной
EMW Early morning wakening	Раннее пробуждение по утрам
ENT Ear, nose and throat	Ухо, горло, нос
EOMI Extraocular movements intact	Экстраокулярные движения интактны
EPSE Extrapyramidal side effects	Экстрапирамидальные побочные воздействия
ERCP Endoscopic retrograde cholangiopancreatogram	Эндоскопическая ретроградная холангиопанкреатография
ERPC Evacuation of retained products of conception	Удаление тканей из матки после аборта
ESN Educationally subnormal	Подлежащий обучению во вспомогательной школе
ESR Erythrocyte sedimentation rate	Скорость оседания эритроцитов, СОЭ
ESRD End stage renal disease	Терминальная стадия почечной недостаточности
ETOH Alcohol	Алкоголь
ETT Endotracheal tube	Эндотрахеальная трубка
EUA Examination under anaesthesia	Обследование под наркозом
F Father	Отец
Fahrenheit	По шкале Фаренгейта
Female	1. женщина 2. женский
FB Foreign body	Инородное тело
Fingerbreadths	Поперечник [ширина] пальца
FBS Fasting blood sugar	Сахар крови натощак *(анализ)*
FDP Fibrin degradation products	Продукты распада фибрина
FESS Functional endoscopic sinus surgery	Функциональная эндоскопическая синусная хирургия
FEV1 Forced Expiratory volume in 1 second	Форсированный объём выдоха за 1 секунду
FFA Free fatty acids	Свободные жирные кислоты
FFP Fresh frozen plasma	Свежезамороженная плазма

FH Foetal heart	Эмбриональное сердце
Family history	Семейный анамнез
FMP First menstrual period	Первая менструация
F-N Finger to nose test	Тест «палец к носу»
FNABC Fine needle aspiration biopsy and cytology	Точная пункционная аспирационная биопсия и цитология
FOB Faecal occult blood	Скрытая кровь в кале
FOE Fibreoptic endoscopy	Фиброволоконная эндоскопия
FRC Functional residual capacity	Функциональная остаточная ёмкость (лёгких), ФОЕ
FROM Full range of movement	Полный объём движений
FSH Follicle stimulating hormone	Фолликулостимулирующий гормон
FTA Fluorescent treponemal antibody (test)	Проба с флюоресцирующими антителами трепонем
FTI Free thyroxine index	Индекс свободного тироксина
FU Follow up	1. контроль, учёт 2. (врачебное) наблюдение 3. динамический больной
FUO Fever of unknown origin	Лихорадка неизвестного происхождения
5-FU 5-Fluoracil	5-фторацил
G, g, gm Gram	Грамм, г
G+S Group and save	Определить группу крови и резус-фактор и сохранить эти данные *(для возможного переливания крови)*
GA General anaesthesia	Общее обезболивание, общая анестезия, наркоз
GB Gallbladder	Жёлчный пузырь
GCS Glasgow coma scale	Шкала Глазго степени тяжести комы
GFR Glomerular filtration rate	Уровень гломерулярной фильтрации
GH Growth hormone	Гормон роста
GI Gastrointestinal (tract)	Пищеварительный тракт
GN Glomerulonephritis	Гломерулонефрит

GOT Glutamic oxaloacetic transaminase	Аспартат-аминотрансфераза
GP General Practitioner	1. терапевт 2. общепрактикующий врач 3. семейный врач
G6PD Glucose-6-phosphate dehydrogenase	Глюкоза-6-фосфат дегидрогеназа
GPT Glutamic pyruvic transaminase	Аламин-аминотрансфераза
GT Glutamyl transferase	Глутамилтрансфераза
GTN Glyceryl trinitrate	Глицерил тринитрат
GTT Glucose tolerance test	Тест на толерантность к глюкозе
GU Gastric ulcer	Язва желудка
Genitourinary	Мочеполовой
Gravitational ulcer	Трофическая язва нижней конечности вследствие нарушения венозного оттока
H, hr Hour	Час, ч
HALO Hampshire Assessment for Living with others	Ассоциация Гэмпшира за проживание в обществе
HATI Human anti-tetanus immunoglobulin	Противостолбнячный иммуноглобулин человека
Hb Haemoglobin	Гемоглобин
HBP High blood pressure	Высокое кровяное давление
HBD Hydroxy-butyrate dehydrogenase	Гидроксибутират дегидрогеназа
HCG Human chorionic gonadotrophin	Хорионический гонадотропин человека
HCO_3 Bicarbonate	Бикарбонат
Hct Haematocrit	Гематокрит
HH Hiatal hernia	Грыжа пищеводного отверстия диафрагмы
HI Head injury	Травма головы
HIV Human immunodeficiency virus	Вирус иммунодефицита человека, ВИЧ
HLA Human leucocyte antigen	Антиген лейкоцитов человека
HPI History of present illness	История болезни

HR Heart rate	Сердечный ритм
HRT Hormone replacement therapy	Гормонозаместительная терапия
HRV Heart rate variation	Изменения сердечного ритма
H-S Heel-to-shin test	Тест «пятка - голень»
HS House surgeon	1. штатный хирург в больнице 2. хирург-практикант в больнице
Heart sound	Сердечный тон
HSG Hysterosalpingogram	Гистеросальпингография
HSV Herpes simplex virus	Вирус герпетической лихорадки
Ht Height	1. рост 2. высота
HUS Haemolytic uraemic syndrome	Гемолитический уремический синдром
I&D Incision and drainage	Вскрытие и дренирование
I&O Intake and output	Потребление и выведение
IABP Intraaortic balloon pump	Внутриаортальная баллонная помпа-насос
IC Intermittent claudication	Перемежающаяся хромота
Intracranial	Внутричерепной
ICF Intracellular fluid	Внутриклеточная жидкость
ICP Intracranial pressure	Внутричерепное давление
ICS Intercostal space	Межрёберное пространство
ICU Intensive care unit	Отделение интенсивной терапии
IDA Iron deficiency anaemia	Железодефицитная анемия
IDDM Insulin dependent diabetes mellitus	Инсулинзависимый сахарный диабет
IDL Indirect laryngoscopy	Непрямая ларингоскопия
ie That is *(Latin: id est)*	То есть (т. е.)
IGTN Ingrowing toenail	Вросший ноготь на пальце ноги
IHD Ischaemic heart disease	Ишемическая болезнь сердца
im Intramuscular	Внутримышечный
INR International Normalised Ratio	Международный стандартизованный индекс
IOP Intraocular pressure	Внутриглазное давление

IPPV Intermittent positive pressure ventilation	Искусственная вентиляция лёгких под переменным давлением
IQ Intelligence quotient	Коэффициент умственного развития, IQ
ISMN Isosorbide Mononitrate	Изосорбид мононитрат
IT Inferior turbinate	Нижняя носовая раковина
ITP Idiopathic thrombocytopenic purpura	Идиопатическая тромбоцитопеническая пурпура
ITU Intensive therapy unit	Отделение интенсивной терапии
IUD Intrauterine device	Внутриматочная спираль
IUGR Intrauterine growth retardation	Задержка внутриутробного развития плода
iv Intravenous	Внутривенный
IVC Inferior vena cava	Нижняя полая вена
IVP Intravenous pyelogram	Внутривенная пиелограмма
IVU Intravenous urogram	Внутривенная урограмма
JACCOL Jaundice/Anaemia/Cyanosis/Clubbing/Oedema/Lymphadenopathy	Желтуха/анемия/цианоз/«барабанные» пальцы/отёк/лимфаденопатия
JDC Jakob-Creutzfeld's disease	Болезнь Якоба - Крейтцфельда
JVP Jugular venous pressure	Давление в яремной вене
K Potassium	Калий
KCl Potassium chloride	Хлористый калий
Kg Kilogram	Килограмм, кг
KUB Kidney, ureter, bladder *(plain x-ray film of abdomen)*	Почки, мочеточник, мочевой пузырь *(обзорный рентгеновский снимок живота)*
L, l Litre	Литр, л
L1-L5 Lumbar vertebra (1 to 5)	Поясничные позвонки (1 - 5)
L Left	Левый
L&A Light and accommodation	Свет и аккомодация
LA Local Anaesthesia	Местная анестезия
Left Atrium	Левое предсердие
lb Pound	Фунт

LAD Left axis deviation	Отклонение электрической оси (сердца) влево
LAH Left anterior hemiblock	Блокада передней ветви левой ножки пучка Гиса
Lam Laminectomy	Ламинэктомия
Lap Laparotomy	Лапаротомия
Lat Lateral	Латеральный
LBBB Left bundle branch block	Блокада левой ножки пучка Гиса
LBP Low back pain	Боли в пояснице
Low blood pressure	Низкое кровяное давление
LCA Left coronary artery	Левая коронарная артерия
LDH Lactic dehydrogenase	Лактатдегидрогеназа
LE Lower extremity	Нижняя конечность
LFD Light for dates	Гипотрофичный *(о новорождённом)*
LFTs Liver function tests	Функциональные пробы печени
LH Luteinising hormone	Лютеинизирующий гормон
LIF Left iliac fossa	Левая подвздошная ямка
LIH Left inguinal hernia	Левосторонняя паховая грыжа
LKKS Liver, kidney, kidney, spleen	Печень, почка, почка, селезёнка
LLL Left lower lobe (lung)	Левая нижняя доля (лёгкого)
LLQ Left lower quadrant (abdomen)	Левый нижний квадрант (живота)
LMN Lower motor neurone	Нижний двигательный нейрон
LMP Last menstrual period	Последняя менструация
LN Lymph node	Лимфоузел
LOC Loss of consciousness	Потеря сознания
LP Lumbar puncture	Поясничная пункция
LPH Left posterior hemiblock	Блокада задней ветви левой ножки пучка Гиса
LS Locomotor system	Опорно-двигательный аппарат
LSB Left sternal border	Левая граница грудины
LSTN Lateral soft tissue neck (x-ray)	Боковая рентгенограмма мягких тканей шеи
LUL Left upper lobe (lung)	Левая верхняя доля лёгкого

14 — 6576

LV Left ventricle	Левый желудочек
LVA Left visual acuity	Острота зрения левого глаза
LVEDP Left ventricular end diastolic pressure	Левожелудочковое диастолическое давление
LVEF Left ventricular ejection fraction	Фракция левожелудочкового выброса *(крови)*
LVF Left ventricular failure	Левожелудочковая недостаточность
LVH Left ventricular hypertrophy	Гипертрофия левого желудочка
M Mother	Мать
Murmur	Шум *(аускультативный феномен)*
Male	1. мужчина 2. мужской
m Metre	Метр, м
M & G Myringotomy and Grommet insertion	Мирингoтомия и дренирование по Громмету
MAL Midaxillary line	Среднеподмышечная линия
MAOI Monoamine oxidase inhibitor	Ингибитор моноаминоксидазы
MCH Mean corpuscular haemoglobin	Эритроцитарный гемоглобин
MCHC Mean corpuscular haemoglobin concentration	Средняя концентрация эритроцитарного гемоглобина
MCL Midclavicular line	Среднеключичная линия
MCV Mean corpuscular volume	Средний объём эритроцитов
MDM Multi-disciplinary meeting	Консилиум
ME Myalgia encephalomyelitis	Энцефаломиелитическая миалгия
MEA Multiple endocrine adenomatosis	Множественный эндокринный аденоматоз
MEq/l Milliequivalent per litre	Миллиэквивалент на литр
mg Milligram	Миллиграмм, мг
Mg Magnesium	Магний
MI Myocardial infarction	Инфаркт миокарда
Mitral incompetence	Митральная недостаточность

Mitral insufficiency	Митральная недостаточность
Multi-infarct	Множественный инфаркт
Ml Millilitre	Миллилитр, мл
mm Millimole	Миллимоль, ммоль
Millimetre	Миллиметр, мм
MR Mitral regurgitation	Митральная регургитация
MRI Magnetic resonance imaging	Изображение магнитного резонанса
MRSA Multi-resistant staphylococcus aureus	Полирезистентный золотистый стафилококк
MS Multiple sclerosis	Рассеянный склероз
Mitral stenosis	Митральный стеноз
Mental state	Психическое состояние
Musculoskeletal	Опорно-двигательный
MSU Midstream urine	Моча из средней струи
MTP Metatarsophalangeal (joint)	Метатарзофаланговый (сустав)
MUA Manipulation under anaesthesia	Манипуляция с обезболиванием
MVP Mitral valve prolapse	Пролапс митрального клапана
MVR Mitral valve replacement	Протезирование митрального клапана
MZ Monozygotic	Монозиготный
Na Sodium	Натрий
NaCl Sodium chloride	Хлористый натрий
$NaHCO_3$ Sodium bicarbonate	Двууглекислый натрий
NAD No abnormality detected	Отклонений от нормы не выявлено
No appreciable disease	Чётких признаков заболевания нет
NAI Non-accidental injury	Травма, полученная не вследствие несчастного случая
NB Note well *(Latin: nota bene)*	Обратите особое внимание *(NB)*
NBI No bony injury	Костных повреждений нет
NBM Nil by mouth	Ничего не принимать через рот
Neg Negative	Отрицательный, негативный

NFA No further appointments	Никаких дальнейших назначений
No fixed abode	Без определённого места жительства, бомж
NG Neoplastic growth, new growth	Новообразование, опухоль
NG tube Nasogastric tube	Назогастральный зонд
NGN Non-gonococcal urethritis	Негонококковый уретрит
NHL Non-Hodgkins lymphoma	Неходжкинская лимфома
NIDDM Non-insulin-dependent diabetes mellitus	Инсулиннезависимый сахарный диабет
NKA No known allergies	Аллергия неясного генеза
No Number	Число, количество
noct At night	Перед сном, на ночь
NPH Normal pressure hydrocephalus	Гидроцефалия при нормальном внутричерепном давлении
NPO Nothing by mouth *(Latin: nihil per os)*	Ничего не принимать через рот
NPU Not passed urine	Моча не отходит
NRAF Non-rheumatic atrial fibrillation	Неревматическая фибрилляция предсердий
NS Nervous system	Нервная система
NSD Normal spontaneous delivery	Нормальные спонтанные роды
NSAID Non-steroidal anti-inflammatory drug	Нестероидное противовоспалительное лекарство
NSU Non-specific urethritis	Неспецифический уретрит
NTT Nasotracheal tube	Назотрахеальный зонд
N/V/D/C/ Nausea, vomiting, diarrhoea, constipation	Тошнота, рвота, понос, запор
OA Osteoarthritis	Остеоартрит
OAP Old age pensioner	Пенсионер по старости
O_2 Oxygen	Кислород
O_2 Sat Oxygen saturation	Насыщение кислородом
Obl Oblique	Косой, наклонный
O & G Obstetrics and gynaecology	Акушерство и гинекология
OBS Organic brain syndrome	Синдром органического поражения мозга

OCD Obsessive-compulsive disorder	Навязчиво-компульсивное расстройство
OD Overdose	Передозировка
Od every day	Ежедневно
OE On examination	При обследовании
Otitis externa	Наружный отит
OGD Oesophagogastroduodenoscopy	Эзофагогастродуоденоскопия
OM Otitis media	Средний отит
Op Operation	Операция
OPD Outpatient department	Поликлиническое отделение
ORIF Open reduction and internal fixation	Наружное вправление с внутренней фиксацией
Osm Osmolarity	Осмолярность
OT Occupational therapy	Лечение профессиональных заболеваний
O in TPP Orientated in time, place, person	Ориентирован во времени, пространстве и личности
oz ounce	Унция
P Pulse	Пульс
P2 Second pulmonary heart sound	Второй лёгочный сердечный тон
PA Pulmonary artery	Лёгочная артерия
Posteroanterior	Переднезадний
Pernicious anaemia	Пернициозная анемия
PAN Polyarteritis nodosa	Узелковый полиартериит
PAP Pulmonary artery pressure	Давление в лёгочной артерии
PAT Paroxysmal atrial tachycardia	Пароксизмальная предсердная тахикардия
Path Pathology	Патология
pc After meals *(Larin: post cibum)*	После еды
PCV Packed cell volume	Эритроцитарная масса
PCWP Pulmonary capillary wedge pressure	Давление, измеряемое катетером в лёгочной артерии
PD Peritoneal dialysis	Перитонеальный диализ
Parkinson's disease	Болезнь Паркинсона
PDA Patent ductus arteriosus	Незаращение артериального протока

PE Physical examination	Физикальное обследование
Pulmonary embolus	Лёгочная эмболия
PEEP Positive end-expiratory pressure	Положительное давление в конце выдоха
PEFR Peak expiratory flow rate	Максимальный объём выдоха
PERRLA Pupils equal, round, reactive to light and accommodation	Зрачки одинаковые, круглые, реагируют на свет, аккомодация нормальная
PET Positron emission tomography	Позитрон-эмиссионная томография
PFTs Pulmonary function tests	Функциональные пробы лёгких
pH Hydrogen ion concentration symbol	Символ концентрации ионов водорода (pH)
PH Past history	История жизни *(anamnesis vitae)*
PHLS Public Health Laboratory Service	Лабораторная служба здравоохранения
PID Prolapsed intervertebral disc	Выпадение межпозвоночного диска
Pelvic inflammatory disease	Воспаление органов таза
PIP Proximal interphalangeal (joint)	Проксимальный межфаланговый (сустав)
PKU Phenylketonuria	Фенилкетонурия
PM Post mortem	После смерти
PMB Post menopausal bleeding	Постменопаузное кровотечение
PMH Past medical history	История заболевания *(anamnesis morbi)*
PMI Point of maximal impulse	Точка максимальной реакции
PMR Polymyalgia rheumatica	Ревматическая полимиалгия
PMT Premenstrual tension	Предменструальное напряжение
PN Percussion note	Перкуссионные данные
PND Paroxysmal nocturnal dyspnoea	Ночная пароксизмальная одышка
PNS Postnasal space	Носоглоточное пространство

Peripheral nervous system	Периферическая нервная система
PO By mouth *(Latin: per os)*	Через рот, перорально
Polio Poliomyelitis	Полиомиелит
POMR Problem orientated medical record	Проблемно-ориентированная медицинская запись
POP Plaster of Paris	Гипс
PORK Problem orientated record keeping	Ведение проблемно-ориентированной записи
Post Posterior	Задний
PP Private patient	Платный пациент
PPH Postpartum haemorrhage	Послеродовое кровотечение
Past Psychiatric History	История психического заболевания
PPM Permanent pacemaker	Постоянный ритмоводитель
Ppt Precipitate	Преципитат, осадок
pr Per rectum	Через прямую кишку
prn as needed *(Latin: pro re nata)*	Сколько следует *(в рецепте)*
ps Per second	В секунду
PSA Prostate specific antibody	Специфическое простатическое антитело
PT Prothrombin time	Протромбиновое время
Posterior tibialis (pulse)	Пульс на задней большеберцовой артерии
pt Pint	Пинта
PTA Pure tone audiogram	Аудиограмма чистого тона
Prior to admission	До поступления
PTH Parathyroid hormone	Паратиреоидный гормон
PTT Partial thromboplastin time	Время неполной свёртываемости крови
PU Passed urine	Моча отходит
PUD Peptic ulcer disease	Пептическая язвенная болезнь
PUO Pyrexia of unknown origin	Гипертермия неясного происхождения
PV Per vaginum	Через влагалище
PVD Peripheral vascular disease	Болезнь периферических сосудов

P Vera Polycythaemia vera	Истинная полицитемия (эритремия)
Q, q Every *(Latin: quaque)*	Каждый (день)
QD, qd every day *(Latin: quaque die)*	Ежедневно
QID, qid four times a day *(Latin: quater in die)*	4 раза в день
R Right	Правый
R Respiration	Дыхание
Rj, Rx, Therapy, treatment (take prescription)	Лечение (назначение)
RA Right atrium	Правое предсердие
Rheumatoid arthritis	Ревматоидный артрит
RAD Right axis deviation	Отклонение электрической оси (сердца) вправо
RAST Radio immunologic allergen specific test	Радиоиммунная проба на аллерген
RBBB Right bundle branch block	Блокада правой ножки пучка Гиса
RBC, rbc Red blood cell	Эритроцит
Red blood count	Количество эритроцитов
RBS Random blood sugar	Случайно обнаруженный сахар в крови
RCA Right coronary artery	Правая коронарная артерия
REM Rapid eye movement	Быстрое движение глаз *(во время сна)*
RF Rheumatic fever	Ревматическая лихорадка
Rh Rhesus blood factor	Резус-фактор крови
RHD Rheumatic heart disease	Ревматическое заболевание сердца
RIF Right iliac fossa	Правая подвздошная ямка
RIH Right inguinal hernia	Правосторонняя паховая грыжа
RLL Right lower lobe (lung)	Правая нижняя доля (лёгкого)
RLQ Right lower quadrant (abdomen)	Правый нижний квадрант (живота)
RML Right middle lobe (lung)	Правая средняя доля (лёгкого)
RMO Responsible medical officer	Ответственный медицинский работник
ROM Range of motion	Объём движений

ROS Review of system	Проверка системы
Removal of sutures	Снятие швов
ROU Retention of urine	Задержка мочи
Recurrent oral ulceration	Рецидивные язвы рта
RR Respiratory rate	Частота дыхания
RS Respiratory system	Дыхательная система
RTA Road traffic accident	Дорожно-транспортное происшествие, ДТП
Renal tubular acidosis	Ацидоз почечных канальцев
RUL Right upper lobe (lung)	Правая верхняя доля (лёгкого)
RUQ Right upper quadrant (abdomen)	Правый верхний квадрант (живота)
RVA Right visual acuity	Острота зрения правого глаза
RVH Right ventricular hypertrophy	Гипертрофия правого желудочка
S Sacral	Крестцовый
S1 S2 First, second heart sound	Первый и второй тоны сердца
SAH Subarachnoid haemorrhage	Субарахноидальное кровоизлияние
SBE Subacute bacterial endocarditis	Подострый бактериальный эндокардит
SBO Small bowel obstruction	Тонкокишечная непроходимость
sc Subcutaneous	Подкожный
SCC Squamous cell carcinoma	Плоскоклеточный рак
SDAT Senile dementia Alzheimers type	Старческое слабоумие альцгеймеровского типа
SFD Small for dates	Гипотрофичный *(о новорождённом)*
SG Cath Swan-Ganz Catheter	Катетер Свана - Ганца
SGGT Serum gamma glutamyl transpeptidase	Сывороточная гаммаглутамилтранспептидаза
SH Social history	Социальный анамнез
SI Sacroiliac (joint)	Крестцово-подвздошное (сочленение)
SIADH Syndrome of inappropriate antidiuretic hormone secretion	Синдром неадекватной секреции антидиуретического гормона

SIDS Sudden infant death syndrome	Синдром внезапной младенческой смерти, «смерть в колыбели»
sl Sublingual	Подъязычный
SLE Systemic lupus erythematosus	Системная красная волчанка
SLR Straight leg raising	Поднятие выпрямленной ноги
SMAC Sequential multiple analyser computer	Универсальный последовательный анализирующий компьютер
SMR Submucosal resection	Подслизистая резекция
Standardized mortality ratio	Стандартизованный уровень смертности
SOA Swelling of ankle	Отёк голеностопного сустава
SOB Shortness of breath	Одышка
SOL Space-occupying lesion	Крупная опухолевая масса
sol Solution	Раствор
SOS If it is necessary *(Latin: si opus sit)*	При необходимости
sp gr Specific gravity	Удельный вес
SPECT Single photon emission computerised tomography	Однократная фотоэмиссионная компьютерная томография
SR Sustained release	Стойкая ремиссия
Sinus rhythm	Синусовый ритм
SSRI Selective serotonin reuptake inhibitor	Селективный ингибитор повторного усвоения серотонина
Staph Staphyloccoccus	Стафилококк
STAT Immediately	Немедленно
STD Sexually transmitted disease	Болезнь, передающаяся половым путем
STOP Suction termination of pregnancy	Прерывание беременности с помощью отсоса
Strep Streptococcus	Стрептококк
Supp Suppository	Лечебная свеча, суппозиторий
SV Stroke volume	Объём систолического выброса
SVC Superior vena cava	Верхняя полая вена

SVD Spontaneous vaginal delivery	Спонтанные роды через естественные родовые пути
SVT Superventricular tachycardia	Суправентрикулярная тахикардия
SW Social worker	Социальный работник
T Temperature	Температура
T1 to T12 Thoracic vertebra (1 to 12)	Грудные позвонки (1 - 12)
T4 Thyroxine	Тироксин
T & A Tonsillectomy and adenoidectomy	Тонзиллэктомия и аденоидэктомия
TB Tuberculosis	Туберкулёз
TBG Thyroid hormone binding globulin	Тироксинсвязывающий глобулин
TCA Tricyclic antidepressant	Трёхфазный антидепрессант
TCI To come in	Прийти в сознание
TENS Transcutaneous electrical nerve stimulator	Чрескожная электростимуляция нерва
TFA Transfemoral arteriogram	Трансбедренная артериограмма
TFTs Thyroid function tests	Функциональные пробы щитовидной железы
THR Total hip replacement	Полное протезирование бедра
TI Tricuspid incompetence	Недостаточность трёхстворчатого клапана
TIA Transient cerebral ischaemic attack	Преходящий ишемический инсульт
TIBC Total iron binding capacity	Общая железосвязывающая способность *(крови)*
tid Three times a day *(Latin: ter in die)*	Три раза в день
TKR Total knee replacement	Полное протезирование коленного сустава
TLC Tender loving care	Нежный и внимательный уход
Total lung capacity	Полная жизненная ёмкость лёгких
TLE Temporal lobe epilepsy	Височно-долевая эпилепсия
TM Tympanic membrane	Барабанная перепонка
TMJ Temporomandibular joint	Височно-нижнечелюстный сустав

TNM Tumour, regional lymph node, metastasis (staging of tumours)	Опухоль, регионарный лимфоузел, метастаз (стадии опухолей)
TOP Termination of pregnancy	Прерывание беременности
TPM Temporary Pacemaker	Временный ритмоводитель
TPN Total parenteral nutrition	Полное парентеральное питание
TPR Temperature, pulse, respiration	Температура, пульс, дыхание
TS Tricuspid stenosis	Стеноз трёхстворчатого клапана
TSH Thyroid stimulating hormone	Тиреостимулирующий [тиреотропный] гормон
TSS Toxic shock syndrome	Синдром токсического шока
TT Tetanus toxoid	Столбнячный анатоксин
TTH to take home	Забрать домой
TTO to take out	Выводить на прогулку
TURP Transurethral resection of the prostate gland	Трансуретральная резекция простаты
TURT Transurethral resection of tumour	Трансуретральная резекция опухоли
TV Tidal volume	Объём введения - выведения жидкости (при промывании)
U Unit	1. единица измерения 2. отделение больницы
U + E Urea and electrolytes	Мочевина и электролиты
UE Upper extremity	Верхняя конечность
UGI Upper gastrointestinal (tract)	Верхний пищеварительный (тракт)
UGS Urogenital system	Мочеполовая система
UMN Upper motor neurone	Верхний двигательный нейрон
UPJ Ureteropelvic junction	Мочеточнико-тазовое сочленение
URTI Upper respiratory tract infection	Инфекция верхних дыхательных путей
US Ultrasound	Ультразвук
UTI Urinary tract infection	Инфекция мочевых путей

UVL Ultra-violet light	Ультрафиолетовое излучение
VC Vital capacity	Жизнеспособность
VD Venereal disease	Венерическое заболевание
VDRL Venereal disease research laboratory (test for syphilis)	Лаборатория по исследованию венерических заболеваний (тест на сифилис)
VE Vaginal examination	Влагалищное исследование
Varicose eczema	Экзема варикозных вен
Ventricular ectopic	Эктопия желудочка
VF Ventricular fibrillation	Фибрилляция желудочков
VMA Vanillylmandelic acid	Ванилилманделиковая кислота
VO Verbal order	Устное назначение
VPC Ventricular premature contraction	Преждевременное сокращение желудочков
V/Q Ventilation - perfusion ratio	Вентиляционно-перфузионный индекс
VS Vital signs	Признаки жизни
VSD Ventricular septal defect	Дефект межжелудочковой перегородки
VT Ventricular tachycardia	Желудочковая тахикардия
VV Varicose veins	Варикозное расширение вен
WBC, wbc White blood cell	Лейкоцит
White blood count	Определение количества лейкоцитов
WPW Wolff-Parkinson-White (syndrome)	Синдром Вольфа - Паркинсона - Уайта
WR Wassermann reaction	Реакция Вассермана
wt Weight	Вес, масса
yr, yrs Year(s)	Год (ы)

ABBREVIATIONS FOR U. K. MEDICAL QUALIFICATIONS

АББРЕВИАТУРЫ МЕДИЦИНСКИХ СТЕПЕНЕЙ В ВЕЛИКОБРИТАНИИ

BA Bachelor of Arts	Бакалавр гуманитарных наук
BAc Bachelor of Acupuncture	Бакалавр акупунктуры
BAO Bachelor of the Art of Obstetrics	Бакалавр акушерства
BDS Bachelor of Dental Surgery	Бакалавр стоматологической хирургии
BSc Bachelor of Science	Бакалавр (естественных *или* точных) наук
ChB Bachelor of Surgery	Бакалавр хирургии
DA Diploma in Anaesthetics	Диплом по анестезиологии
DCCH Diploma in Child and Community Health	Диплом по детскому и общественному здравоохранению
DCh Doctor of Surgery	Доктор хирургии
DCH Diploma in Child Health	Диплом по педиатрии
DCP Diploma in Clinical Pathology	Диплом по клинической патологии
DDR Diploma in Diagnostic Radiology	Диплом по диагностической радиологии
DGM Diploma in Geriatric Medicine	Диплом по гериатрии
DIH Diploma in Industrial Health	Диплом по профессиональным заболеваниям
DLO Diploma in Laryngology and Otology	Диплом по отоларингологии
DM Doctor of Medicine	Доктор медицины
DO Diploma in Ophthalmology	Диплом по офтальмологии
DPhil Doctor of Philosophy	Доктор философии
DPH Diploma in Public Health	Диплом по организации здравоохранения
DPM Diploma in Psychological Medicine	Диплом по психологии
DRCOG Diploma Royal College of Obstetricians and	Диплом Королевского колледжа по акушерству и

Gynaecologists	гинекологии
DRC Path Diploma of Royal College of Pathologists	Диплом Королевского колледжа по патоморфологии
DTM H Diploma in Tropical Medicine and Hygiene	Диплом по тропической медицине и гигиене
FRC Anaesth Fellow Royal College of Anaesthetists	Член Королевского колледжа анестезиологов
FCGP Fellow College of General Practitioners	Член колледжа общепрактикующих врачей
FRCP Fellow Royal College of Physicians	Член Королевского колледжа врачей
FRC Path Fellow Royal College of Pathologists	Член Королевского колледжа патоморфологов
FRC Psych Fellow Royal College of Psychiatrists	Член Королевского колледжа психиатров
FRCR Fellow Royal College of Radiologists	Член Королевского колледжа радиологов
FRCS Fellow Royal College of Surgeons	Член Королевского колледжа хирургов
FRCSI Fellow Royal College of Surgeons of Ireland	Член Королевского колледжа хирургов Ирландии
LRCP Licentiate Royal College of Physicians	Лицензиат Королевского колледжа врачей
LRCS Licentiate Royal College of Surgeons	Лицензиат Королевского колледжа хирургов
MA Master of Arts	Магистр гуманитарных наук
MB Bachelor of Medicine	Бакалавр медицины
MC, MCh, MChir Master of Surgery	Магистр хирургии
MChD Master of Dental Surgery	Магистр стоматологической хирургии
MCPS Member College of Physicians and Surgeons	Член колледжа терапевтов и хирургов
MD Doctor of Medicine	Доктор медицины
MDS Master of Dental Surgery	Магистр стоматологической хирургии
MPhil Master of Philosophy	Магистр философии
MRCGP Member Royal College of General Practitioners	Член Королевского колледжа общепрактикующих врачей
MRCOG Member Royal	Член Королевского коллед-

College of Obstetricians and Gynaecologists	жа акушеров и гинекологов
MRCP Member Royal College of Physicians	Член Королевского коллед-жа врачей
MRCPath Member Royal College of Pathologists	Член Королевского коллед-жа патоморфологов
MRC Psych Member Royal College of Psychiatrists	Член Королевского коллед-жа психиатров
MRCS Member Royal College of Surgeons	Член Королевского коллед-жа хирургов
MRO Member Register of Osteopaths	Член общества остеопатов
MS Master of Surgery	Магистр хирургии
MSc Master of Science	Магистр (естественных *или* точных) наук
PhD Doctor of Philosophy	Доктор философии
VTS Vocational Training Scheme	Прошедший профессио-нальную переподготовку

A SHORT DISCHARGE LETTER

3. 5. 98
Dr Hadfield
The Surgery
Dunnlea Road
Copley
Dear Dr Hadfield

Deidre BENNETT
DOB 23. 5. 47

124 Knebworth Road Hillingdon

Your patient underwent an excision biopsy of a left breast lump on 2. 5. 98. There were no complications and she was discharged on 3. 5. 98.
She will be reviewed in the outpatient clinic next week.

Yours sincerely
Dr Taylor
House Officer to Mr Goodacre

КРАТКОЕ СОПРОВОДИТЕЛЬНОЕ ПИСЬМО (ВЫПИСКА ИЗ ИСТОРИИ БОЛЕЗНИ)

3. 5. 98
Д-ру Хэдфилду
Хирургическое отделение
Даннли Роуд
Копли
Уважаемый доктор Хэдфилд
Больная Беннет (дата рождения 23. 5. 47)

124 Небуорт Роуд Хиллингдон

Проведена эксцизионная биопсия опухоли левой молочной железы 2. 5. 98. Всё прошло без осложнений, и она выписана 3. 5. 98.

Она должна прийти для консультации в поликлинику на следующей неделе.
Искренне Ваш
Д-р Тейлор
Штатный врач (у г-на Гудакра)

A STANDARD DISCHARGE SUMMARY

Queen Elizabeth Hospital

Preston, Lancashire
Dr C B Howarth
The Surgery
Meadow Lane Tidderminster
2 February 1999
Dear Dr Howarth
Paul DAVIES
DOB 21. 2. 16
2 Jerington Close Tidderminster
ADMITTED 19. 1. 99
DISCHARGED 1. 2. 99
DIAGNOSIS: Rectal Adenocarcinoma, Duke's Stage C
OPERATION: Restorative Excision of rectum with coloanal anastomosis

CLINICAL FEATURES: Elective admission for surgery of a histologically proven adenocarcinoma of the lower third of the rectum manifest by at least 4 months of urgency, loose stool and passage of altered blood and mucus.

No features to indicate metastases. General health fair for age.

PAST MEDICAL HISTORY:

Perforated Duodenal ulcer. Maturity onset diabetes controlled on Glibenclamide.

СТАНДАРТНАЯ ВЫПИСКА (ЭПИКРИЗ)

Больница Королевы Елизаветы
Престон, Ланкашир
Д-ру Говарту
Хирургическое отделение
Мидоу Лэйн Тиддерминстер
2 февраля 1999 г.
Уважаемый д-р Говарт
Больной П. Девис (дата рождения 21. 2. 16)
2 Джерингтон Клоуз Тиддерминстер
Поступил 19. 1. 99, выписан 1. 2. 99
ДИАГНОЗ: Аденокарцинома прямой кишки в стадии С (по Дьюку)
ОПЕРАЦИЯ: Сфинктерсохраняющая эксцизия прямой кишки с колоанальным анастомозом.
КЛИНИЧЕСКАЯ КАРТИНА: Госпитализирован в плановом порядке с гистологически подтверждённой аденокарциномой нижней трети прямой кишки, проявлявшейся в течение минимум 4 месяцев позывами на стул, поносами с тёмной кровью и слизью. Подозрений на метастазы нет. Общее состояние соответствует возрастным критериям.
ПЕРЕНЕСЁННЫЕ БОЛЕЗНИ:
Перфоративная язва двенадцатиперстной кишки. Диабет, начавшийся в зрелом возрасте; постоянно

PRE-OPERATIVE INVESTIGATIONS: Full blood count, urea and electrolytes, liver function tests, chest x-ray and electrocardiogram were all normal. Rectal biopsy confirmed moderately differentiated adenocarcinoma.

OPERATION: EUA, mobile ulcerative tumour, involving three quarters of the rectal circumference, approximately 5 cms from anal verge.

LAPAROTOMY FINDINGS: No evidence of peritoneal, lymphatic, omental or hepatic metastases. Tumour was not adherent to surrounding structures.

PROCEDURE: Standard mobilisation of rectum and left side of colon to mid-transverse colon. High ligation of inferior mesenteric vessels. An end to end stapled anastomosis was performed.

HISTOLOGY: Moderately differentiated rectal adenocarcinoma extending through muscle coat to underlying fat. Excision line free of tumour. Single lymph node in mesorectum contains

принимает глибенкламид.

ДООПЕРАЦИОННОЕ ОБСЛЕДОВАНИЕ: полный анализ крови, мочевина и электролиты, функциональные пробы печени, рентгенограмма грудной клетки и электрокардиограмма без отклонений от нормы. Ректальная биопсия опухоли: среднедифференцированная аденокарцинома.

ПРИ РЕВИЗИИ ВЫЯВЛЕНА подвижная изъязвлённая опухоль, занимающая три четверти окружности прямой кишки примерно в 5 см от анального края.

ПРИ ЛАПАРОТОМИИ: данных о метастатическом поражении брюшины, лимфоузлов, сальника и печени нет. Опухоль не сращена с окружающими тканями.

ОПЕРАЦИЯ: выполнена мобилизация прямой кишки и левых отделов ободочной кишки до середины поперечной ободочной кишки. Нижние брыжеечные сосуды высоко лигированы. Наложен колоанальный анастомоз «конец в конец» механическим швом.

ГИСТОЛОГИЧЕСКОЕ ИССЛЕДОВАНИЕ: среднедифференцированная аденокарцинома прямой кишки, прорастающая через мышечную оболочку кишечной стенки до пери-

a metastasis. Pathological stage - Duke's C.

ректальной жировой клетчатки. По линии разреза кишки вокруг опухоли раковых элементов нет. В одном мезоректальном лимфоузле обнаружен метастаз. Морфологическая стадия опухоли - стадия C по Дьюку.

POSTOPERATIVE PERIOD: His postoperative recovery was uncomplicated. At first there was slight faecal incontinence which is to be expected following a coloanal anastomosis. Faecal control was rapidly established. There is still some urgency and frequency but the patient has been advised that function will gradually improve. He was discharged for convalescence at the Stone Gate House 11 days post-op.

ПОСЛЕОПЕРАЦИОННЫЙ ПЕРИОД: без осложнений. Небольшое анальное недержание быстро прекратилось, но остаётся при некоторых стрессовых ситуациях, и больному объяснено, что функция сфинктера вскоре улучшится. Больной выписан из больницы на 11-й послеоперационный день, направлен на реабилитацию в санаторий Стоун Гейт Хаус.

MEDICATION ON DISCHARGE: Glibenclamide 2. 5mgs mane.

НАЗНАЧЕНИЯ ПРИ ВЫПИСКЕ: глибенкламид 2, 5 мг по утрам.

FOLLOW-UP: An outpatient appointment has been arranged for 10 days. Prognosis in terms of corrected 5 years survival for this type of tumour is about 25%. The patient has not been informed of this but understands that "although the tumour has been completely removed there is a risk of recurrent problems".

АМБУЛАТОРНОЕ НАБЛЮДЕНИЕ в течение 10 дней. Прогноз: при таком типе опухоли 5-летняя выживаемость составляет примерно 25%. Пациент об этом не информирован, но ему сказано, что «хотя опухоль полностью удалена, имеется некоторый риск рецидива».

Yours sincerely M C Muir
House Officer to Mr Frame

Искренне Ваш М. К. Мюир
Штатный врач (г-на Фрейма)

A GENERAL PRACTITIONER'S REFERRAL LETTER

Mr G Hobsley
Consultant Urologist
Plymouth
Dear Geoff
Alfred MOORE
DOB 16. 5. 24

99 Oakwood Drive, Little Common

This man had a TURP performed under your care in August of last year. Sadly he has not done well. He is now experiencing nocturia 4 times per night and frequency at half hourly intervals with unpredictable dribbling in between. Naturally he is very concerned about his urological diagnosis and I have explained that following his operation for prostatic hypertrophy he now appears to have an unstable bladder. I should appreciate your opinion of him to confirm that this is indeed the case. Clearly it would be useful to know what treatment options are available and what would be the best form of management. I have approached the idea of a permanent indwelling catheter about which he is not at all keen. However, I think he would be prepared to accept this if there were no other possibilities. His general condition remains poor on

НАПРАВЛЕНИЕ ОБЩЕПРАКТИКУЮЩЕГО ВРАЧА

Господину Г. Хобсли
Урологу-консультанту
Плимут
Дорогой Джеф
Больной Альфред Мур (дата рождения 16. 5. 24)

99 Оуквуд Драйв, Литтл Коммон

Этот больной перенес трансуретральную резекцию простаты, выполненную Вами в августе прошлого года. К сожалению, он не выздоровел. Он мочится 4 раза за ночь, часто с интервалами в полчаса и между мочеиспусканиями у него непредсказуемое капельное выделение мочи. Естественно, что он обеспокоен своим состоянием, и я объясняю это тем, что после операции по поводу гипертрофии простаты у него ослабла функция мочевого пузыря. Мне хотелось бы знать Ваше мнение, так ли это, и посоветоваться насчёт лечения. Может быть, ввести ему постоянный катетер, хотя он не в восторге от этой идеи. Однако это, по-видимому, следует сделать, если нет другого выхода. Его общее состояние плохое, он страдает хроническим обструктивным заболевани-

account of his chronic obstructive airways disease, ischaemic heart disease and obesity. To compound matters, his wife died of breast cancer 4 months ago and understandably he has not yet fully come to terms with this loss. I would be grateful if you would be kind enough to see him personally at his next outpatient appointment. Yours sincerely Dr Hinchley MRCGP DOG DCH

ем дыхательных путей, ишемической болезнью сердца и ожирением. Кроме того, у него 4 месяца назад умерла жена от рака груди, и он не пришёл в себя после этой утраты. Я был бы очень признателен, если бы Вы проконсультировали его на Вашем очередном амбулаторном приёме. Искренне Ваш Д-р Хинчли, Член Королевского коллед-жа общепрактикующих врачей, Доктор хирургии, Доктор акушерства и гинекологии

A SPECIALIST'S CLINIC LETTER

1 October 1998
Mr Patel
The Surgery
Elm Tree Lane
Pennybrook
Dear Dr Patel
Edward BULL
DOB 2. 7. 28

11 Wychley Close, Pennybrook

Thank you for referring this 70 year old gentleman who I saw on behalf of Dr Nathan today. The patient gives a history of several attacks of breathlessness during the last month, all induced by mild exercise. The first episode of dyspnoea started while walking up a hill but the latest three episodes have occurred while he was hurrying around his flat. The attacks were self-limiting and lasted a few minutes only. None of them were associated with chest pain, palpitations or syncope. Prior to this the patient says his health was good although a diagnosis of hypertension was made two years ago and he was started on Nifedipine. He is a non-smoker. On examination he appeared well although slightly anxious. His pulse was 72 beats per minute and regular. BP was 160/90 mm Hg. Auscultation revealed a Grade 3 ejection systolic

ПЕРЕПИСКА КЛИНИЦИСТА-СПЕЦИАЛИСТА

1 октября 1998
Господину Пэйтелу
Хирургическое отделение
Элм Три Лэйн
Пеннибрук
Уважаемый доктор Пэйтел
Больной Эдвард Булл (дата рождения 2 . 7. 28)

11 Уичли Клоуз, Пеннибрук

Благодарю за направление ко мне этого 70-летнего больного, которого я осмотрел сегодня по просьбе д-ра Натана. У больного в течение последнего месяца было несколько приступов одышки, как правило, после небольшой физической нагрузки. Первый приступ начался, когда он поднимался на холм, но последние три появились и при быстрой ходьбе в квартире. Приступы проходили сами собой и длились всего несколько минут. Они не сопровождались болями в груди, сердцебиением или обмороком. До этого пациент считал себя здоровым, хотя еще два года назад у него диагностировали гипертонию, и он принимает нифедипин. Больной не курит. При обследовании состояние больного удовлетворительное, хотя он немного встревожен. Пульс

murmur loudest at the right second intercostal space. The chest was clear and there was no peripheral oedema. A chest x-ray performed today showed a degree of cardiomegaly and an ECG revealed left ventricular hypertrophy on voltage criteria. I have ordered a number of blood tests including a FBS, U & Es and fasting lipids and I have arranged for him to have an Echocardiogram next week. I agree that this gentleman probably has severe stenosis. I have advised him to stop taking Nifedipine and I have given him a prescription for Frumil 1 tablet daily. He has been told to avoid strenuous exercise and to contact us immediately if he has any new symptoms or if his dyspnoea worsens. The patient will be reviewed by Dr Nathan next week after the Echocardiogram has been performed. Yours sincerely Dr Gray SHO to Dr Nathan, Consultant Cardiologist

у больного ритмичный, 72 удара в минуту. Кровяное давление 160/90 мм рт. ст., при аускультации выражен систолический шум 3-й степени во втором правом межрёберном промежутке. При рентгенографии грудной клетки сегодня было обнаружено, что сердце увеличено, а на ЭКГ выявлены признаки гипертрофии левого желудочка. Я назначил ему несколько анализов крови, включая полный анализ крови, а также мочевину и электролиты, содержание липидов натощак, а на следующей неделе я сделаю ему эхокардиограмму. Я согласен с Вами, что у этого больного выраженный стеноз. Он должен избегать тяжёлых физических нагрузок, а при появлении и утяжелении приступов одышки немедленно связываться с нами. Он будет осмотрен еще раз д-ром Натаном на следующей неделе, после эхокардиографии. Искренне Ваш д-р Грей, кардиолог-консультант

OPERATION NOTE
Name of Patient: Thomas Baker
Date: 17/1/1998
Surgeon: Mr Carver/ Assistant Mr Fletcher
Sister/Nurse: Sister Hynes

Anaesthetist: Dr Simpkins

OPERATION: RIGHT TOTAL THYROID LOBECTOMY

TYPE OF ANAESTHETIC: General

INDICATION: Cold nodule in right lobe of thyroid on isotope scanning.

INCISION: Cervical skin crease incision after preliminary infiltration of the skin and subcutaneous tissues with 30mls of 1: 200, 000 Adrenaline solution.

FINDINGS: A 2cm diameter firm nodule replacing much of the lower lobe of the thyroid and compressing the normal thyroid tissue on this side. Isthmus and left lobe of thyroid normal.

PROCEDURE: The right lobe of the thyroid was mobilized, dividing the

ЗАПИСЬ ОПЕРАЦИИ
Больной: Томас Бейкер

Дата: 17/1/1998
Хирург: г-н Карвер, ассистент г-н Флетчер
Операционная сестра: сестра Хайнес
Анестезиолог: д-р Симпкинс

ОПЕРАЦИЯ: УДАЛЕНИЕ ПРАВОЙ ДОЛИ ЩИТОВИДНОЙ ЖЕЛЕЗЫ

ТИП АНЕСТЕЗИИ: Наркоз

ПОКАЗАНИЯ: «холодный узел» в правой доле щитовидной железы, выявленный при изотопном сканировании.

РАЗРЕЗ: кожа шеи рассечена по складке после инфильтрации 30 мл 1: 200, 000 раствора адреналина.

ОБНАРУЖЕНО: плотный узел диаметром 2 см, занимающий большую часть нижней доли и сдавливающий ткани железы с правой стороны. Перешеек и левая доля щитовидной железы не изменены.

ОПЕРАЦИЯ: мобилизована правая доля щитовидной железы, срединная вена

middle thyroid vein between ligatures. The superior pole of the gland was then dissected out and the superior thyroid vessels identified and doubly ligated with Vicryl prior to division.

The dissection was continued laterally to display the inferior thyroid artery and recurrent laryngeal nerve. The inferior thyroid artery was ligated in continuity well lateral to the gland.

The lower pole of the thyroid was then mobilized and the inferior thyroid vessels ligated and divided. The thyroid was then dissected off the recurrent laryngeal nerve which was preserved intact along its course.

Finally the thyroid was separated from the trachea and divided across its isthmus which was oversewn with a Vicryl haemostatic suture.

Haemostasis was satisfactory at the end of the procedure and a suction drain was placed down to the bed of the thyroid and brought out through a separate stab incision.

CLOSURE: Vicryl to re-appose strap muscles. Vicryl to platysmal layer. Clips to skin.

железы перевязана и рассечена. Верхний полюс железы выделен, идентифицированы и рассечены после двойной перевязки викрилом верхние щитовидные сосуды.

Разрез продлен латерально, выделены нижняя щитовидная артерия и возвратный глоточный нерв. Артерия лигирована на протяжении, латеральнее от железы.

Мобилизован нижний полюс железы, лигированы и рассечены нижние щитовидные сосуды. Железа отсечена от возвратного глоточного нерва, который сохранён неповреждённым на всем протяжении.

Железа отделена от трахеи и пересечена в зоне перешейка, который ушит викриловыми гемостатическими швами.

Гемостаз. Отсасывающий дренаж к ложу железы выведен через дополнительный прокол.

УШИВАНИЕ РАНЫ: викриловые швы на подъязычную мышцу, викриловые швы на платизму, скобки на кожу.

POST-OPERATIVE INSTRUCTIONS: Half hourly observations till conscious and then allow to eat and drink normally.

Michel clip remover at bed side in case of respiratory distress due to haematoma.

Remove suction drain when dry.

Remove clips 3 days postoperatively.

Check thyroid function tests at 6 weeks postoperatively.

ПОСЛЕОПЕРАЦИОН-НЫЕ НАЗНАЧЕНИЯ: Наблюдать больного каждые полчаса до полного восстановления сознания, а затем разрешить нормальный приём пищи и воды.

Поместить возле кровати пинцет для снятия скобок в случае дыхательной недостаточности из-за гематомы.

Удалить дренаж при отсутствии выделений из него.

Снять скобки с кожи через 3 дня после операции.

Выполнить функциональные пробы щитовидной железы через 6 недель после операции.

CONFIDENTIAL PSYCHIATRIC REPORT

Subject: - Terence Close
Date of Birth: - 7th August 1972
Address: - 31 Scargill View
Brentby
Essex
Date of Report: - 10th October 1998
Report by: - Dr S K McGuigan MBChB, MRC Psych

Consultant Psychiatrist
Brentby General Hospital
Brentby
Essex

I examined the defendant at Brentby General Hospital on the 9th of October 1998 for the purpose of preparing this report. He has been an in-patient under my care since the 18th August 1998.

My report is based on recent examinations and my many previous examinations in the course of the last seven or more years. I have perused his very extensive psychiatric notes.

Terence was born in Brentby following a full-term pregnancy without complications. He is the eldest of three brothers. His father was a builder but his

КОНФИДЕНЦИАЛЬНОЕ СООБЩЕНИЕ ПСИХИАТРА

Пациент: Теренс Клоуз
Дата рождения: 7 августа 1972 г.
Адрес: 31 Скарджилл Вью
Брентби
Эссекс
Дата: 10 октября 1998

Сообщение от Д-ра Мак-Гвигана, Члена Королевского колледжа психиатров, Бакалавра медицины, Бакалавра хирургии, Психиатра-консультанта
Больница общего профиля Брентби
Эссекс

Я осмотрел вышеуказанного больного в больнице Брентби 9 октября 1998 г. с целью составления данного сообщения. Он находится под моим наблюдением в стационаре с 18 августа 1998 г.

Моё сообщение базируется на моих предыдущих обследованиях за последние семь или более лет. Я внимательно изучил все обширные психиатрические записи данного больного.

Теренс родился в Брентби после доношенной неосложнённой беременности. Он старший из трёх братьев. Его отец был строительным рабочим, но родители

parents separated when he was 2 years old and he has had no contact with him since then. His mother struggled to raise her three sons but was assisted by her parents who live nearby.

разъехались, когда мальчику было 2 года, и с тех пор он с отцом не общался. Его мать старалась вырастить трёх своих сыновей с помощью своих родителей, которые жили рядом.

Terence's early development was normal and by all accounts he seems to have made friends easily. He enjoyed school but did not show an aptitude for academic work. However he was good at sport and left at the age of 16 with a GCSE in Art. After leaving school he became an apprentice plumber but gave the job up after only 3 months. Following this he did several unskilled jobs but he quickly became disenchanted at work and did not remain in any of them for more than a month. He has been unemployed for the past six years.

В раннем детстве Теренс развивался нормально и легко обзаводился друзьями. Он любил школу, но не выказывал способностей к науке. С другой стороны, он весьма успешно занимался спортом и к 16 годам стал мастером спорта. По окончании школы он стал учеником слесаря-водопроводчика, но бросил работу спустя 3 месяца. Затем у него была временная неквалифицированная работа, но он быстро разочаровывался в работе и нигде не задерживался больше месяца. Он был безработным в последние 6 лет.

Terence claims to have dated several girls as a teenager but he has never had an enduring sexual relationship. At present he does not have a girlfriend and his social life is extremely limited.

Теренс утверждает, что в подростковом возрасте у него было несколько девушек, но никогда не было длительных сексуальных отношений. В настоящее время у него нет подруги, и его общественная жизнь весьма ограничена.

Terence maintains that he is almost teetotal but his family report that he sometimes has bouts of heavy drinking in which he will consume over

Теренс полагает, что он почти не пьёт, но по сведениям его родных, он иногда сильно напивается, причем может выпить больше 10

10 pints of beer. He has a history of angry and aggressive outbursts after drinking. He denies abusing illicit drugs but his family says that he regularly smokes cannabis and sometimes uses large quantities of amphetamines.

1. Four years ago he was charged for an assault on a stranger, was given a conditional discharge and received 2 year's probation.
2. Two years ago he was accused of assaulting a disc jockey at a party but the charges were dropped.
Terence's mother is aged 49 and suffers from rheumatoid arthritis. His brothers, who are aged 25 and 23, still live with their mother and are engaged in full-time employment. There is no family history of mental illness.

Latest Admission
Terence was admitted to the psychiatric ward at Brentby General Hospital on the 18th of August 1998 under Section 3 of the Mental Health Act following an extreme outburst of aggression at home (which forms the substance of the present charge against him) in which he wrecked his mother's home and threatened his youngest brother with a hammer. For several weeks

пинт пива. У него в анамнезе факты злобного и агрессивного поведения в состоянии опьянения. Он отрицает употребление наркотиков, но его родственники говорят, что он регулярно курит гашиш и иногда принимает большие дозы амфетамина.
1. Четыре года назад он был задержан за нападение на прохожего, был осуждён и получил 2 года условно.

2. Два года назад он был обвинён в нападении на диск-жокея на вечеринке, но дело было прекращено.
Мать Теренса, 49 лет, страдает ревматоидным артритом. Его братья, 25 и 23 лет, живут с матерью и работают на постоянной работе. В истории семьи нет случаев психических заболеваний.

Последняя госпитализация
Теренс был помещён в палату психиатрического отделения больницы Брентби 18 августа 1998 года в соответствии с Разделом 3 Акта о психическом здоровье после того, как во время вспышки агрессии (вообразив, что против него что-то затевается), он стал ломать всё в доме матери и набрасываться с молотком на младшего брата. За

prior to this his behaviour became increasingly bizarre and isolative. He shut himself in his room for long periods, talking, laughing and gesticulating to himself and sometimes knocking on the walls. He slept very little and drank enormous quantities of tea and coffee. His mother reported that his bedroom was in a terrible mess and indeed the violence started when she suggested that he should tidy up his room.

When I examined him on the 19th of August (the day after admission) he was hostile towards me and said that I was 'underhand' rather than 'straightforward' in my dealings with him. On being asked what had gone wrong at home he said there had been 'personality deviations' and he expressed contempt when I said that I did not know what he meant.
Many of his statements were obscure and disconnected but he finally told me that his youngest brother had behaved in a sexually provocative way towards him and that this had angered him so much that he decided to get a hammer and smash everything in the house. He denied experiencing any perceptual abnormalities but appeared

несколько недель до этого в его поведении появились признаки странного уединения. Он долго не выходил из своей комнаты, разговаривал и смеялся сам с собой, жестикулировал в одиночестве и временами стучал в стены. Он мало спал и выпивал огромное количество чая и кофе. Мать рассказала, что его спальня была в ужасном состоянии и что приступ ярости у него начался после того, как она предложила ему привести всё в порядок.
Когда я осматривал его 19 августа (на следующий день после госпитализации), он был враждебно настроен по отношению ко мне и говорил, что я не «прямо», а «тайно» испытываю его. Когда я спросил его, что его волнует дома, он ответил, что у него есть «личные проблемы» и выразил презрение за то, что я не понимаю, что это значит. Большинство его заявлений были неясными и бессвязными, но в конце концов он сказал мне, что младший брат вёл себя провокационно в сексуальном отношении, и это так разозлило его, что он решил взять молоток и поломать всё в доме. Он отрицал все объективные изменения в своем поведении, но был

preoccupied and sometimes whispered to himself as though he was responding to auditory hallucinations. He did not demonstrate any insight into his condition.

озабочен и иногда шептал себе под нос, как будто в состоянии слуховых галлюцинаций. Он, казалось, не понимал своего состояния.

Terence took a long time to settle on the ward, despite receiving substantial doses of antipsychotic medication. He remains quite unpredictable and prone to outbursts of anger. His mother has stated firmly that she does not feel able to look after him at home again.

Теренс долгое время не мог успокоиться в своей палате, хотя получал значительные дозы антипсихотических препаратов. Его поведение оставалось непредсказуемым, и временами он впадал в гнев. Его мать твёрдо заявила, что не может больше ухаживать за ним дома.

Terence has been admitted compulsorily 14 times since 1987. The admissions follow a similar pattern. After a period in hospital when, with regular antipsychotic medication, his mental state becomes quite stable, he rapidly defaults on taking medication, in spite of promises that he would comply with his treatment. Then, over a period weeks or months, he gradually becomes psychotic again. He spends more and more time in his bedroom and loses his normal sleep-wake cycle so that night turns into day. His mother overhears him talking and giggling to himself. He then starts to have temper tantrums when he slams doors, destroys objects in the house (often his own cherished objects) or

С 1987 года Теренс 14 раз был госпитализирован примерно с теми же симптомами. После выписки, при регулярном приёме антипсихотических средств его психическое состояние становится стабильным, но он часто не выполняет назначений врача, несмотря на обещание лечиться. Таким образом, по прошествии нескольких недель или месяцев он снова впадает в состояние психоза. Он всё больше времени проводит в постели и почти утрачивает способность нормально спать, потеряв ощущение дня и ночи. Его мать слышит, как он разговаривает и хихикает сам с собой. Затем начинаются приступы гнева, когда он хлопает дверьми, ломает всё

threatens another member of the family.

Although he has never been prepared to admit it to me he frequently abuses cannabis and amphetamines. These probably complicate the clinical picture and, at one time, about 6 years ago, he improved so quickly that it was thought that his psychotic episodes might simply be drug-induced. However in recent years the exacerbations of his psychosis have been more severe and have necessitated longer periods in hospital and much higher doses of antipsychotic drugs to bring his symptoms under control. He has probably done thousands rather than hundreds of pounds worth of damage in his mother's home in recent years. His brothers have remonstrated with him and his mother has only agreed to allow him home on the condition that he takes medication regularly. He earnestly promises to do so, but soon changes his mind.

This 26-year old man is of average intelligence. He is known to abuse illicit drugs and at one time this was thought to be responsible for is short-lived psychotic episodes. In recent years these episodes have become more

в доме (в том числе свои собственные любимые вещи) или угрожает членам семьи.

Не признаваясь мне в этом, он часто употреблял гашиш и амфетамин, что осложняло клиническую картину и однажды, примерно 6 лет назад, его состояние улучшилось так резко и быстро, что, возможно, это было вызвано этими наркотиками. Однако в последние годы приступы психоза становились всё тяжелее и было необходимо госпитализировать больного надолго и применять бóльшие дозы антипсихотических средств, чтобы держать его поведение под контролем. Он за последние годы сломал в доме матери вещей уже не на сотни, а на тысячи фунтов. Его братья протестовали, а мать была согласна держать его дома лишь при условии, что он будет регулярно принимать лекарства. Он искренне обещает это, но вскоре меняет своё решение.

Это 26-летний больной со средним уровнем интеллекта. Известно, что он принимает наркотики и со временем они стали причиной учащения его приступов. В последние годы приступы становились более тяжёлы-

15 — 6576

severe and long-lasting and associated with more violence and threats of violence. I am extremely concerned that he is likely to seriously hurt someone one day.
I think that he is suffering from a paranoid schizophrenic illness which responds to antipsychotic medication but he is simply unwilling to take this for any appreciable length of time. He needs a prolonged stay in hospital and as much supervision as possible after discharge, particularly as it appears as though he will not be able to return to his mother again.

My recommendation is that he should be detained in hospital under Section 37 of the Mental Health Act. The contents of this report are true to the best of my knowledge and belief. I confirm that I am approved under Section 12 of the Mental Health Act as having special experience and expertise in the diagnosis and treatment of mental disorders.

Stewart McGuigan MBChB, MRC Psych

Consultant Psychiatrist

ми и продолжительными и были связаны со всё более сильными вспышками ярости и угрозами. Я уверен, что он может однажды серьёзно ранить кого-либо.
Я думаю, что он страдает параноидной шизофренией, поддающейся антипсихотическому медикаментозному лечению, но он не хочет принимать лекарства в течение любого продолжительного периода времени. Он нуждается в длительном стационарном лечении и в наблюдении после выписки, в частности, очевидно, что он не может быть возвращён к матери.
Я рекомендую оставить его в больнице на основании Раздела 37 Акта о психическом здоровье. Это заключение соответствует моим знаниям и убеждениям. Я подтверждаю, что действую на основании Раздела 12 Акта о психическом здоровье и что я имею специальный опыт и знания в диагностике и лечении психических расстройств.
Стюарт МакГвиган,
Бакалавр медицины, Бакалавр хирургии,
Член Королевского колледжа психиатров, Психиатр-консультант

COLLOQUIAL ENGLISH RELEVANT TO MEDICINE

(The words which are vulgar or rude have been marked with an asterisk*)

РАЗГОВОРНЫЙ АНГЛИЙСКИЙ, ОТНОСЯЩИЙСЯ К МЕДИЦИНЕ

(Вульгарные слова и выражения отмечены звёздочкой*)

PARTS OF THE BODY	ЧАСТИ ТЕЛА
Anus: back passage, arse*, arse-hole*	Анус
Bowels: gut(s), innards, inside(s).	Кишечник
Breasts: bosom, bust, chest, boobs*, knockers*, tits*.	Женская грудь, молочные железы
Buttocks: behind, bottom, botty (childish), derriere, hind quarters, posterior, rear, seat, arse*, backside*, bum*, rump*.	Ягодицы
Cervix: neck of womb	Шейка матки
Clitoris: clit*	Клитор
Ear: lug*, lug-hole*	Ухо
Elbow: funny bone	Локоть
Face: mug*	Лицо
Foot: tootsy	Стопа
Genitals: down below, private parts.	Гениталии
Groin and skin covering genitals: crotch, crutch	Пах и кожа, покрывающая гениталии
Hand: mitt, paw	Рука, кисть
Head: bonce, nut, napper	Голова
Heart: engine, ticker	Сердце
Intestines: bowels, guts, innards, inside(s)	Кишечник
Little finger: pinky	Мизинец
Lungs: bellows, tubes	Лёгкие
Mouth: chops*, gob*, trap*	Рот
Neck:	Шея
(a) Nape: scruff of the neck	Затылок
(b) Projection of thyroid cartilage: Adam's apple	Адамово яблоко, кадык

Nose: beak*, conk*, hooter*, sniffer*, snitch*	Нос
Oesophagus: gullet	Пищевод
Penis: private parts, privates, cock*, dick*, dipstick*, donger*, equipment*, gear*, it*, John*, knob*, meat*, pecker*, prick*, rod*, shaft*, thing*, tool*, will*, willie*, winkle (of a young boy)	Пенис
Scrotum: bag	Мошонка
Spine: backbone	Позвоночник
Stomach: belly, guts, innards, tummy.	Желудок
Testicles: balls*, bollocks*, goolies*, nuts*.	Яички
Throat: gullet.	Глотка
Trachea: windpipe.	Трахея
Umbilicus: belly button, navel	Пупок
Urethra: pipe	Мочеиспускательный канал
Urinary system: waterworks	Мочевая система
Uterus: box*, womb.	Матка
Uterine tubes: tubes	Маточные трубы
Vagina or Vulva: birth canal, down below, front passage, private part, cunt*, fanny*, pussy*, slit*.	Влагалище *или* наружные женские половые органы

PHYSICAL ACTIVITIES — ФИЗИЧЕСКИЕ ПРОЯВЛЕНИЯ

Belch, to: to burp.	Отрыгивать
Copulate, to: to have sexual intercourse, to have sex, to make love, to be intimate, to go to bed with, to sleep with, to go with, to perform, to bonk*, to get layed*, to have it off*, to hump*, to fuck*, to get one's oats*, to poke*, to pump*, to screw*, to shag*.	Иметь половое сношение
Defaecate, to: to open the	Испражняться

bowels, to do a motion, to go to the toilet, to do number two, to poop, to do a pooh (childish), to crap*, to shit*.	
Diarrhoea, to have: the runs, the shits*, the squits*, the squitters*, the trots.	Иметь жидкий стул
Die, to: to pass away, to depart, to conk out, to croak, to go to Part 4, to kick the bucket, to peg out, to pop off, to pop one's clogs, to snuff it, to turn up one' toes, to slough off*.	Умереть
Erection, to have an: to have a hard on*, to have a stand*, to have a stiff*.	Иметь эрекцию
Flatus, to pass: to break wind, to fluff, to poop, to fart*.	Выпускать кишечные газы
Hit, to: to bash, to belt, to biff, to bop, to give a bunch of fives (punch), to clobber, to clonk, to clout, to crown (on the head), to floor (to the ground), to knock out (on the head causing loss of consciousness), to take a pop at, to smack, to sock, to stick one on, to thump, to wallop, to whack.	Ударить
Beat up, to: to do over, to duff up, to dust up, to give a hiding, to knock about, to give a pasting (to paste), to rough up, to sort out, to thrash.	Избивать
Lose consciousness, to: to pass out, to black out, to conk out, to flake out, to zonk out.	Терять сознание
Masturbate, to: to play with oneself, to bring oneself off*, to rub up*, to toss*, to	Мастурбировать

wank*.

Menstruate, to: to be indisposed, to be on a period, to be at the time of the month, to have one's monthly, to be on the rag*. — Менструировать

Orgasm, to have an: to come, to climax, to have a thrill. — Иметь оргазм

Pregnant, to be: to be expecting, to be having a baby, to be in the family way, to have a bun in the oven*, to be in the club*, to be preggers*, to be up the pole* (and unmarried), to be up the spout*. — Быть беременной

Regain consciousness, to: to come, to come round. — Прийти в сознание

Stomach-ache, to have: the collywobbles, gut-rot. — Страдать от болей в животе

Urinate, to: to pass water, to do number one, to spend a penny (women (micturate): only), to tiddle (childish), to tinkle (women only), to wee-wee (childish), to pee*, to piddle*, to Jimmy Riddle*, to piss*, to slash*. — Мочиться

(to wet oneself: to urinate involuntarily) — Непроизвольно мочиться

Vomit, to: to bring up, to be sick, to puke*, to spew up*, to throw up*. — Извергать рвотные массы

SEXUAL ORIENTATIONS — СЕКСУАЛЬНАЯ ОРИЕНТАЦИЯ

A Male Homosexual: a gay, a nancy-boy, a pansy, a bender*, a fag*, a faggot*, a fairy*, a poof (pouf)*, a poofter (poufter)*, a queer*. — Гомосексуалист

A Female Homosexual: a — Лесбиянка

dyke* (dike)*, a lessie, to be butch (a lesbian with male characteristics). (Lesbian)	
Bisexual: AC-DC, to swing both ways.	Бисексуал

CONTRACEPTION / КОНТРАЦЕПЦИЯ

Condom: sheath, Durex (trade name often used as a synonym), French letter, rubber*, rubber johnny*, johnny*.	Презерватив
Diaphragm: Dutch cap, cap.	Маточный колпачок
Intrauterine conraceptive device (IUCD): coil.	Внутриматочная спираль
Oral contraceptive pill: the pill	Пероральный контрацептив
To undergo a vasectomy: to be snipped.	Подвергнуться вазэктомии
To undergo sterilization by tubal ligation: to have the tubes tied.	Подвергнуться стерилизации путём перевязки маточных труб

MENTAL AND PHYSICAL STATES / ПСИХИЧЕСКОЕ И ФИЗИЧЕСКОЕ СОСТОЯНИЯ

Healthy (well), to be: A1, full of beans, in fine fettle, fit as a fiddle, fighting fit, holding one's own, in good form, right as rain, tip top.	Быть здоровым
Unhealthy (unwell), to be: off colour, out of sorts, rundown, under the weather, below par, in a bad way, a bit rough, grotty, lousy, peaky, a bit off, queer, not oneself, not quite right, rotten, awful (very unwell), like death warmed up (very unwell).	Быть больным
Exhausted (very tired) to be: all in, bushed, burnt out, dead-	Быть истощённым, крайне утомлённым

beat, fagged out, ready to drop, shattered, shot to pieces, washed out, whacked, buggered*, clapped out*, jiggered*, knackered*, pooped*, shagged*.

Deeply unconscious, to be: flat, flat out, out for the count, zonked out. Mentally alert or knowing, to be: all there, alright upstairs, fly, on the ball, to have ones wits about one, switched on, with it. — Быть в бессознательном состоянии

Feeble-minded, to be: dopey, dotty, dozy, gaga (with old age), goofy, gormless, mutton-headed, scatty, slow on the uptake, spaced out, thick. — Быть умственно неполноценным

Drunk, to be: blasted, blind, blotto, boozed, canned, far gone, gassed, high as a kite, juiced, kaylied (kailed, kalied), legless (extremely drunk), loaded, lubricated, lushed up (slightly), merry (happy with drink), well oiled, out of it, paralytic (extremely), pickled, pie-eyed, pinko (especially with methylated spirits), pissed, plastered, plonked, plotzed, poggled, rat-arsed, ratted, rosy, slewed, sloshed, smashed, snockered, soaked (very), soused, sozzled (very), squiffy (slightly), steamed, stewed, stinking (extremely), stoned (extremely), swizzled, tanked, tiddly (slightly), tight, under the table (extremely) well away, whiffled, whistled, — Быть пьяным, напиться

woozy (slightly), to have a skinful (very drunk).	
Mad or mentally disturbed, to be: away with the birds, away with the fairies, bananas, balmy (barmy), bats, batty, beyond it, bonkers, off one's chump, cracked, crackers, crazy, up the creek, cuckoo, dippy, doolally, far gone, flaky, off one's head, kooky (kookie), loony, loopy, mental, nuts, nutty, off one's nut, off one's block, not right in the head, poggled (mainly military), up the pole, off one's rocker, off one's rocket, off the rails, out of one's mind, potty, round the bend, round the twist, screwy, screwed up, to have a screw loose, off one's trolley, a bit touched, wacky (whacky), stir-crazy (due to imprisonment).	Быть психическим больным
A mad or unpredictable person: Basket case, crackpot, fruit-cake, head-banger, head case, nut, nut-case, nutter, oddball, screwball, weirdo.	Психический больной
A mental hospital: A funny farm, loony bin, nut-house.	Психиатрическая лечебница

DISEASES AND OTHER CONDITIONS / БОЛЕЗНИ И ДРУГИЕ ПАТОЛОГИЧЕСКИЕ СОСТОЯНИЯ

Medical Name	Медицинское название
Colloquial Name	Разговорное (устное) наименование
Adhesive capsulitis of the	Адгезивный плечевой

shoulder	капсулит
Frozen shoulder	
Arteriosclerosis	Артериосклероз
Hardening or thickening of the arteries	
Bacteraemia (or septicaemia)	Бактериемия (*или* септицемия)
Blood poisoning	Заражение крови
Basal cell carcinoma	Базально-клеточная карцинома
Rodent ulcer	
Benign papilloma (hamartoma) of the skin	Доброкачественная папиллома (гамартома) кожи
Skin tag	Мягкая бородавка
Bladder tumour	Опухоль мочевого пузыря
Bladder wart	
Cancer	Рак
Growth	Опухоль
Candidiasis	Кандидоз
Thrush	Молочница
Cerebrovascular accident	Инсульт
Stroke	Удар
Comedo (*pl* comedones)	Угри
Blackhead(s)	Чёрные угри
Congenital talipes equinovarus	Врождённая эквиноварусная деформация стопы
Club foot	Косолапость
Delirium tremens	Алкогольный делирий
The shakes	Белая горячка
Enuresis	Энурез
Bed wetting	Ночное недержание мочи
Erythema pernio	Ознобление
Chilblains	
Fibroadenoma of the breast	Фиброаденома молочной железы
Breast mouse	«Грудная мышь»
Furuncle	Фурункул
Boil	Нарыв
Genu valgum	Вальгусная деформация коленного сустава
Knock knee	Икс-образные ноги
Genu varum	Варусная деформация

	коленного сустава
Bow legs	Кривые ноги
Gonorrhoea	Гонорея
Clap	
Haemorrhoids	Геморрой
Piles	Геморроидальные узлы
Halitosis	Халитоз
Bad breath	Зловонное дыхание
Hernia	Грыжа
Rupture	
Herpes Simplex	Простой герпес, пузырьковый лишай
Cold sores	Лихорадка (на губах)
Herpes zoster	Опоясывающий лишай
Shingles	
Hypermetropia	Гиперметропия
Long-sightedness	Дальнозоркость
Infectious mononucleosis	Инфекционный мононуклеоз
Glandular fever	
Infrapatellar bursitis	Инфрапателлярный бурсит
Clergyman's knee	
Lymphadenopathy	Лимфаденопатия
Swollen glands	Распухшие желёзки
Menopause	Менопауза
The change (of life)	Климакс
The turn (of life)	
Myocardial infarction	Инфаркт миокарда
Heart attack (coronary)	Сердечный приступ
Myopia	Миопия
Short-sightedness	Близорукость
Naevus	Невус
Mole	Родимое пятно
Parturition	Роды
Labour	
Pectus carinatum	Килеобразная грудная клетка
Pigeon chest	Куриная грудь
Pectus excavatum	Впалая грудная клетка
Funnel chest	«Грудь сапожника»
Peritonsillar abscess	Перитонзиллярный абсцесс
Quinsy	Ангина

Pertussis	Коклюш
Whooping cough	
Pes cavus	Полая стопа
Hollow (high-arched) feet	
Pes planus	Плоскостопие
Flat feet	Плоская стопа
Prepatellar bursitis	Препателлярный бурсит
Housemaid's knee	
Prolapsed intervertebral disc	Выпадение межпозвоночного диска
Slipped disc	
Pustule	Пустула
Spot	Гнойник
Rubella	Коревая краснуха
German measles	
Spontaneous abortion	Самопроизвольный аборт
Miscarriage	Выкидыш
Strabismus	Страбизм
Squint	Косоглазие
Syncope	Синкопе, обморок
Faint	
Syphilis	Сифилис
Pox	
Tetanus	Столбняк
Lockjaw	
Torticollis	Кривошея
Wry neck	
Varicella	Ветряная оспа
Chicken pox	Ветрянка
Variola	Натуральная оспа
Smallpox	
Verruca	Бородавка
Wart	

In the remaining sections the text in bold type is the slang or colloquial expression.

В последующих разделах слова и выражения, набранные полужирным шрифтом, являются примерами сленга или разговорной лексики.

EXPRESSIONS RELATING TO MOOD OR AFFECT	ВЫРАЖЕНИЯ, ОТНОСЯЩИЕСЯ К НАСТРОЕНИЮ ИЛИ ЭМОЦИЯМ (БОЛЬНЫХ)
All of a dither: in a state of excitement or apprehension.	В нервном возбуждении
All of a doodah: excited, animated.	Возбуждённый, оживлённый
At the end of one's tether: having reached the limit of one's resources, patience or endurance.	На пределе, на грани (срыва)
Beside oneself: distraught.	Вне себя, обезумевший
Blue: depressed, morose.	Мрачный, угрюмый
Brassed off: bored, disgruntled.	Недовольный, раздражённый, рассерженный
Browned off: bored, disgusted.	Недовольный, раздражённый, сытый по горло чем-либо
Cheesed off: bored, disgruntled.	Недовольный, раздражённый, рассерженный
Choked: extremely disappointed	Разочарованный, обманутый
Chuffed: pleased, satisfied.	Довольный, удовлетворённый
Crusty: irritable, curt.	Сварливый, раздражительный
Cut up: greatly distressed.	Сильно расстроенный
Down in the dumps: miserable, depressed.	Унылый, хандрящий
Edgy: nervous, irritable.	Раздражительный, нервный
Fed up (to the backteeth):	Скучный, пресыщенный

bored, having had too much of something, dysthymic.	
Flabbergasted: dumbfounded, overwhelmed with astonishment.	Ошеломлённый, изумлённый
Flummoxed: bewildered, disconcerted.	Озадаченный, расстроенный
Gob-smacked: astounded, speechless or incoherent with amazement.	Потерявший дар речи от изумления
Grizzly: irritable, fretful.	Раздражённый, неприятный
Gutted: devastated emotionally.	Эмоционально опустошённый
Het up: excited, disturbed.	Взволнованный, расстроенный
Hopping mad: angry.	Разъярённый, разгневанный
Hot and bothered: agitated, exasperated, concerned.	Разгорячённый и беспокойный
Hot under the collar: angry, resentful, embarrassed.	Разъярённый, возмущённый, обиженный
Hung-up: inhibited, troubled.	Подавленный, встревоженный
Hyped-up: stimulated (as if) by hypodermic injection.	Стимулированный, как будто после укола
In a flue funk: in a state of extreme terror or fear.	В состоянии ужаса *или* страха
Jittery: nervous.	Пугливый, нервный
Jumpy: anxious.	Вздрагивающий, нервный
Keyed-up: stimulated.	Взволнованный, возбуждённый
Livid: furiously angry.	Сердитый, разозлённый
Low: dejected, depressed.	Слабый, удручённый, подавленный
Miffed: offended, annoyed.	Обиженный, оскорблённый,

	недовольный
Mixed up: confused.	Запутавшийся, смущённый
Needled: irritated.	Раздражённый
On edge: irritable, nervous.	Нетерпеливый, раздражённый
On tenterhooks: in a state of suspense or mental agitation due to uncertainty.	«В подвешенном состоянии», как на иголках
Peeved: irritated, annoyed.	Раздражённый, недовольный
Petrified: paralysed or stupefied with fear or terror.	оцепеневший, парализованный страхом
Pipped: angry, annoyed.	Недовольный, злой
Pissed off: annoyed, bored, disgruntled.	Раздражённый, недовольный, рассерженный
Poker-faced (po-faced): having a solemn or humourless expression.	С бесстрастным, каменным лицом
Rattled: flustered, agitated, frightened.	Суетливый, испуганный
Ratty: irritable, touchy.	Раздражённый, обидчивый
Screwed up: upset, disturbed, stressed.	Взвинченный, расстроенный, взволнованный
Seething: extremely agitated or angry.	Взволнованный, рассерженный
Shirty: angry, annoyed.	Злой, раздражённый
Shook up: upset, disturbed.	Расстроенный
Steamed up: excited, angry.	Возмущённый, сердитый
Tickled pink (or to death): extremely amused or pleased.	Исключительно довольный или удовлетворённый
Twitched: irritable, agitated.	Издёрганный, раздражённый, возбуждённый
Twittering: tremulously excited.	Дрожащий от возбуждения

Uptight: tense, nervous.	Напряжённый, нервный
Worked up: agitated	Возбуждённый, взволнованный

EXPRESSIONS RELATING TO CHARACTER OR BEHAVIOUR	**ВЫРАЖЕНИЯ, ОТНОСЯЩИЕСЯ К ХАРАКТЕРУ ИЛИ К ПОВЕДЕНИЮ БОЛЬНОГО**
airy-fairy: fanciful, unsubstantial.	легкомысленный, капризный, непостоянный
bent:	испорченный
1. dishonest, criminal.	1. нечестный, криминальный
2. perverted, homosexual.	2. извращённый, гомосексуальный
bloody-minded: deliberately unco-operative, hurtful.	жестокий, кровожадный
bolshie (bolshy): bad tempered, unco-operative,	невыдержанный, несговорчивый
bubbly: exuberant, lively.	искрящийся, оживлённый
cack-handed: clumsy.	неуклюжий; неповоротливый
cagey: wary, secretive, uncommunicative	скрытный, некоммуникабельный
contrary: perverse, self-willed.	извращённый; упрямый, своевольный
crabbed: perverse, irritable.	извращённый, раздражённый
crass: grossly stupid.	непроходимо глупый
down-to-earth: practical, realistic.	приземлённый; реалистичный
feisty: aggressive, exuberant.	агрессивный, излишне пылкий
fuddy-duddy: old-fashioned, ineffectual.	консервативный, старомодный
funny: strange.	странный
game: enthusiastic, spirited.	смелый, энергичный
gritty: resilient, plucky.	смелый, твёрдый, выносливый

happy-go-lucky: taking things cheerfully as they happen. — беспечный, беззаботный

highly strung: excitable, nervous, hypersensitive. — взвинченный, возбуждённый

hip: stylish, trendy. — стильный

horny: sexually excited, lecherous. — сексуально озабоченный, распутный

in: socially acceptable, fashionable, sophisticated. — влиятельный, социально востребованный; авторитетный

kinky: sexually abnormal or perverted. — сексуально извращённый

laid-back: relaxed, casually unperturbed. — расслабленный, невозмутимый, спокойный

lippy: cheeky, impudent. — нахальный, развязный, бесцеремонный

mingy: mean, niggardly. — скупой, жадный, скаредный

narky: bad tempered, irritable. — раздражённый, с плохим характером

OTT (abbreviation for'over the top'): outrageous, over-exaggerated, extreme. — неистовый, экстремальный

pernickety: fastidious — придирчивый, разборчивый

prickly: ready to take offence. — колючий, резкий

pushy: unpleasantly assertive — неприятно самоуверенный

ratty: irritable, bad-tempered. — раздражённый, с плохим характером

raunchy: 1. incompetent, sloppy, disreputable. — 1. некомпетентный, имеющий сомнительную репутацию

2. boisterous, sexually provocative. — 2. неистовый, сексуально провокационный

rum: 1. strange, odd — 1. странный, чудной

2. bad — 2. испорченный

salty: angry, hostile — сердитый, враждебный

saucy: cheeky, impudent	нахальный, развязный, бесцеремонный
slapdash: careless, impetuous.	небрежный, неряшливый
smarmy: insincerely friendly, hypocritically polite.	неискренне-дружественный, притворно-вежливый
sneaky: mean spirited, furtive, deceptive.	подлый, угодливый, обманщик
snide: sneering, slyly derogatory.	насмешливый, презрительный, ехидный
snooty: conceited, supercilious.	высокомерный, тщеславный
soppy: overly sentimental.	глупо сентиментальный, слезливый
square: conventional, old-fashioned.	обычный, старомодный
squeaky clean: beyond reproach.	безупречный
straight: 1. law-abiding 2. heterosexual 3. conventional	1. законопослушный 2. гетеросексуальный 3. обычный
strait-laced: severely virtuous, morally scrupulous	щепетильный, морально чистоплотный
stroppy: bad-tempered, awkward.	с плохим характером, опасный
stuck-up: conceited, snobby, insolently exclusive.	высокомерный, чванливый
stuffy: sulky, narrow-minded, prim.	скучный, ограниченный
tight: mean, stingy.	1. скупой, скаредный 2. низкий, подлый
toffee-nosed: pretentious, snobby	высокомерный, чванливый, снобистский
touchy: over-sensitive, apt to take offence.	слишком чувствительный, обидчивый
two-faced: insincere	двуличный, неискренний
underhand: crafty, deceptive	скрытный
warped: perverted	извращённый
waspish: irritable, bad-tempered	раздражённый, с плохим характером
waxy: angry, quick-	вспыльчивый, раздражи-

tempered	тельный
way-out: eccentric, unusual	эксцентричный, «не от мира сего»
weird: odd, strange	странный
wet: sloppily sentimental	слезливый, сентиментальный
wishy-washy: weak, feeble, nebulous	слабый, смутный, неясный
with it: fashionable	1. модный, светский 2. передовой, современный

TERMS RELATING TO DRUG ABUSE	**ТЕРМИНЫ, ОТНОСЯЩИЕСЯ К НАРКОТИЧЕСКОЙ ЗАВИСИМОСТИ**
acid: the hallucinogenic drug LSD (lysergic acid diethylamide)	ЛСД *(диэтиламид лизергиновой кислоты)*
acid-head: someone who habitually takes the drug LSD.	наркоман, принимающий ЛСД
acid-trip: a hallucinatory experience induced by taking the drug LSD.	галлюцинация после приёма ЛСД
Adam: the hallucinogenic drug MDMA (methylenedioxymethamphetamine)	галлюциногенный наркотик МДМА (метилендиоксиметамфетамин)
angel dust: the depressant drug, phencyclidine, used as a hallucinogen.	депрессант, фенциклидин, принимаемый в качестве галлюциногена
bang: cannabis	конопля
black bomber: an amphetamine tablet	таблетка амфетамина
to blow (a person's mind): to induce hallucinatory experiences by means of drugs, especially LSD.	вызывать галлюцинации вследствие приёма наркотиков, особенно ЛСД
bombed out: under the influence of drugs or alcohol.	под воздействием наркотиков *или* алкоголя, в состоянии наркотического *или* алкогольного опьянения
brown sugar: a drug	наркотик, включающий в

consisting of heroin diluted with caffeine and strychnine — себя героин, растворённый с кофеином и стрихнином

cold turkey: the abrupt withdrawl of an addictive drug, especially a narcotic, associated with side effects e. g. the 'goose flesh' appearance of the skin. — внезапное прекращение приёма наркотиков, приводящее к побочным эффектам, например, к «гусиной коже»

crack: a potent, hard, crystalline form of cocaine broken into small pieces and inhaled or smoked — «крэк» - кокаин в кристаллической форме, вдыхаемый *или* выкуриваемый наркоманом

to crank up: to inject oneself with an illegal drug. — делать инъекции наркотиков

dexie (dexy): a tablet of the amphetamine drug Dexedrine, taken as a stimulant. — таблетка декседрина (амфетаминсодержащего препарата), принимаемая в качестве стимулянта

dope: a narcotic drug. — наркотик

downer: a depressant or tranquilizing drug, especially a barbiturate — депрессант *или* транквилизатор, особенно барбитурат

to dry out: to undergo treatment to cure addiction to drugs (or alcohol) — пройти курс лечения по поводу наркотической *или* алкогольной зависимости

dynamite: a narcotic drug, especially heroin. — наркотик, особенно героин

ecstasy: a powerful synthetic, hallucinogenic drug 3, 4, methylenedioxymethamphetamine taken in capsule form, which induces feelings of euphoria. — «экстази» - мощный синтетический наркотик-галлюциноген: МДМА в капсулах, вызывающий состояние эйфории

fix: a dose of narcotic drug — доза наркотика

to freak out: to experience hallucinations or intense emotions, especially from the use of narcotics. — испытывать галлюцинации *или* интенсивные эмоции, особенно при употреблении наркотиков

freebase: cocaine that has been purified by heating with ether and is taken by — кокаин в кристаллической форме, полученный в процессе нагревания его

inhaling the fumes or smoking the residue	соли с эфиром, употребляемый вдыханием паров *или* выкуриванием твёрдого остатка
French blue: a non-proprietary mixture of amphetamine and a barbiturate.	смесь амфетамина и барбитурата
happy dust: cocaine	кокаин
high: a euphoric state induced by drugs	наркотическая эйфория
hooked on: addicted to	«попавшийся на крючок», «севший на иглу», пристрастный к наркотикам
joint: marijuana cigarette	сигарета с марихуаной
ju-ju: marijuana cigarette	сигарета с марихуаной
junk: a narcotic drug, especially heroin	наркотик, особенно героин
junkie: drug addict	наркоман
to kick: to give up or overcome a habit, especially drug taking	бросить *или* преодолеть привычку, особенно употребление наркотиков
to main-line: to inject (a drug) intravenously	делать внутривенную инъекцию наркотика
pep-pill: a pill containing a stimulant drug	стимулирующая таблетка
popper: 1. one who takes drugs, especially in pill form	1. наркоман, принимающий наркотики, особенно в таблетках
2. as a capsule of amyl or (iso) butyl nitrite taken as a stimulant	2. капсула амил- или (изо)бутилнитрита, принимаемая как стимулянт
pot: marijuana	марихуана
purple haze: the drug LSD	ЛСД
purple heart: a tablet of the stimulant drug Drinamyl, an amphetamine.	таблетка стимулирующего наркотика Дринамила *(фирм.)*, содержащего амфетамин
reefer: a marijuana cigarette	сигарета с марихуаной
smack: heroin	героин
sniffer: one who inhales	наркоман (*или* токсикоман),

drugs or toxic substances	вдыхающий наркотики *или* токсичные вещества
snort: an inhaled dose of cocaine, heroin etc	вдыхаемая доза кокаина, героина и т. п.
spaced out: in a state of euphoria or disorientation, especially from taking drugs	находящийся в состоянии эйфории *или* потери ориентации, особенно вследствие приёма наркотиков
speed: an amphetamine drug, especially methamphetamine, often given intravenously	амфетамин, особенно метамфетамин, часто вводимый внутривенно
speed ball: a mixture of cocaine with heroin or morphine	смесь кокаина с героином *или* морфином
to spike: 1. to lace (a drink) with alcohol, drug etc 2. to inject with an intoxicating drug	1. добавить (в напиток) алкоголь, наркотик и др. 2. впрыскивать наркотик
stash: a cache or quantity of an illegal drug	доза наркотика
strung out: weak or ill, especially as a result of drug addiction	слабый *или* больной, особенно из-за наркотической зависимости
track: a line on the skin made by repeated injections of an addictive drug	следы на коже от постоянных инъекций наркотиков
trip: a hallucinatory experience caused by a drug, especially LSD	галлюцинации, вызванные наркотиком, особенно ЛСД
weed: marijuana	марихуана
wired: under the influence of drugs or alcohol, intoxicated	под воздействием наркотиков *или* алкоголя, в состоянии наркотического *или* алкогольного опьянения
zonked out: intoxicated by drugs or alcohol	находящийся в состоянии интоксикации наркотиками *или* алкоголем

PHRASAL VERBS RELATING TO A CHANGE OF AFFECT OR MOOD

ФРАЗЕОЛОГИЧЕСКИЕ ВЫРАЖЕНИЯ ОТНОСЯЩИЕСЯ К ИЗМЕНЕНИЮ РЕАКЦИЙ ИЛИ ПОВЕДЕНИЯ БОЛЬНОГО

to have ants in one's pants: to be agitated, impatient, restless — проявлять беспокойство, возбудиться

to blow a fuse: to become suddenly angry — взорваться, внезапно разозлиться

to buck up: to become more cheerful or vigourous — стать бодрее, приободриться

to have butterflies in the stomach: to experience abdominal churning sensations due to anxiety — испытывать ощущения бурчания в животе из-за волнения

to get carried away: to become too enthusiastic, to lose an appropriate degree of restraint — слишком воодушевиться

to get the creeps: to feel as if things are creeping over the skin as a result of fear or repugnance — чувствовать, как мурашки ползут по коже при возникновении чувства страха *или* отвращения

to go (in) off the deep end: to give way to anger or emotion — дать выход гневу *или* другим эмоциям

to have a fit: to be outraged — быть оскорблённым

to get into a flap: to become agitated or panicky — пребывать в панике

to flip (one's lid): to lose self-control, to suddenly become excited or angry — потерять самообладание, внезапно разволноваться *или* разгневаться

to fly off the handle: to lose self-control, to become angry — потерять самообладание, разгневаться

to freak out: to undergo an intense emotional experience — испытывать сильное эмоциональное возбуждение

to go haywire: to lose one's composure, to become disorganised or distracted — потерять покой, стать несобранным

to have the heebie-jeebies: to experience great anxiety — испытывать сильное беспокойство

to go hot and cold: to feel alternately hot and cold due to fear	бросать то в жар, то в холод от страха
to have kittens: to lose one's composure, to become agitated	потерять покой
to get one's knickers in a twist: to become unduly agitated or angry	стать очень возбуждённым *или* злым
to do one's nut: to become extremely angry	сильно разозлиться
to go overboard: to be highly enthusiastic	быть слишком воодушевлённым
to have a paddy: to have a fit of temper, to become violently angry.	почувствовать приступ гнева
to perk up: to become more cheerful, to recover confidence	оживиться, вновь обрести уверенность
to go to pieces: to lose one's composure, to become incapacitated through a sudden lack of confidence and determination	потерять покой из-за отсутствия уверенности и решительности
to lose one's rag: to become very angry	очень разгневаться
to see red: to be filled with fury.	переполниться яростью
to screaming habdabs: to experience great anxiety	испытывать сильную тревогу
to have the shakes: to experience acute tremulousness of the whole body due to fear or as part of a withdrawal syndrome	испытывать дрожь во всём теле от страха *или* в результате абстинентного синдрома
to shake in one's shoes: to tremble with apprehension	дрожать от нехорошего предчувствия
to lose one's shirt: to become very angry	разъяриться
to shit oneself*: to be afraid (as if to the extent of	сильно испугаться

involuntarily defaecating)

to go spare: to become very annoyed or angry — стать очень раздражительным *или* сердитым

to blow one's stack: to become very angry, to lose one's temper — разозлиться, потерять самообладание

to get into a state: to become excited or anxious — встревожиться *или* взволноваться

to let off steam: to relieve one's pent-up energy or feelings — «выпустить пар», выпустить накопившуюся отрицательную энергию *или* эмоции

to stew over: to be preoccupied with worries — быть занятым своими неприятностями

to get in a tizzy: to become agitated or anxious — взволноваться *или* встревожиться

to blow one's top: to become very angry, to lose one's temper — разгневаться, выйти из себя

to go up the wall: to become furious, to become wild with anger — разъяриться

to wet oneself*: to become excited or upset (as if to the extent of involuntarily urinating) — расстроиться

to get the wind up: to be alarmed — встревожиться

to be at one's wits end: to be so distressed that one is unable to cope with life — расстроиться до такой степени, что перестать вести нормальный образ жизни

to throw a wobbly: to have a fit of annoyance, temper or panic — запаниковать *или* разозлиться

to get worked up: to become excited or agitated — разволноваться

MISCELLANEOUS WORDS OR PHRASES — РАЗЛИЧНЫЕ ВЫРАЖЕНИЯ И ФРАЗЫ

accident: an unintentional act of urinating or defaecating — непроизвольное мочеиспускание *или* дефекация

afterbirth: placenta and — плацента и амниотический

amniotic membranes discharged after birth	пузырь, выделенные после родов
to get (someone's back up): to make (someone) angry	разозлить кого-либо
bevvy: a drink, especially beer	стакан спиртного *(особенно о пиве)*
bind: a bore, a nuisance	неприятность, досада
in a bind: in difficulty	в трудном положении
Black sheep (of the family): the unsatisfactory member (of the family)	«паршивая овца» *(в семье)*
the blues: melancholy	меланхолия
to booze: to drink alcohol, especially to excess	выпивать; напиваться
boozer: heavy drinker	пьяница, алкоголик
brain-wave: a sudden idea	неожиданная идея
breaking of the waters: rupture of the amniotic membrane	разрыв амниона
a bug: a micro-organism, especially a virus	микроорганизм, особенно вирус
to bug (someone): to irritate (someone)	раздражать (кого-либо)
bum-boy*: a young male homosexual, especially a prostitute	молодой гомосексуалист (занимающийся проституцией)
bunged up: blocked, obstructed	заторможенный
to button one's lips: to be silent, to refuse to talk to (someone)	хранить молчание, быть неразговорчивым
cabbage: 1. person without ambition or interests	1. человек без честолюбия, без интересов
2. patient existing in a vegetative state	2. пациент, существующий в растительном состоянии, «овощ»
to carry on: 1. to behave, especially to speak strangely or overexcitedly.	1. вести себя странно *или* слишком возбуждённо
2. to flirt or have a love affair.	2. флиртовать *или* заводить интрижку
to chicken out: to back	отступить *или* потерпеть

down or fail to act through fear or lack of nerve	неудачи из-за боязни *или* нервозности
to clam up: to be silent, to refuse to talk to (someone)	хранить молчание, отказываться говорить (с кем-либо)
to drop a clanger: to make a mistake	совершить ошибку
to come out of the closet: to admit something openly, especially one's homosexuality	открыто признавать что-либо, особенно свою гомосексуальность
cloth-ears: (a person with) a poor sense of hearing	1. слабослышащий 2. плохой слух
to come over queer: to suffer a transient global disturbance of cerebral function	страдать кратковременным расстройством функции головного мозга
to cotton on: to understand	понимать
to create (merry hell): to make a fuss, to cause a disturbance or an angry scene	волноваться, суетиться, устраивать сцены
a creep: a dislikable, obnoxious person	неприятный человек
a crock: a disabled or worn-out person	инвалид, калека
to come a cropper: 1. to fall heavily	1. тяжело упасть
2. to fail badly	2. выйти из строя; потерпеть неудачу
crumbly: an old or senile person	пожилой или старый человек
dead-pan: expressionless	невыразительный
dicky: unsound, likely to fail	слабый, нездоровый
to do in: to damage, to hurt	повредить, испортить
a dose: (a bout of) a venereal infection	приступ венерической болезни
to doss: to sleep roughly or in cheap lodgings	ночевать в ночлежке
doss-house: a cheap lodging house especially for vagrants	ночлежка для бродяг
a drip: an ineffective,	бездеятельный, глупо

sloppily sentimental person	сентиментальный человек
dwindles: deterioration in health characterised by lethargy, weakness and loss of mobility as in elderly	ухудшение здоровья, характеризующееся длительным сном, слабостью и снижением подвижности, как у стариков
ex: a former husband, wife or lover	бывший *(о муже, жене или любовнике)*
fag: cigarette	сигарета
to feel: to fondle the genitals	ласкать гениталии
to be prone to fits and starts: to have a tendency to do things spasmodically; to behave erratically	быть странным, рассеянным, неправильно поступать
to flash: of a man: to indecently expose oneself briefly	«засветиться», выставить себя в неприличном виде *(о мужчине)*
funny turn: transient global impairment of cerebral function	преходящее полное нарушение функции головного мозга
on the game: engaged in prostitution	занимающаяся проституцией
gammy: of a part of the body, especially the leg: disabled by injury or pain	недействующая *(о части тела, особенно ногах, из-за травмы или болей)*
to get at: 1. to (try to) influence by bribery or intimidation 2. to make annoying insinuations about, to criticise.	1. пытаться влиять с помощью подкупа *или* угроз 2. инсинуировать, осуждать
to give up the ghost: to abandon oneself to a feeling, to cease from effort, to pronounce incurable, to renounce hope (of).	поддаваться чувству, прекратить усилия, объявлять неизлечимым, лишать надежды
to go off: 1. to become putrid 2. to fail to thrive, to deteriorate physically	1. стать отвратительным 2. физически разрушаться *(об организме)*
groggy: unsteady on the feet, unwell.	нетвёрдо стоящий на ногах, нездоровый
to grope: to fondle or	(пытаться) ласкать половые

attempt to fondle (a person's) sexual organs or (a woman's) breasts	органы *или* женскую грудь
grotty: dirty, shabby, unpleasant.	грязный, неприятный
to grouse: to grumble	ворчать, жаловаться
grub: food	пища, еда
gunge: sticky or viscous matter	липкое *или* вязкое вещество
gunk: viscous or liquid material	вязкое *или* жидкое вещество
to give (someone) gyp (gip): to cause (someone) pain or severe discomfort	причинять кому-либо боль *или* сильный дискомфорт
to hack: to cope with, to tolerate.	терпеть, выносить
to hang in: to persevere resolutely.	упорно добиваться
to hang out: to reside or be often present.	проживать *или* часто присутствовать
a hang-up: an emotional problem or inhibition.	моральная проблема *или* моральный запрет
to let it all hang out: to be relaxed or uninhibited.	расслабиться
hanky-panky: surreptitious sexual activity.	тайная сексуальная жизнь
hassle: struggle, difficulty.	борьба, трудности
to have (someone) on: to deceive (someone) playfully	обманывать кого-либо в шутку
to hit the bottle: to drink alcohol heavily.	запойно пить
the hots: strong sexual desire.	сильное половое влечение
hotting: joyriding in stolen high performance cars, especially dangerously and for display	езда в угнанном шикарном автомобиле, особенно связанная с риском и для «показухи»
to indulge: to partake freely in alcohol.	охотно выпивать
inside: in prison	в тюрьме, в заключении
to jack (something) in: to stop doing (something), to	остановить *(какое-то действие)*, бросить

give up.	
Jack-the-lad: (A nickname for) a troublemaker or rogue, especially one regarded with both admiration and mistrust	прозвище смутьяна *или* мошенника, одновременно с восхищением и недоверием к нему
the john*: the lavatory.	уборная, туалет
to jump down (someone's) throat: to be verbally aggressive to (someone)	оскорбить словом
to keep one's pecker up: to maintain courage or high spirits.	поддерживать бодрость духа
to lay it on thick: to exaggerate e. g. the severity of a symptom.	усугублять тяжесть состояния
to get one's leg over*: of a man, to have sex with a woman.	иметь половой акт с женщиной *(о мужчине)*
to let on: to reveal a secret.	открыть секрет, разоблачить
lip: impudent talk.	бесстыдный разговор
loaded: very rich.	очень богатый
to be at loggerheads: to disagree, to dispute (with)	не соглашаться, спорить
the loo: the lavatory.	уборная, туалет
magic eye: gastroscopy	гастроскопия
manky: bad, dirty, inferior.	плохой, грязный, низкий
to lose one's marbles: to become insane.	сойти с ума
to suffer merry hell: to experience severe pain.	испытывать сильную боль
a Mickey Finn: a strong alcoholic drink especially one secretly adulterated with a narcotic and given to someone to render them unconscious.	крепкий алкогольный напиток с тайно добавленным наркотиком для того, чтобы «выключить» чьё-либо сознание
to mix it: to agitate, to fight, to quarrel.	ссориться, бороться
to go through the motions: to make pretence, to do something superficially.	притворяться, делать что-либо понарошку
muggins: a simpleton, a person who allows himself or	простофиля

herself to be outwitted	
to mull over: to ponder	обдумывать
to nark: to annoy, to exasperate.	досаждать, докучать
needle: ill-feeling, animosity.	неприязненное чувство, злоба
nick: prison.	тюрьма
nipper: a young child.	ребёнок
nitty-gritty: the realities or practical details of a matter.	практические подробности какого-либо дела
nob: a person of wealth or high social position.	богатый *или* высокопоставленный человек
nooky*: sexual intercourse.	половой акт
to get up (someone's) nose: to annoy (someone), to irritate(someone).	досаждать, раздражать
Nosey Parker: an inquisitive, prying person.	(излишне) любопытный человек
number one: oneself.	сам (а)
off: rotten, putrid.	испорченный, извращённый
one-night stand: a brief sexual liaison.	мимолётная сексуальная связь
oomph: 1. sexual appeal, attractiveness.	1. привлекательность, сексапильность
2. energy, enthusiasm.	2. энергия, энтузиазм
overhung: suffering from a hangover.	страдающий от похмелья
a pain (in the arse*): a person or thing particularly annoying or troublesome.	человек *или* предмет, особенно досаждающий *или* беспокоящий
painful: annoying, embarrassing, tiresome.	досада, стеснение
a palaver: a disorganised, trying affair.	неудавшаяся попытка
pep: vigour, energy, spirit.	мощь, энергия
to take the piss* (out of): to make fun of.	веселиться
piss and wind*: wild, blustering talk.	дикий, шумный разговор
piss artist*: 1. a drunkard 2. an extrovert or loud-mouthed fool who messes	1. алкоголик, пьяница 2. экстраверт *или* громогласный глупец

to psych up: to excite or stimulate.	возбудить, стимулировать
psycho: psychopath, a violent or deranged person.	психопат
puffed: short of breath.	задыхающийся
to put it on: to simulate emotion.	имитировать чувство
quack: doctor.	доктор, врач
to take the rap: to receive blame or criticism.	получить упрёк *или* критику в свой адрес
rave: 1. a passionate liking for somebody or something 2. a lively party or rowdy gathering	1. страстная любовь к кому-нибудь *или* чему-нибудь 2. весёлое шумное сборище
on the razzle: on the spree, enjoying a good time.	наслаждающийся весельем
rent boy*: a young male homosexual prostitute.	молодой гомосексуалист, занимающийся проституцией
life of Riley: an enjoyable carefree existence.	весёлое беззаботное существование
a rocket: a sharp reprimand.	строгий упрёк
on the rocks: in a destitute situation; (of a marriage) on the point of breaking down.	в затруднительном положении; на грани разрыва *(о супружеских отношениях)*
a rollicking: a sharp reprimand.	строгий упрёк
a roll-up: a hand-rolled cigarette.	сигарета, скрученная вручную, самокрутка
to run (oneself) down: to speak in a deprecatory or derogatory way (about oneself)	говорить с пренебрежением (о себе)
rundown: enfeebled from overwork, poor nutrition or stress.	ослабленный от тяжёлой работы, недостаточного питания *или* стресса
to do a runner: to abscond, to run away.	скрыться, убежать
the sack: dismissal from employment or service.	увольнение с работы *или* со службы
to scarper: to run away, to	убежать, исчезнуть

a soft touch: a person who is easily manipulated.	«марионетка», человек, которым легко манипулировать
in the soup: in trouble.	в беде
sourpuss: a peevish or miserable person.	сварливый *или* раздражительный человек
to special: of a nurse; to attend continuously to a single patient.	быть приставленной к одному больному *(о медсестре)*
to spill the beans: to divulge information, especially unintentionally or indiscreetly.	неосторожно *или* непреднамеренно разглашать информацию
sprog: child or baby.	ребёнок *или* младенец
spunk*: semen.	сперма
starkers: stark naked.	голый, обнажённый
to be unable to stand (someone): to be unable to endure (someone): to dislike, to find intolerable.	не выносить *(кого-либо)*
stick: heavy punishment or criticism.	тяжёлое наказание
stiff*: a corpse.	труп
stink: a row or furore.	скандал, исступление
to streak: to run through a public place while indecently clothed.	пробежать по людному месту неприлично одетым
to string along: to deceive.	обманывать
to suss out: to work out, to understand, to realise.	понимать; реализовывать
to swing the lead: to malinger, to shirk one's duty.	клеветать
tab: cigarette.	сигарета
a tipple: a strong alcoholic drink.	крепкий алкогольный напиток
titchy: very small.	очень маленький
toff: an upper-class, distinguished or well-dressed person.	уважаемый *или* изысканно одетый человек из высшего общества
togs: clothes.	одежда
to top: to kill (oneself).	убить (себя)
to touch up: to touch or	коснуться *или* ударить кого-

stroke (a person) in the area of the sex	либо в область половых органов
to try it on: to try to outwit, to test someone's patient.	пытаться обмануть, испытывать терпение
down the tube: in trouble.	в беде
to turn on: to stimulate the interest of, especially sexually.	возбуждать интерес, особенно сексуальный
to turn over: to distress (someone) greatly, to affect with nausea.	вызывать тошноту
to turn up: to cause (someone) to vomit.	вызывать рвоту
to turn off: to repel or disgust (someone)	вызывать отвращение
to twig: to understand, to realise the true significance (of).	понять истинное значение
to two-time: to deceive or be unfaithful to especially a partner or lover.	обмануть, предать (особенно сексуального партнёра)
the uglies: depression, bad temper.	депрессия, плохое настроение
vibes: feelings or atmosphere communicated.	чувства *или* настроение, передающиеся вокруг
vino: wine.	вино
to wangle: to obtain by devious means.	получать окольным путём
white lady: a drink of, or including, methylated spirits.	денатурат
to get on (someone's) wick: to irritate or annoy (someone).	раздражать
wimp: a feeble or ineffectual person	слабый, хилый человек
to wind (someone) up: to irritate or provoke (someone) to the point of anger.	раздражать, вызывать злобу
windbag: a person who talks a lot but says little of value.	болтун, пустозвон, пустомеля
wino: a habitual excessive drinker of cheap wine or other	пьяница, особенно напивающийся до бесчувствия

alcohol, especially one who is destitute.	дешёвым вином
woofits: an unwell feeling, especially in the head.	плохое самочувствие, особенно головная боль
woozy: dizzy, unsteady.	неуверенный, нестойкий
yonks: a long time.	длительное время
zit: an acne spot or pustule.	ямка *или* пустула от угря
zombie: a dull, apathetic or slow-witted person.	зомби *(тупой, апатичный или тугодумный человек)*

ILLUSTRATIONS
ИЛЛЮСТРАЦИИ

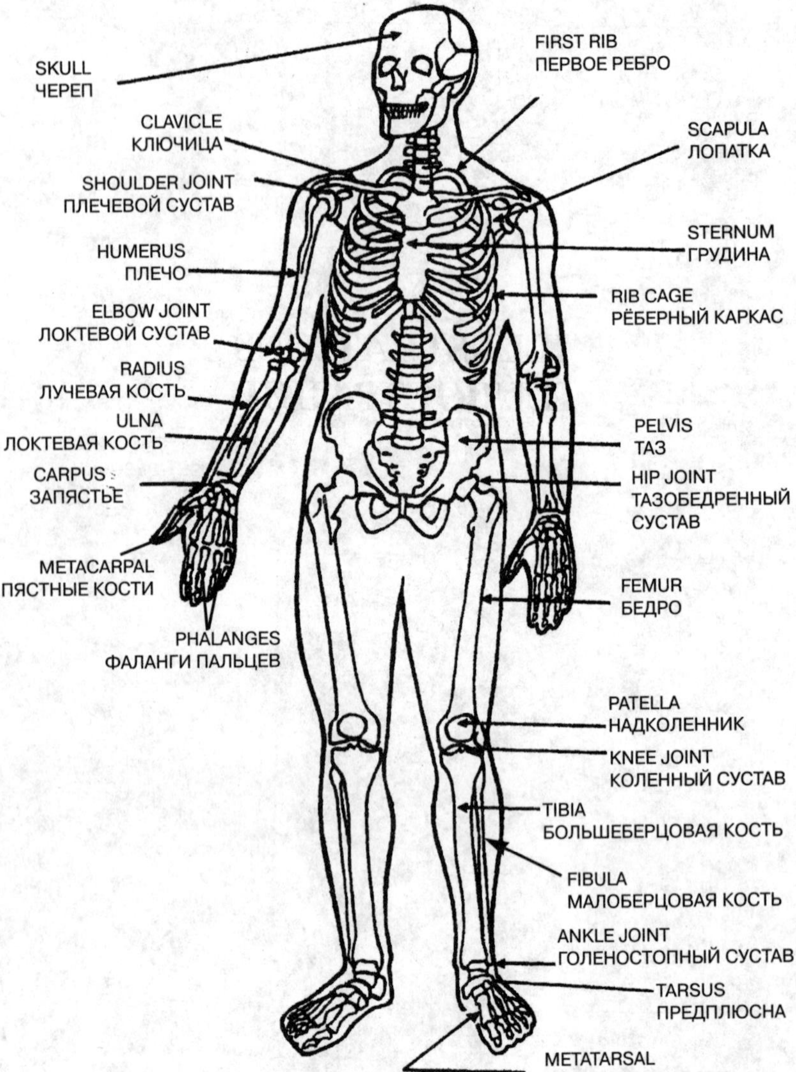

THE SKELETON
СКЕЛЕТ

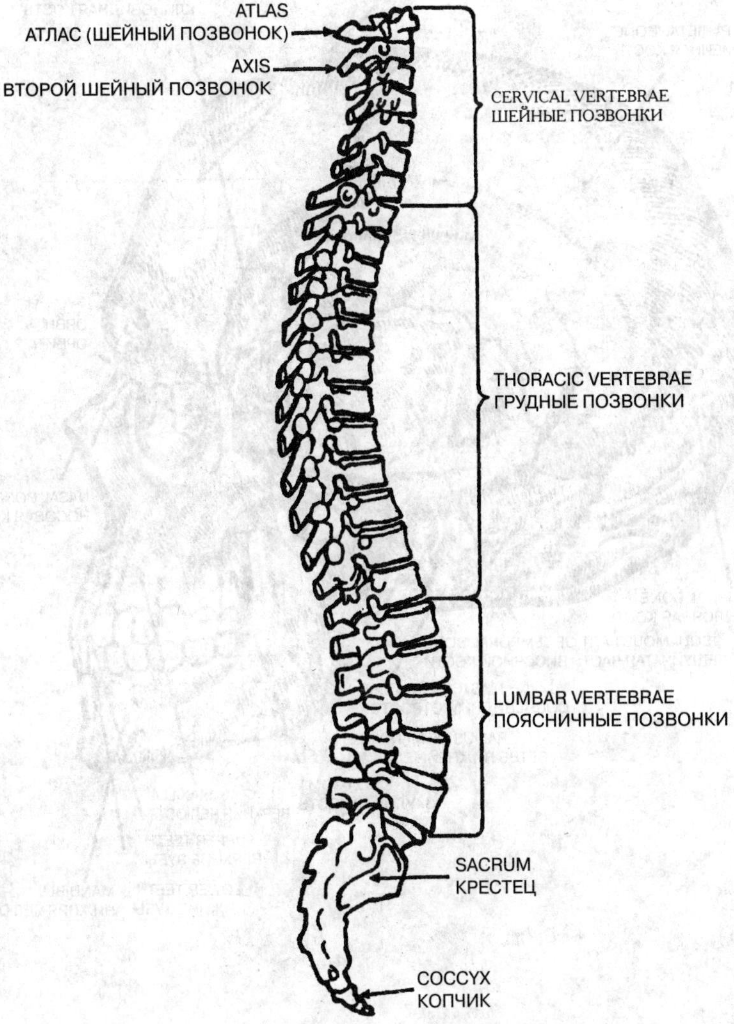

THE VERTEBRAL COLUMN
ПОЗВОНОЧНЫЙ СТОЛБ

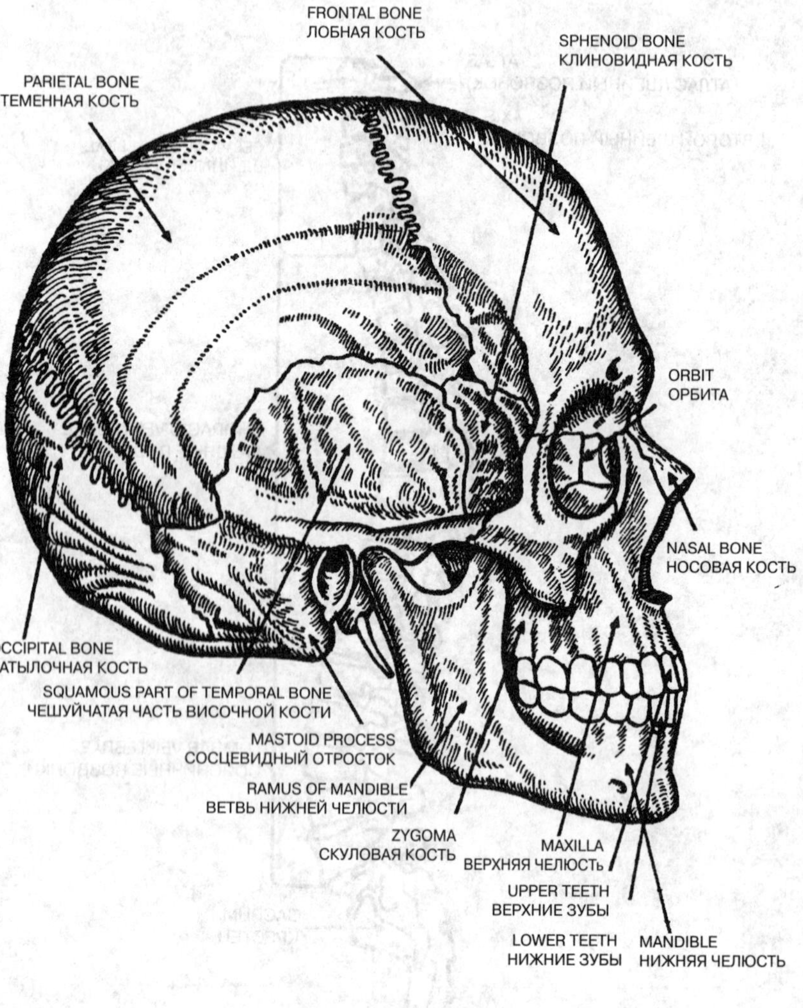

THE LATERAL ASPECT OF THE SKULL
ЛАТЕРАЛЬНЫЙ ВИД ЧЕРЕПА

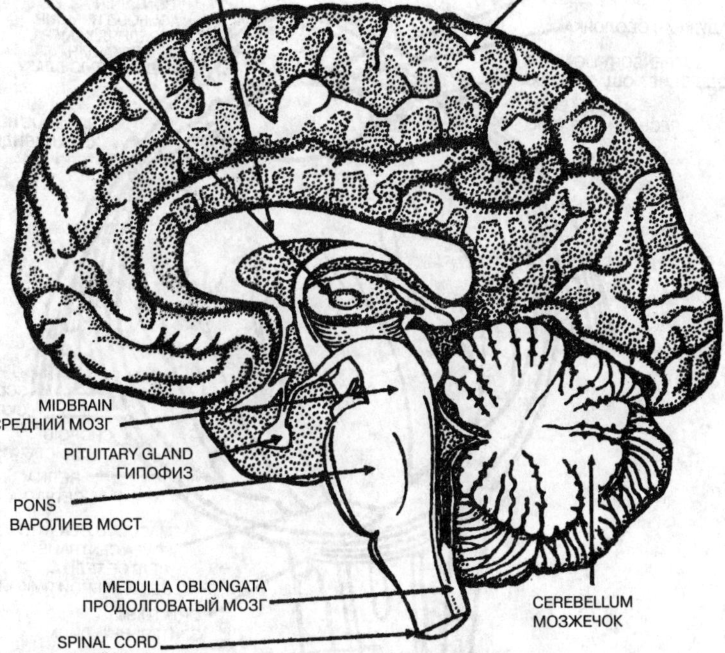

SAGITTAL SECTION OF THE BRAIN
САГИТТАЛЬНЫЙ СРЕЗ ГОЛОВНОГО МОЗГА

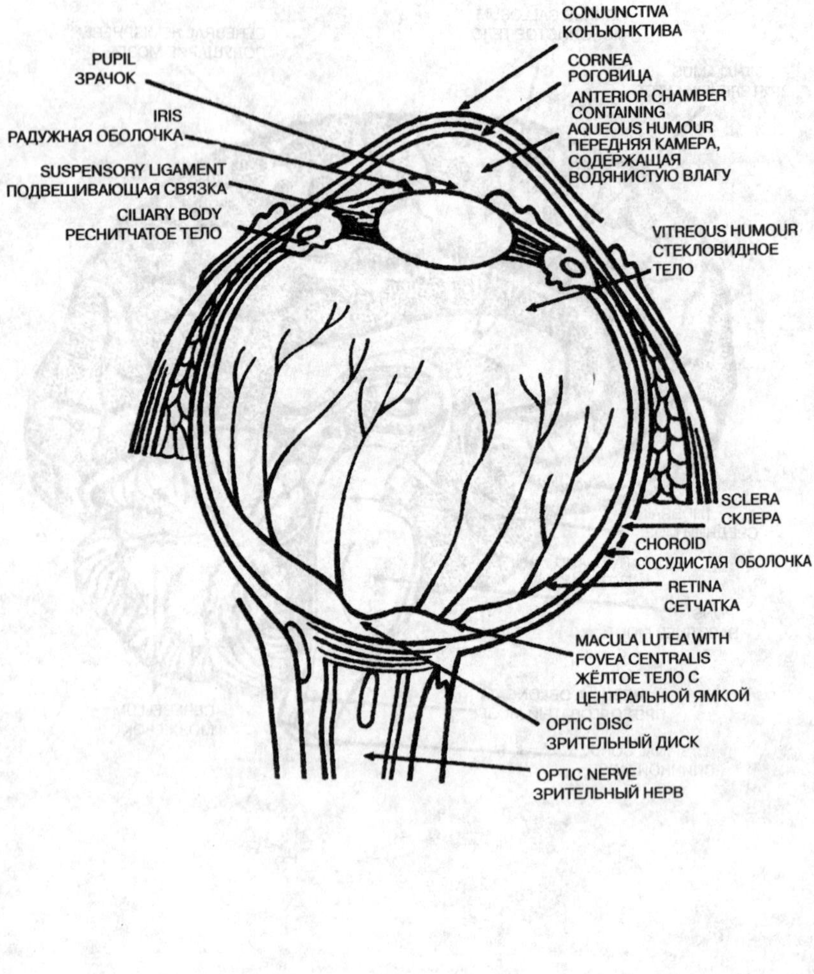
CONJUNCTIVA
КОНЪЮНКТИВА
PUPIL
ЗРАЧОК
CORNEA
РОГОВИЦА
ANTERIOR CHAMBER CONTAINING AQUEOUS HUMOUR
ПЕРЕДНЯЯ КАМЕРА, СОДЕРЖАЩАЯ ВОДЯНИСТУЮ ВЛАГУ
IRIS
РАДУЖНАЯ ОБОЛОЧКА
SUSPENSORY LIGAMENT
ПОДВЕШИВАЮЩАЯ СВЯЗКА
CILIARY BODY
РЕСНИТЧАТОЕ ТЕЛО
VITREOUS HUMOUR
СТЕКЛОВИДНОЕ ТЕЛО
SCLERA
СКЛЕРА
CHOROID
СОСУДИСТАЯ ОБОЛОЧКА
RETINA
СЕТЧАТКА
MACULA LUTEA WITH FOVEA CENTRALIS
ЖЁЛТОЕ ТЕЛО С ЦЕНТРАЛЬНОЙ ЯМКОЙ
OPTIC DISC
ЗРИТЕЛЬНЫЙ ДИСК
OPTIC NERVE
ЗРИТЕЛЬНЫЙ НЕРВ

THE EYE

ГЛАЗ

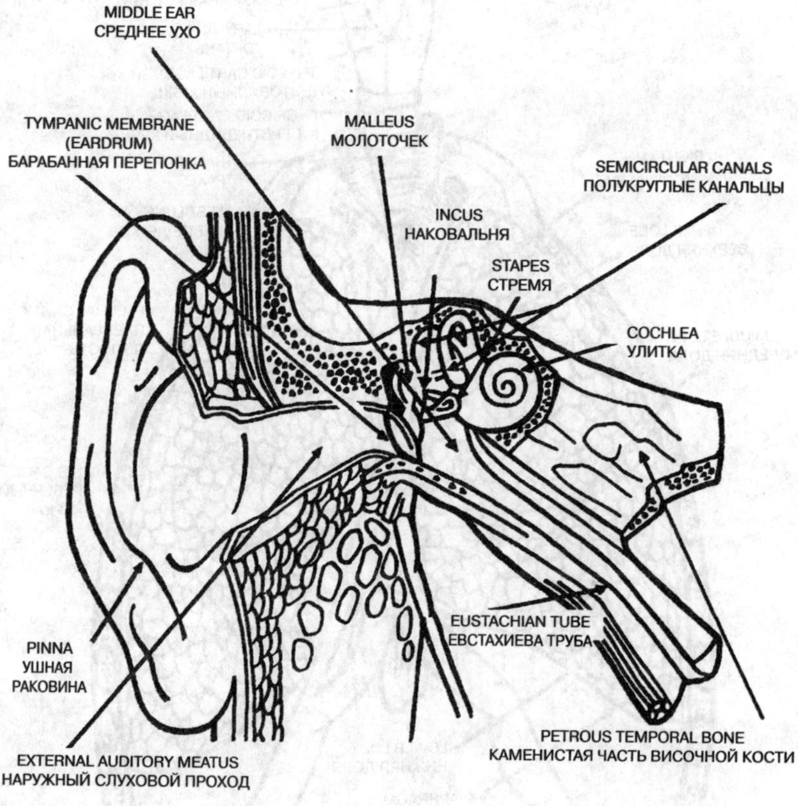
MIDDLE EAR
СРЕДНЕЕ УХО
TYMPANIC MEMBRANE
(EARDRUM)
БАРАБАННАЯ ПЕРЕПОНКА
MALLEUS
МОЛОТОЧЕК
SEMICIRCULAR CANALS
ПОЛУКРУГЛЫЕ КАНАЛЬЦЫ
INCUS
НАКОВАЛЬНЯ
STAPES
СТРЕМЯ
COCHLEA
УЛИТКА
EUSTACHIAN TUBE
ЕВСТАХИЕВА ТРУБА
PINNA
УШНАЯ
РАКОВИНА
PETROUS TEMPORAL BONE
КАМЕНИСТАЯ ЧАСТЬ ВИСОЧНОЙ КОСТИ
EXTERNAL AUDITORY MEATUS
НАРУЖНЫЙ СЛУХОВОЙ ПРОХОД

THE EAR
УХО

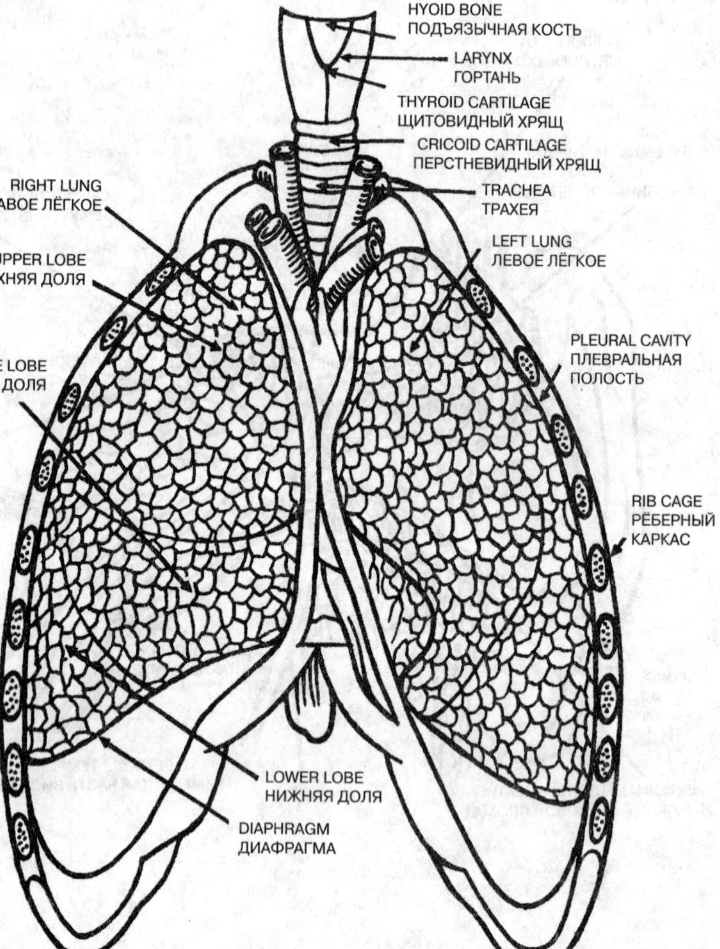

THE THORAX
ГРУДНАЯ КЛЕТКА

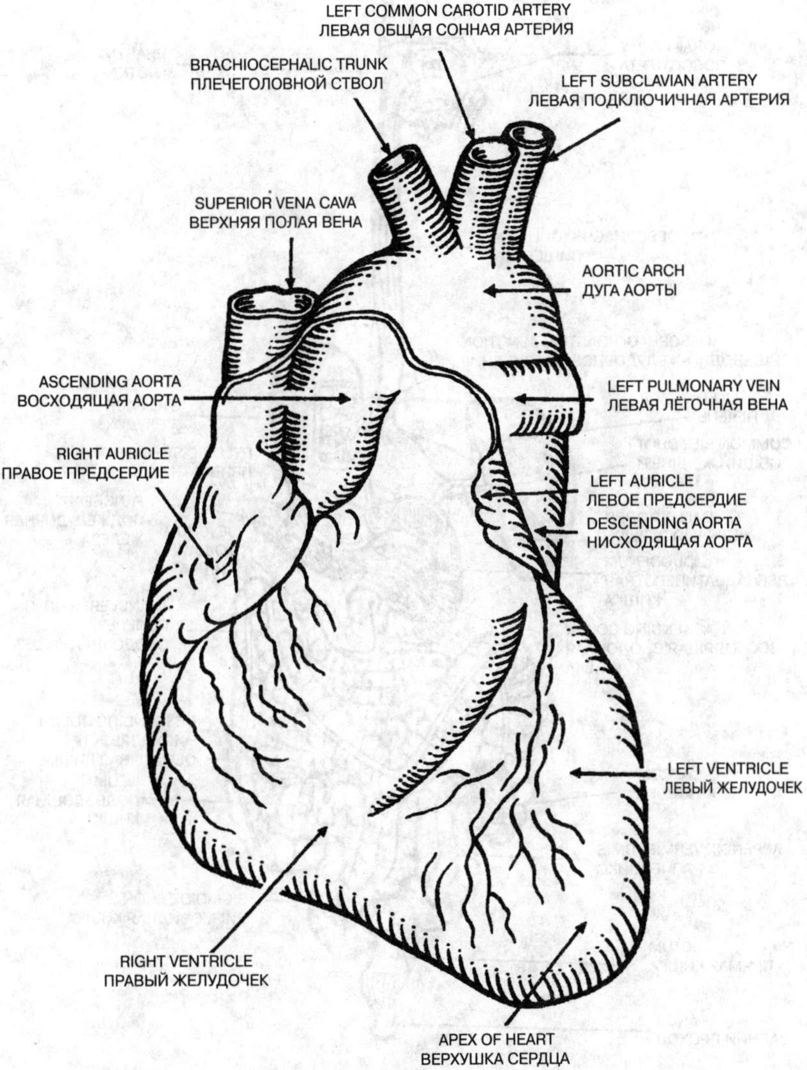

THE HEART
СЕРДЦЕ

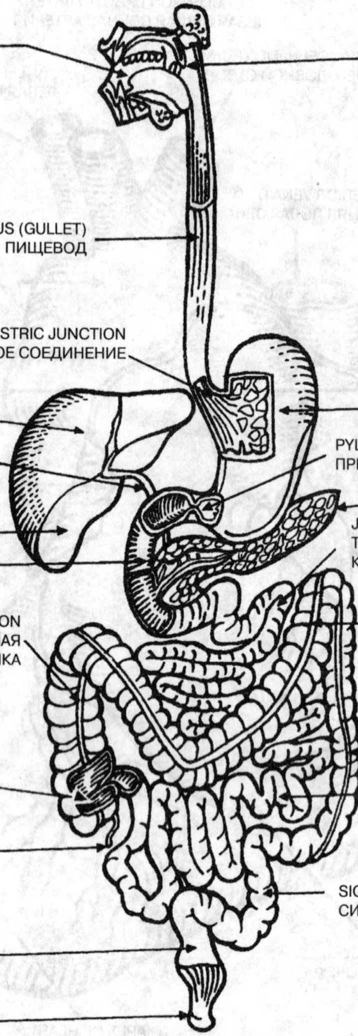

THE ALIMENTARY TRACT
ПИЩЕВАРИТЕЛЬНЫЙ ТРАКТ

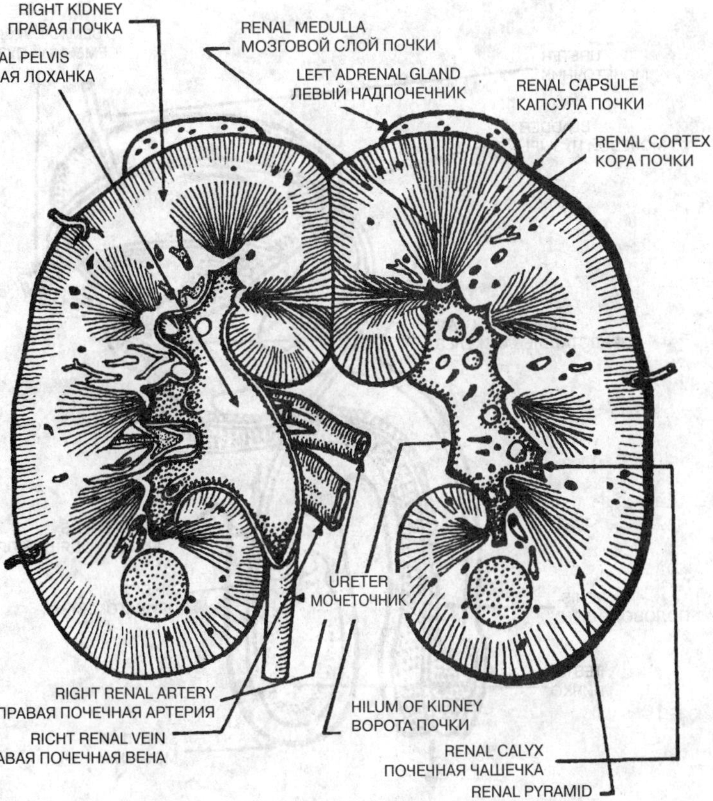

THE UPPER URINARY TRACT
ВЕРХНИЙ МОЧЕВОЙ ТРАКТ

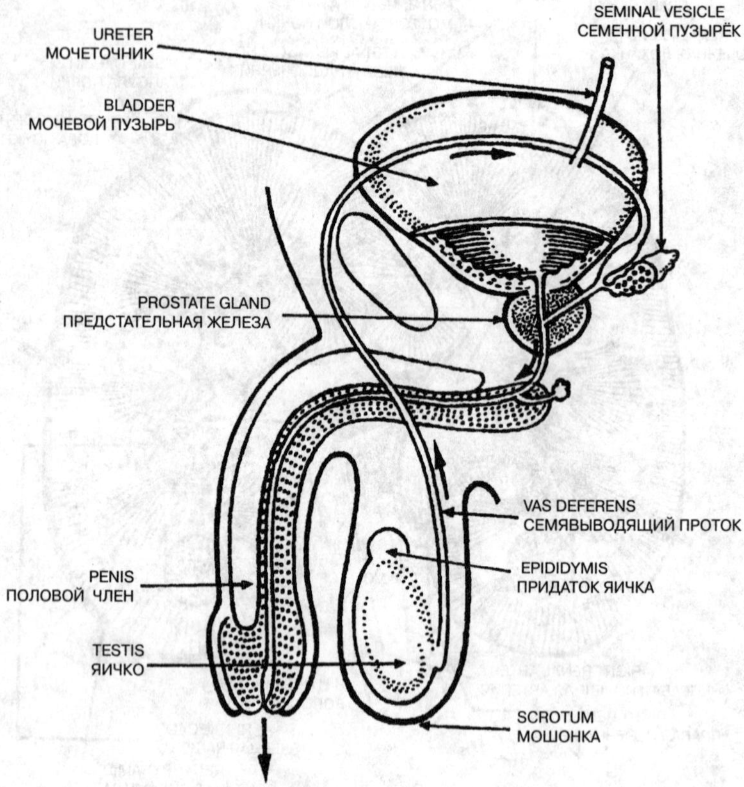

THE MALE REPRODUCTIVE ORGANS
МУЖСКИЕ ПОЛОВЫЕ ОРГАНЫ

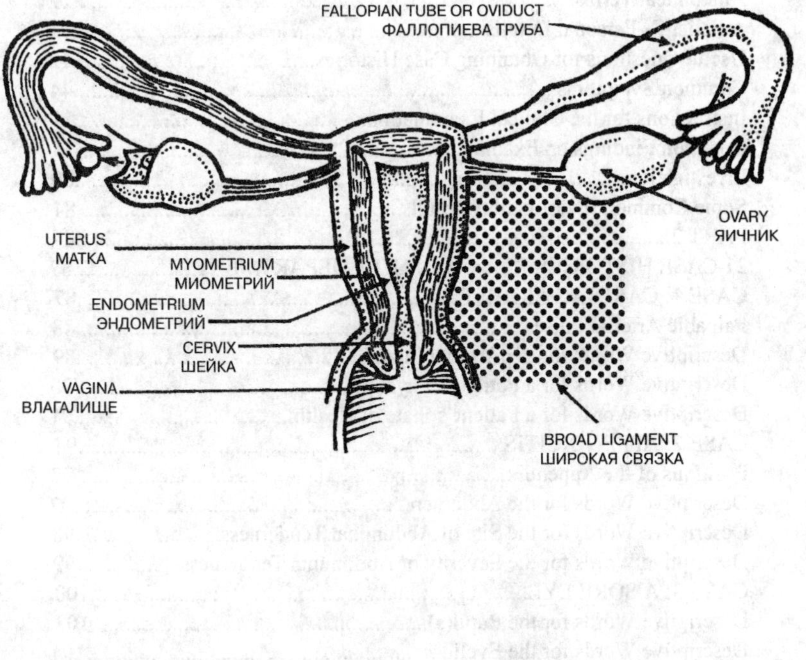

THE FEMALE REPRODUCTIVE ORGANS
ЖЕНСКИЕ ПОЛОВЫЕ ОРГАНЫ

CONTENTS

Page

Page

Page

СОДЕРЖАНИЕ

Стр.

Стр.

<u>Suggestions for Improvement</u>

Address:
Dr Jonathan P. Murray
'Pentargon'
Job's Well Road
Carmarthen
South Wales
UK
SA31 3HB

or

«RUSSO» Publishers
Leninski Ave, 15-325
1177071 Moscow Russia
Phone: (095) 955-05-67.
Fax: (095) 237-25-02.
Web-страница:
http //www.aha.ru/~russopub/
E-mail: russopub@aha.ru

<u>Предложения по улучшению</u>

Адрес:
Д-р Джонатан П. Мюррей
«Пентаргон»
Джобс Уэлл Роуд
Кармартен
Южный Уэльс
Великобритания
SA31 3HB

или

Издательство «РУССО»
117071, Москва, Ленинский
пр-т, д. 15, офис 323.
Телефон: 955-05-67.
Факс: 237-25-02.
Web-страница:
http //www.aha.ru/~russopub/
E-mail: russopub@aha.ru

СПРАВОЧНОЕ ИЗДАНИЕ

МЮРРЕЙ
Джонатан
РИВКИН
Владимир Львович

АНГЛО-РУССКИЙ МЕДИЦИНСКИЙ СЛОВАРЬ-СПРАВОЧНИК «НА ПРИЁМЕ У АНГЛИЙСКОГО ВРАЧА»

Ответственный за выпуск
ЗАХАРОВА Г. В.

Ведущий редактор
МОКИНА Н. Р.

Редактор
КИСЛОВА Е. Е.

Издание осуществлено при участии
ООО «Живой язык»

Лицензия ИД № 00179
от 28.10.1999 г. – «РУССО»
Лицензия ЛР № 065389
от 08.09.1997 г. – «Живой язык»

Подписано в печать 22.07.2002. Формат
84x108 1/32. Бумага офсетная №1. Печ. л. 16.
Тираж 1560 экз. Заказ 6576

«РУССО», 117071, Москва, Ленинский пр-т,
д. 15, офис 323.
Телефон: 955-05-67. Факс: 237-25-02.
Web: http://www.aha.ru/~russopub/
E-mail: russopub@aha.ru

Отпечатано в ППП «Типография «Наука»
121099, Москва, Шубинский пер., 6.

ДЛЯ ЗАМЕТОК